谢　辞

我们将这套书奉献给金秀英教授，

一位杰出而学识渊博的导师，

百岁华诞。

梁庆丰　张　阳

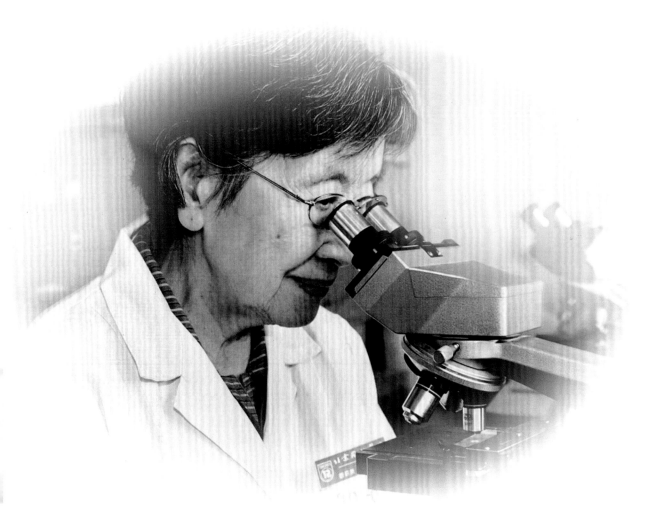

眼表疾病临床系列

裂隙灯检查姊妹篇

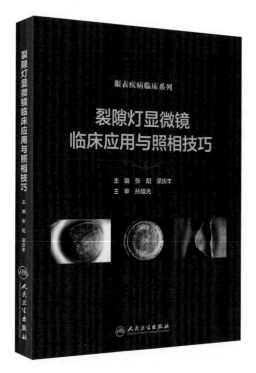

《裂隙灯显微镜临床应用与照相技巧》

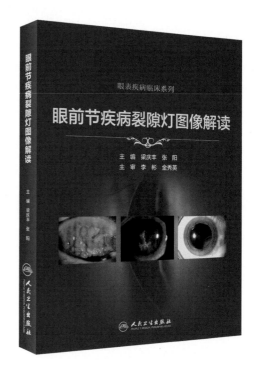

《眼前节疾病裂隙灯图像解读》

眼表疾病临床系列

裂隙灯显微镜
临床应用与照相技巧

主　编　张　阳　梁庆丰

主　审　孙旭光

编　者（以姓氏笔画为序）

于　洁　王乐滢　王智群　韦振宇

邓世靖　孙旭光　张　阳　张子俊

陈可心　梁庆丰

人民卫生出版社
·北京·

图书在版编目（CIP）数据

裂隙灯显微镜临床应用与照相技巧 / 张阳，梁庆丰
主编 . —北京：人民卫生出版社，2024.8
眼表疾病临床系列
ISBN 978-7-117-36109-5

Ⅰ. ①裂… Ⅱ. ①张…②梁… Ⅲ. ①眼科检查－裂
隙灯显微镜检 Ⅳ. ①R770.41

中国国家版本馆 CIP 数据核字（2024）第 058984 号

人卫智网	www.ipmph.com	医学教育、学术、考试、健康，购书智慧智能综合服务平台
人卫官网	www.pmph.com	人卫官方资讯发布平台

眼表疾病临床系列

裂隙灯显微镜临床应用与照相技巧

Yanbiao Jibing Linchuang Xilie
Liexideng Xianweijing Linchuang Yingyong yu Zhaoxiang Jiqiao

主　　编：张　阳　梁庆丰
出版发行：人民卫生出版社（中继线 010-59780011）
地　　址：北京市朝阳区潘家园南里 19 号
邮　　编：100021
E - mail：pmph @ pmph.com
购书热线：010-59787592　010-59787584　010-65264830
印　　刷：北京华联印刷有限公司
经　　销：新华书店
开　　本：787×1092　1/16　印张：20
字　　数：487 千字
版　　次：2024 年 8 月第 1 版
印　　次：2024 年 8 月第 1 次印刷
标准书号：ISBN 978-7-117-36109-5
定　　价：198.00 元

打击盗版举报电话：010-59787491　E-mail: WQ @ pmph.com
质量问题联系电话：010-59787234　E-mail: zhiliang @ pmph.com
数字融合服务电话：4001118166　E-mail: zengzhi @ pmph.com

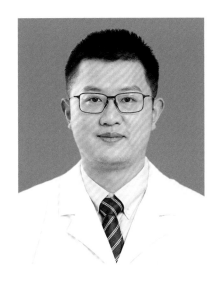

张　阳

男，硕士研究生，主管技师，就职于首都医科大学附属北京同仁医院，北京市眼科研究所眼微生物课题组。2010年毕业于首都医科大学基础医学院医学实验专业，长期从事眼表疾病，尤其是感染性眼病辅助诊断的特检及科研工作。研究方向为感染性眼病的快速诊断及其诊断方法的研究。在角膜病及眼表疾病影像学诊断领域具有丰富的临床经验，长期负责共聚焦显微镜、裂隙灯生物显微镜等设备的教育教学工作。参编学术专著5部，参与发表论文30余篇，其中以第一作者发表论文8篇。

主编简介

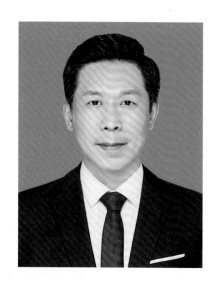

梁庆丰

眼科学博士，首都医科大学附属北京同仁医院眼科学教授、主任医师、博士研究生导师，享受国务院政府特殊津贴。担任中华医学会眼科学分会角膜病学组委员、中国医师协会眼科医师分会角膜病专业委员会委员、中国医疗保健促进会中老年医疗保健分会委员、北京眼科学会角膜病学组委员、北京医学奖励基金会角膜病医学专家委员会委员等。《中华眼科杂志》《中华实验眼科杂志》《眼科》等杂志通信编委、编委等。

2015 年入选北京市卫生系统高层次卫生技术人才学科骨干，2017 年入选北京市百千万人才计划及北京市"高创计划"领军人才，2019 年入选国家百千万人才工程，授予"有突出贡献中青年专家"荣誉称号。先后主持国家自然科学基金 3 项，作为课题负责人参加"十三五""十四五"国家重点研发计划项目的研究工作。2014—2015 年留学法国国立眼科医院，2017—2018 年以高级访问学者身份留学美国加州大学洛杉矶分校（UCLA）Stein 眼科研究所。发表学术论文 106 篇，SCI 收录 37 篇，撰写专业书籍 6 部，获得国家发明专利 5 项，实用新型专利 2 项。

擅长疑难角结膜病的诊断和治疗，对感染性眼病的病原学、发病机制进行了大量的研究工作。作为北京市眼科研究所眼微生物课题组长，带领团队执笔完成我国《感染性眼病的病原微生物实验室诊断专家共识》，推行眼部微生物标本床旁培养及眼科医生与检验人员密切合作的眼微生物检验制度，为提高我国感染性眼病诊治水平提供实验室基础。

序

　　真诚祝贺《裂隙灯显微镜临床应用与照相技巧》及《眼前节疾病裂隙灯图像解读》两本新书即将出版，同时也感谢北京市眼科研究所眼微生物团队将丰富的临床经验和基础知识相结合，深入浅出地将裂隙灯生物显微镜在不同病变、不同场景下的具体使用方法展现给大家。同时新书汇集了北京同仁医院北京市眼科研究所几十年的眼前节影像资料，针对精美图片上的病变特点及典型病例给予详细解读，旨在提高读者的眼前节疾病诊疗水平。

　　作为一名眼科医生，裂隙灯生物显微镜的使用必不可少。随着科技的发展，先进成像和图像采集技术将与传统裂隙灯生物显微镜相融合，能够提供更加丰富的眼前节疾病信息。但是如何观察、捕捉眼前节疾病隐匿的临床体征，尽可能还原病变的全貌，是困难且具有挑战性的；如何洞察眼前节疾病的每个细小特征所代表的临床意义，更是成为优秀眼科医生必备的临床技能。两本新书从拍摄技巧角度介绍裂隙灯生物显微镜的使用，从典型体征讲解提高眼前节疾病的诊疗水平，既突出了创新性又有相对系统性，既有理论性又有实用性，为眼前节疾病的临床、教学、科研提供基础资料，同时也对裂隙灯生物显微镜成像技术的发展与应用起到积极推动作用。真心希望两本新书能够成为每一位眼科医生的良师益友。

北京市眼科研究所所长
2022 年 03 月 31 日于北京

前　言

　　20世纪50年代，北京同仁医院眼科在张晓楼教授主持下建立了外眼病专业组，重点关注眼前节疾病的诊断和治疗，但由于当时缺乏图像记录系统，老一辈专家就通过手绘病变特征图保留了珍贵的临床资料。20世纪90年代，外眼病专业组在金秀英教授的带领下，与北京工业大学计算机学院合作研制了同仁眼科第一台裂隙灯生物显微镜图像处理系统，从那时起，眼前节疾病照相技术得以诞生，并不断传承和发展，同仁的眼前节影像资料也越来越完善和丰富。

　　裂隙灯生物显微镜的使用看似简单，但做到灵活运用各类照明方法清晰显示病变特征并非易事。目前裂隙灯的教学多依靠言传身教，缺乏相关专业书籍，尤其是规范的裂隙灯显微镜操作方法及基本功能实现要领，缺乏系统的教程。相关的著作多源自欧美国家，这不利于眼科医师、技师及眼科专业研究生的培养。笔者在阅读大量欧美裂隙灯经典著作和文献时，发现很多精美图片及照相技巧的介绍，倍受启发，便萌生了探索和钻研裂隙灯照相技巧的想法，这就是本书写作的初衷。

　　"求知善读，贵耳重目"，读百本书，拍万张图，"强迫症"式的实战出真知。裂隙灯病变特征的拍摄是裂隙灯眼科检查的升华，这一过程往往需要经历求知善读、细心观察、反复实践、清晰拍摄四个阶段。求知善读要求眼科技师不断学习眼科专业理论知识，认识并理解眼部疾病的复杂体征，保证拍摄出的图片具有临床诊断属性。细心观察和反复实践则需要在日常工作中灵活运用裂隙灯光线并反复实践，本书第二章具体介绍了各类照明方法，并探讨了其拍摄技巧及临床应用。对于一张精美的裂隙灯图像，笔者常进行"强迫症"式的拍摄，对拍摄出的图片细心观察，归纳问题所在并及时改进，这样图片的艺术性便悄然而至。第四阶段清晰拍摄，做起来并不容易，"图不辨病"与"可望不可及"是常遇到的两大窘境。缺乏眼科知识的系统学习是"图不辨病"的重要原因；而缺乏数码裂隙灯用光及拍摄经验，却可出现看见了体征却无法清晰记录，即"可望不可及"的现象。针对这两大问题，笔者从临床应用出发，以不同照明方法为主要框架，介绍了不同病变体征的用光特点，并辅以临床实战病例。一方面，眼科技师可依次通读各章节，从熟练掌握各种常用及不常用的裂隙灯部件，到熟练光线运用技巧及注意事项，最终掌握实战病例中各类体征的拍摄技巧。另一方面，眼科医师可重点掌握不常用的照明方法，以期提高临床裂隙灯查体的全面性和准确性。

　　本书的阅读对象是眼科医生、眼科技师及研究生，同时也为其他专业医护人员及科研人员在工作中提供参考。通过本书阅读，读者可以在较短时间内学习到裂隙灯生物显微镜的操作技巧，不论是常见体征还是复杂病变。在本书的编写过程中，首先感谢北京市眼科研究所原所长金子兵教授为本书作序，鼓励和支持本书的出版。还要感谢多年合作的眼科同事、实验室技术人员及课题组内硕士、博士研究生，他们为本书资料的编排付出了大量的时间和心血。最后还要感谢人民卫生出版社编辑为本书的出版付出的全部努力！

张　阳　梁庆丰

2024 年 1 月于北京

目　　录

第一章　眼科裂隙灯显微镜的发展简史及结构·····································1
　第一节　眼科裂隙灯显微镜发展简史···1
　第二节　眼科裂隙灯显微镜的结构组成·······································3

第二章　裂隙灯显微镜的照明方法及拍摄技巧···································35
　第一节　弥散光大体照明···35
　第二节　直接焦点照明法···61
　第三节　切向照明法···75
　第四节　光学切面法···88
　第五节　点光源照明法··122
　第六节　镜面反射法··131
　第七节　近端照明法··152
　第八节　角巩膜缘散射法··156
　第九节　后照法··171
　第十节　视频拍摄··215

第三章　数码裂隙灯拍摄条件选择··219
　第一节　景深调整··219
　第二节　焦点调整··223
　第三节　曝光调整··228
　第四节　眼表活体染色的应用··250

数字资源目录

二维码 2-1-1　扫一扫，查看弥散光大体照明更多精彩图片 ·················· 35
二维码 2-2-1　扫一扫，查看直接焦点照明法更多精彩图片 ················ 61
二维码 2-3-1　扫一扫，查看切向照明法更多精彩图片 ·················· 75
二维码 2-4-1　扫一扫，查看光学切面法更多精彩图片 ·················· 88
二维码 2-5-1　扫一扫，查看点光源照明法更多精彩图片 ················ 122
二维码 2-6-1　扫一扫，查看镜面反射法更多精彩图片 ················· 131
二维码 2-7-1　扫一扫，查看近端照明法更多精彩图片 ················· 152
二维码 2-8-1　扫一扫，查看角巩膜缘散射法更多精彩图片 ·············· 156
二维码 2-9-1　扫一扫，查看后照法更多精彩图片 ··················· 171
二维码 2-10-1　视频　裂隙光下观察脂质层分布 ··················· 218
二维码 2-10-2　视频　不完全瞬目后的泪膜 ····················· 218
二维码 2-10-3　视频　裂隙灯下睑板腺的手法按摩 ·················· 218
二维码 2-10-4　视频　滤过泡瘘 - 钴蓝光滤光片 ··················· 218
二维码 2-10-5　视频　滤过泡瘘 - 钴蓝光滤光片联合无蓝光滤光片 ········· 218
二维码 2-10-6　视频　角膜穿孔 - 溪流试验阳性 ··················· 218
二维码 2-10-7　视频　角膜上皮基底膜营养不良，固定的泪膜破裂条纹（局部反染）····· 218
二维码 2-10-8　视频　前房内细胞运动 ······················· 218
二维码 2-10-9　视频　泪囊炎 ··························· 218
二维码 2-10-10　视频　阴虱性睑缘炎 ······················· 218
二维码 2-10-11　视频　晶状体不全脱位，表现为虹膜震颤 ·············· 218
二维码 2-10-12　视频　前部玻璃体内果冻样漂浮物（眼部整形填充物意外注射入
　　　　　　　玻璃体内）····························· 218
二维码 3-1-1　扫一扫，查看景深调整更多精彩图片 ·················· 219
二维码 3-2-1　视频　数码裂隙灯使用技巧 ····················· 223
二维码 3-3-1　扫一扫，查看曝光调整更多精彩图片 ·················· 228
二维码 3-4-1　扫一扫，查看眼表活体染色的应用更多精彩图片 ············ 250

第一章　眼科裂隙灯显微镜的发展简史及结构

第一节　眼科裂隙灯显微镜发展简史

一、裂隙灯显微镜的基础设计阶段

裂隙灯生物显微镜是目前临床眼科检查必不可少的设备之一，其应用与发展是充满挑战性和启发性的。裂隙灯生物显微镜可以多角度、多照明形式和多放大倍数地灵活观察眼部结构。随着现代摄影设备的发展，裂隙灯生物显微镜与摄影设备相结合，使其可以拍摄出观察到的组织结构，在临床上的应用更为广泛。然而，掌握这种仪器的使用并不是一件简单的事情。

眼部组织的各种细微结构在观察拍摄时极易受到外界条件变化的影响，一些微小的变化都会影响拍摄效果。成像系统不是仅仅将静态照片复制，而是将拍摄的细节进行立体、动态合成。如果想成功使用裂隙灯显微镜检查、拍摄，需要检查者深刻理解各仪器部件使用方法，理解不同照明原理的应用，了解眼部病理、生理结构和拥有一定的审美水平。

裂隙灯生物显微镜从发明至今，经历了很多年的发展与改变，这些发展体现在设备部件、照明方式的改进和摄影成像技术的革新。18 世纪后期，Hartnack 开始使用"小型放大镜"观察受检者的眼前节结构。从此，人们发现用放大镜可以更清晰地观察受检者情况，于是开始了裂隙灯生物显微镜的发展之路。

19 世纪初期，Himley 阐述了在用"小型放大镜"观察的基础上从侧面加光源照射的优点。在 1891 年的海德堡眼科大会上，Aubert 展示了他的双目角膜生物显微镜。1897 年，Czapski 对 Aubert 的显微镜进行了改良。在 1911 年 8 月 3 日德国海德堡眼科大会年会前，Alvar Gullstrand 提出了第一个裂隙灯的基本模型，并介绍了其光学特性和应用。裂隙灯这种新装置在现代眼科学发展的重要性上可以与赫姆霍兹的检眼镜相媲美。Gullstrand 设计的裂隙灯——Nernst-spaltlampe 奠定了现代眼科学的基础。

1917 年，Henker 设计将 Gullstrand 的裂隙灯照明装置与 Czapski 的生物显微镜结合在一起，是 20 世纪眼前节检查的重大进展。1936 年，Comberg 将裂隙灯照明装置与生物显微镜设计成同轴的一体装置，大大减小了装置体积，使用更为方便。1938 年，Goldmann 设计添加了灵活的控制杆，由此基本完成了现今大多数裂隙灯的基础设计。

二、裂隙灯显微镜的临床实用阶段

1943 年和 1949 年，M.Berliner 发表了著作《眼部生物显微镜》，其中包含了 1 200 多幅手绘插图，代表了关于裂隙灯发现和照明方法的真实论述。1930 年，Thiel 使用当时的仪器和碳弧照明拍摄到了第一张成功的裂隙图像。后来，Comberg 的仪器被装上了照相机。十年后，Goldmann 加入了一种可以随着裂隙灯移动的相机，可以拍摄到清晰的眼部光学结构。20 世纪 40 年代，电子闪光灯照明相对完善，1965 年蔡司公司推出了第一款基于 Littman 设计的可照相的裂隙灯生物显微镜。

虽然裂隙灯生物显微镜的基础设计几乎在几十年前已经基本完成，但这并不意味着仪器的更新与完善停滞不前。实际上，如今的裂隙灯生物显微镜在性能、外观等方面较早期的仪器早已有了很大进展。从以前一个相当烦琐，需要每个部件分别调整的装置演变成现在一个操作简便、可灵活控制、有很好的检测能力、可检测十分微小的病变的仪器。随着新技术的逐步发展，裂隙灯生物显微镜的不断完善与更新，使其在眼科临床检查中仍占据相当重要的地位。

三、数字技术影像阶段

随着 20 世纪 80～90 年代数字技术的出现，传感器技术及计算机技术对数码裂隙灯的诞生至关重要。光学传感器可将光学信号转换为数字信号，计算机技术可将数字信号进行分析并还原为电子图像，并进行批量存储。因此，数码相机因其便捷、批量拍摄等优点，逐渐替代了胶卷式相机，而胶卷式裂隙灯相机也逐渐被数码裂隙灯所替代。数码裂隙灯由裂隙灯生物显微镜及数码相机组成，后者通常分为两种：一种是镜头卡口与裂隙灯适配的数码单反相机或卡片相机，例如常见的 Nikon 或 Canon 的单反相机；另一种是设备配套的集成成像单元，例如 Topcon DC-4 成像单元。

裂隙灯红外照相最早由 Saari 于 1978 年提出，该技术主要用于 Fuchs 葡萄膜炎综合征及色素播散综合征患者虹膜影像的拍摄。此时裂隙灯红外照相的实现主要依赖三部分硬件：胶卷式裂隙灯相机、红外胶卷、加装可见光滤光片的闪光光源（产生弥散的红外光）。Saari 等在 1990 年对设备进行了改造，增加了透照的红外线，但此类红外照相设备依旧没有普及。随着近十年对干眼的关注度提高，干眼检查也逐渐普及化，而睑板腺腺体形态拍摄又是干眼检查中的一项重要的客观影像学指标。在眼表综合分析仪出现前，睑板腺腺体影像主要是通过裂隙灯上附加红外线发射器（如 Topcon BG-4M）及可捕获红外线的成像单元（Topcon DC-4）进行拍摄，原理及拍摄效果详见本章第二节。

虽然静态图像可捕获绝大多数体征，但部分体征的捕获或体征短期的动态变化，仍然需要裂隙灯相机的摄像功能捕获、记录。需要注意的是，设置 100% 分光器的裂隙灯数码相机（分光器介绍详见本章第二节），因拍摄静态图片时 100% 分光器会与相机快门同步进行响应，因此裂隙灯光线只可短暂进入相机，无法实现摄像功能。然而，部分配有 100% 分光器的国产裂隙灯设备也在国外设备光路设计上增加了"分光器锁"，实现了 100% 分光照明下的摄影功能。裂隙灯视频拍摄详见第二章第十节。

随着智能手机拍照和摄像功能的普及，手机摄影较高的便捷性及其日益提高的图像质量也为裂隙灯拍摄创造了新的可能性。正如硕大的数码单反相机逐渐被微单、手机摄像头等便携式设备替代，近年来裂隙灯摄影也逐渐开始出现手机辅助的裂隙灯摄影配件，如裂隙灯手机适配器（图 1-1-1）、手持裂隙灯加装智能手机（图 1-1-2），使得裂隙灯下影像资料的留存更加便捷。

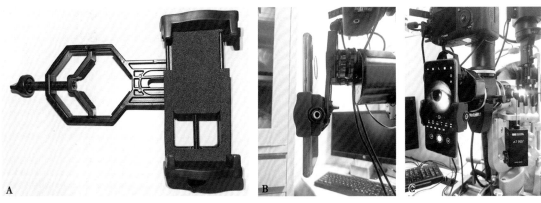

图 1-1-1　裂隙灯手机适配器
A. 适配器；B. 适配器及手机安装后；C. 手机安装后实际拍摄场景。

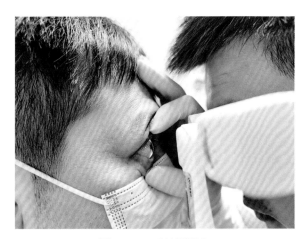

图 1-1-2　手持裂隙灯

参 考 文 献

1. CSABA L MARTONYI，CHARLES F BAHN，ROGER F Meyer. Slit Lamp: Examination & Photography - Revised and Expanded. 3rd ed. Sedona: Time One Ink Ltd，2007.

2. SAARI M，VUORRE I，NIEMINEN H. Infra-red transillumination stereophotography of the iris in Fuchs's heterochromic cyclitis. British Journal of Ophthalmology，1978，62（2）：110-115.

第二节　眼科裂隙灯显微镜的结构组成

一、总论

　　裂隙灯显微镜，顾名思义是由裂隙灯光源及生物显微镜两部分组成，这也是该仪器介绍时常用的分类方法，基本部件大体图见图 1-2-1。为了便于理解各部件功能，本节将裂隙灯显微镜从光学角度列为两部分。

1. 光源系统 即照明系统（主光源、背景光源）与光源控制装置（裂隙光强度、宽度、长度控制；背景光强度控制）。

光源系统可以提供不同强度的弥散光或裂隙光照明，通过光控制装置改变光源的强度、形状等参数，以适用于不同需求。

2. 光路系统 即影响光线传播的各类部件，依次包括滤光片、反射镜、角度调节装置、放大倍数调节器、光圈、分光镜、显微镜、相机。

光路系统可改变光线的颜色或波长、入射角度等参数，显微镜的放大倍数，以及相机的进光量。

除了光源和光路系统之外，附属部件包括眼角标记、固视灯、快门和定焦棒。

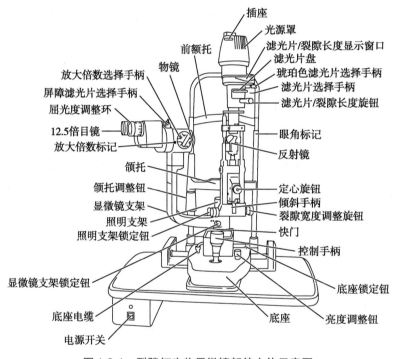

图 1-2-1 裂隙灯生物显微镜部件大体示意图

二、光源系统

（一）照明系统

1. 主光源 裂隙灯主光源为发光二极管（light-emitting diode，LED）（图 1-2-2）或卤素灯泡（图 1-2-3），二者是裂隙灯观察及拍摄时的常用光源，其光照强度可根据检查者需要进行连续性或非连续性调节。对于上光源式裂隙灯，灯泡位于灯塔顶部的灯罩内。一般选择照明效果最佳的 LED 灯。

虽然不同类型灯泡的可见光输出光谱可能稍有差异，但输出光线的波长范围通常均为 400～750nm。配有单独的红外背景光源的裂隙灯（主要用于睑板腺腺体拍摄），其红外线照明时的波长范围为 800～950nm。

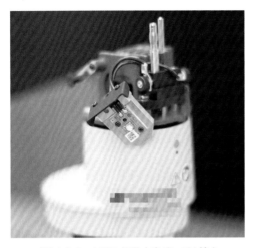

图 1-2-2　LED 灯泡（发光二极管）

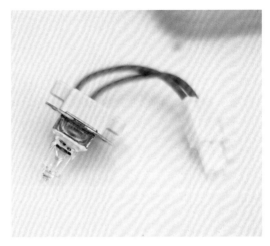

图 1-2-3　卤素灯泡

部分机型采用闪光单元（图 1-2-4）及电子闪光灯（图 1-2-5）作为裂隙灯光源的补充，此时电子闪光灯只在拍摄瞬时提供照明，而裂隙灯光源则仅用于观察。电子闪光灯在裂隙灯灯塔中的位置见图 1-2-5。

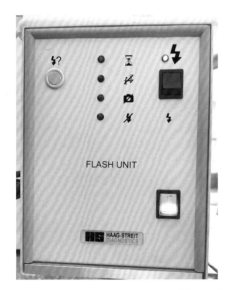

图 1-2-4　Haag-Streit BX900 型裂隙灯生物显微镜的闪光单元

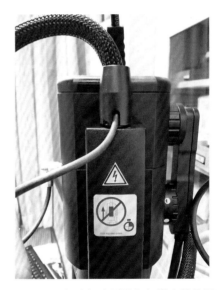

图 1-2-5　闪光灯在裂隙灯灯塔上的位置

（1）卤素灯泡（钨丝灯）（halogen lamp）：①优点：价格经济。②缺点：寿命短、色温随亮度变化，影响图像的色彩效果。

（2）LED 灯泡（发光二极管）：①优点：寿命长，色温相对稳定。②缺点：价格稍贵。

（3）电子闪光灯（electronic flash）：强烈而短暂的电子闪光提供了足够的曝光亮度，以大约 1/1 000 秒（1 毫秒）的速度（或持续时间）进行曝光，主要用于拍摄而非观察。这种短时间的闪光确保了在曝光过程中眼睛或相机的细微移动不会导致成像模糊,也有助于瞬间完成儿童前节像拍摄,避免卤素灯或 LED 灯持续照明光线下患儿的不配合。电子闪光灯色温约 6 000K,接近白天阳光下色温,可以提供出色的成像色彩。电子闪光灯并非裂隙灯的必备部件,多数裂隙灯的曝光仅依靠卤素灯或 LED 灯产生的入射裂隙光 / 弥散光和背景光进行照相,并不具备电子闪光灯。与卤素或 LED 灯相比,电子闪光灯大幅度提高了光源的最大亮度,因此有利于提高相机在细小光带下的成像能力,补充了弱光下目镜不能清晰捕获的细微体征,例如光学切面法下的极窄裂隙光带,又如角巩膜缘散射法时的角膜内散射光线。

(4)闪光单元:闪光单元是为电子闪光灯供电的电容箱,与电子闪光灯配套使用。闪光单元上的强度调节按键可通过改变电压大小,实现电子闪光灯亮度的两档调节,通常分为"强闪光"与"正常闪光"模式,也俗称之为"大闪光"与"小闪光"模式,见图 1-2-4 与图 1-2-6。部分机型的电子闪光灯在连续拍摄 30 张后需要间歇 210 秒,该间歇时间主要用于电容箱充电。目前有国产设备通过改良闪光单元,实现了连续拍摄后大容量闪光单元的快速充电,解决了连续拍摄中间歇的问题。

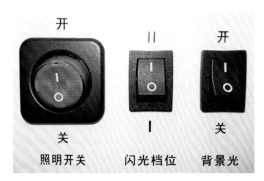

图 1-2-6 重庆上邦 LS-7DE 闪光单元及背景光控制按钮

2. 背景光源 背景光源由嵌入式的闪光管通过一根光纤电缆完成,并非裂隙灯显微镜统一配置,但多数数码裂隙灯相机具备这一部件。根据背景光源与裂隙光源间的位置关系,可分为固定背景光和游离背景光。

(1)固定背景光:固定背景光(图 1-2-7)的背景光源与裂隙光源同轴且同步转动,即背景光角度随裂隙光角度变化而变化。其优点是背景光系统可嵌于裂隙灯主体上,使设备更精简。缺点是背景光源仅能调节明暗强度、红外线模式,不能脱离裂隙光源而单独改变背景光源角度。

(2)游离背景光:游离背景光的光源与裂隙光源可同轴,但均不可同步移动,即背景光可根据检查需要自行调节照射角度,不随裂隙光源的入射角度改变而同步变化。下光源游离背景光与裂隙光源同轴(图 1-2-8),此时背景光焦点与裂隙光焦点可统一。游离背景光因其光源与被检眼的位置关系又分为下光源与上光源的游离背景光,光线自上向斜下方投射称为上光源游离背景光(图 1-2-9),自下向斜上方投射为下光源游离背景光(图 1-2-8)。若背景光光纤足够长,游离背景光可自由改变照射方向,称为上 / 下光源游离背景光(图 1-2-10)。游离背景光的优点是背景光源入射角度变化不受裂隙光源入射角度制约,背景光源可照亮远离主光源较暗的一侧（图 1-2-11、图 2-1-59）。游离背景光的缺点是背景光需要一束独立光纤分出一部分总光源的光束，仪器结构相对复杂，且部分独立的背景光源易触碰到被检查者的鼻梁。

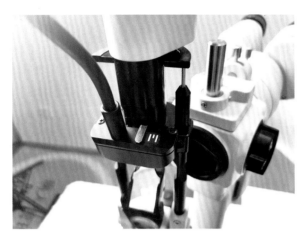

图 1-2-7　固定背景光

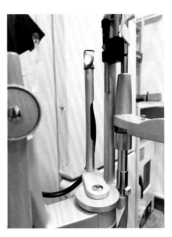

图 1-2-8　下光源游离背景光

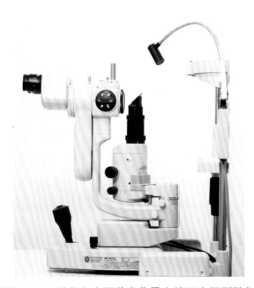

图 1-2-9　采用上光源游离背景光的下光源裂隙灯

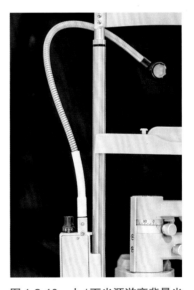

图 1-2-10　上 / 下光源游离背景光

（二）光源控制装置

检查者可以通过调节光源控制装置改变裂隙光束的宽度、长度和光照强度，也可选择开启背景光源、非连续调节背景光强度，从而满足不同检查需求。未经光源控制的初始裂隙灯光斑为圆形，最大直径为 8mm 或 14mm。常用的裂隙光斑形状有点状、线状、长方形和圆形，也可通过技巧调整裂隙灯光束至特殊形状（图 1-2-12）。最常用的特殊形状光斑为月牙形光斑，主要用于视网膜反光后照法，具体调节技巧详见第二章第九节。

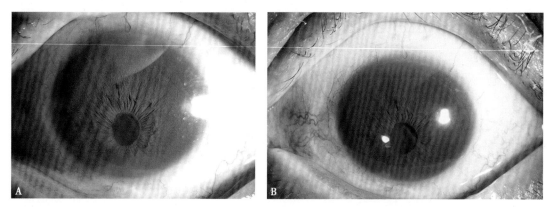

图 1-2-11　左眼瞳孔移位

A. 固定背景光下鼻侧球结膜较暗，16×；B. 游离背景光下鼻侧及颞侧光线均匀，10×。

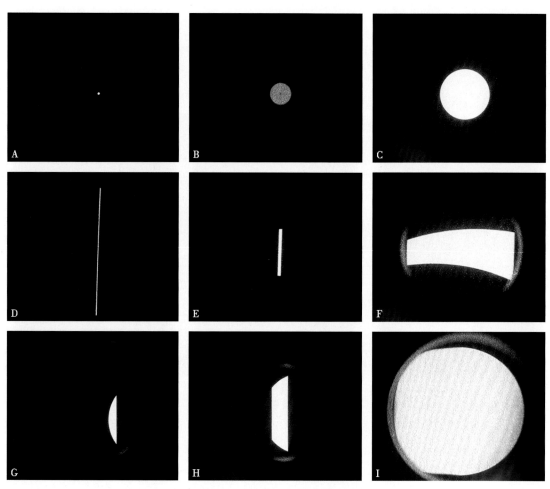

图 1-2-12　不同形状的裂隙灯光斑

A. 0.2mm 点光斑；B. 带星形图案的圆形光斑；C. 3mm 圆形光斑；D. 8mm 长度、宽度值为 1 的裂隙光斑；
E. 3mm 长度、宽度值为 5 的裂隙光斑；F. 宽窄不一的弧形光斑；G. 月牙形光斑；H. 梯形光斑；I. 8mm 圆形光斑。

1. 裂隙光源

（1）强度调节：分为连续调节及不连续调节型，前者更为常用，一般可同时调节观察及拍摄光线的强度（图1-2-13）。对于应用电子闪光灯进行拍照的裂隙灯相机，光照强度调节只影响观察光线。

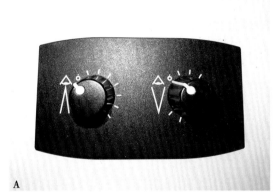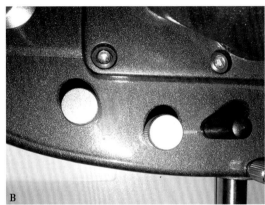

图 1-2-13　不同类型设备光线强度连续调节型旋钮
A. BX900; B. LS-7DE。

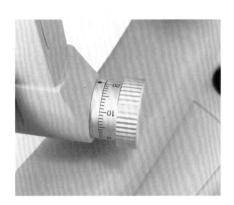

图 1-2-14　裂隙宽度调整旋钮

（2）宽度控制：裂隙灯宽度控制装置为裂隙宽度调整旋钮，见图1-2-14，一般裂隙灯宽度可调节范围在0～20之间，没有单位（图1-2-15），这可能与实际宽度受光源入射角度所影响有关。入射角度为0°时，裂隙灯宽度值的实际可调节范围为0～8mm或0～14mm，不同裂隙光斑的最大宽度与最大长度（mm）相同，因此最大裂隙光斑通常为圆形（图1-2-15H）。

（3）长度控制：一般裂隙光长度可调节范围在0～14mm之间，调节装置见图1-2-16。14mm长度光带可将整个角膜照亮，部分设备的最大长度实际做到了15mm。也有部分裂隙灯长度可调节范围在0～8mm之间，这类裂隙灯不使用弥散片时，无法将整个角膜照亮（图1-2-17）。增加弥散片后，无论8mm还是14mm长度的裂隙光，均可照亮全角膜（图1-2-18）。裂隙灯长度调节档包括固定档和连续档，不同设备间固定档的数值设置有一定差异，部分设备无连续档。连续档的调节范围为1～8mm或1～14mm。长度调节档可用于眼部组织粗

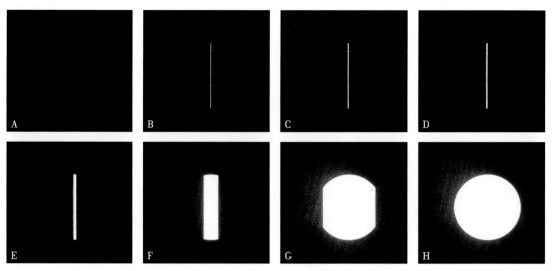

图 1-2-15　不同裂隙宽度值（裂隙长度均为 5mm）
A. 0.5；B. 1；C. 2；D. 3；E. 5；F. 10；G. 15；H. 20。

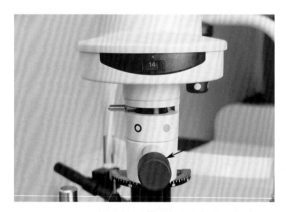

图 1-2-16　长度控制装置（裂隙长度旋钮）

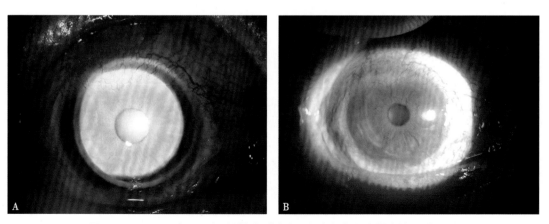

图 1-2-17　8mm 与 14mm 长的宽裂隙光照明（宽度均为最大值 20），10×
A. 8mm 长裂隙光无法照亮全角膜；B. 14mm 长裂隙光可照亮全角膜。

略的生物测量,固定档标识可包括:0.2mm、1mm、2mm、3mm、5mm、8mm、10mm、14mm,不同设备间稍有差别。最大宽度同时最大长度下均为圆形光斑,光斑形态及调节方法见图 1-2-19 与图 1-2-20。部分机型的星形图案滤光片和钴蓝光滤光片也是通过长度选择钮进行选择的。

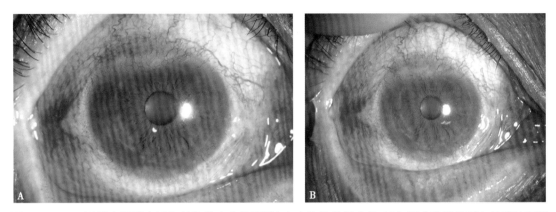

图 1-2-18　不同长度裂隙光设备的弥散光大体照明(宽度值均为最大值 20),开启弥散片后角结膜均可被均匀照亮,10×

A. 8mm 长裂隙光;B. 14mm 长裂隙光。

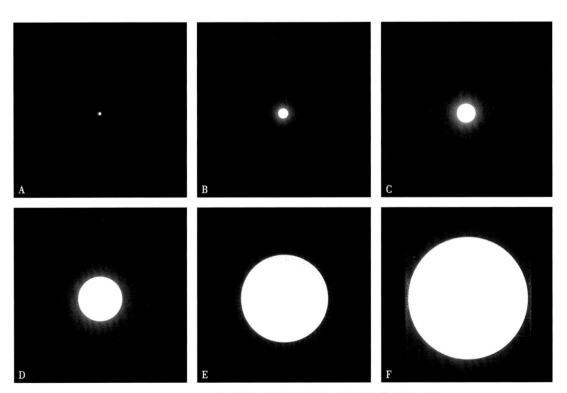

图 1-2-19　不同大小的固定长度档(宽度值均为最大值 20)

A. 0.2mm;B. 1mm;C. 2mm;D. 5mm;E. 10mm;F. 14mm。

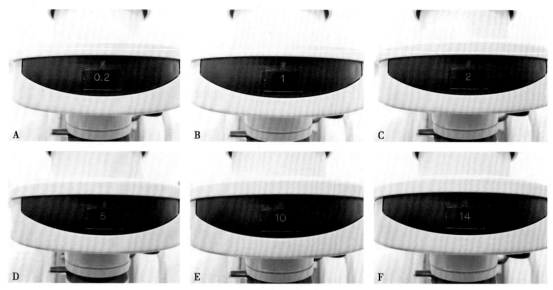

图 1-2-20 裂隙长度显示窗中固定长度档位（单位：mm）
A. 0.2；B. 1；C. 2；D. 5；E. 10；F. 14。

2. 背景光源 背景光源的强度和光线颜色均可被调节，但不同设备间的调节方式不同（图 1-2-21）。背景光线颜色的改变主要通过应用光路系统中的滤光片实现，其颜色除了白光、钴蓝光，部分机型同时具有红外背景光（图 1-2-21A），可用于红外线睑板腺拍照（详见光路系统内容，见图 1-2-37）。使用背景光强度调节装置可以改变入射的背景光强度，有的机型为强弱两档（图 1-2-21A），有的机型可在 0%～100% 的调节范围内多档非连续调节（图 1-2-21B），具体调节档亮度见图 1-2-22。

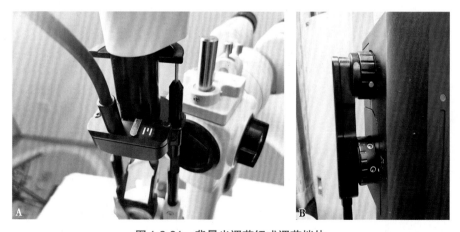

图 1-2-21 背景光调节钮或调节档片
A. 固定背景光的调节档片（SLD701）；B. 下光源游离背景光的调节钮（BX900）。

图 1-2-22　下光源游离背景光的照明强度及颜色多档调节示意图（ BX900 ）

三、光路系统

光路系统依次包括滤光片、反射镜、角度调节装置、放大倍数调节器、光圈、分光器、显微镜、相机。

（一）滤光片

可选择不同类型滤光片滤过某些波长或部分振动方向的入射光线和 / 或反射光线，以得到适用于拍摄的波段或强度。不同设备的滤光片组设置与顺序稍有差别，常用的滤光片有：弥散滤光片、钴蓝光滤光片、无赤光滤光片等。

1. 弥散滤光片　弥散滤光片又称漫反射透镜，简称为弥散片，其可将裂隙光源均匀弥散开，不同设备的弥散滤光片外观不同（图 1-2-23、图 1-2-24）。检查者可以通过使用弥散滤光片获得广泛照明的弥散光，或选择去掉弥散滤光片获得局部照明亮度更强的裂隙光。弥散滤光片根据光源位置不同可分为上光源弥散滤光片（图 1-2-23）和下光源弥散滤光片（图 1-2-24）。

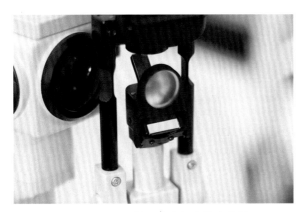
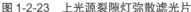

图 1-2-23　上光源裂隙灯弥散滤光片

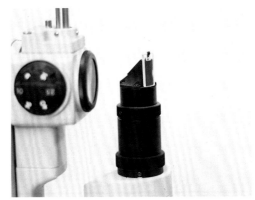

图 1-2-24　下光源裂隙灯弥散滤光片

2. 钴蓝光滤光片与无蓝光滤光片　钴蓝光滤光片又称为蓝色滤光片，无蓝光滤光片又称为黄色滤光片（图 1-2-25）。无蓝光滤光片最早应用于荧光素眼底血管造影，后逐渐应用于角膜及眼表疾病的裂隙灯检查。钴蓝光滤光片通常为标准配置，而无蓝光滤光片仅为选配附件，后者通常安装在反射光线的光路上用于过滤钴蓝光而保留激发荧光，详细原理见第三章第四节。

　　在观察眼表的荧光素钠染色时，为实现较佳的成像及拍摄效果，建议将钴蓝光滤光片与无蓝光滤光片联合使用（图 1-2-26）。部分设备的黄色滤光片（最初用于角膜塑形镜的验配），在突出黄绿色的激发荧光外，保留了部分钴蓝光波段（图 1-2-25B）。

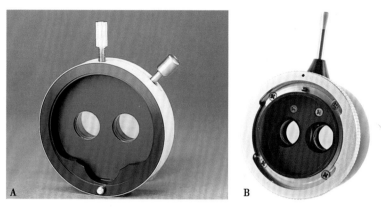

图 1-2-25　无蓝光滤光片（黄色滤光片）

A．Haag-streit（无蓝光）；B．重庆上邦（保留部分钴蓝光）。

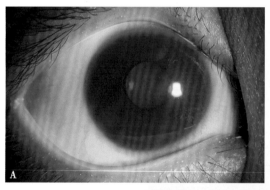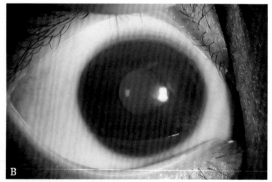

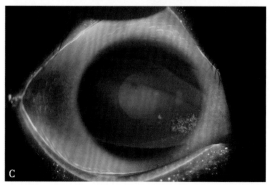

图 1-2-26　三种滤光片模式下的角膜上皮点状着染，10×

A．常规钴蓝光滤光片；B．保留部分钴蓝光波段的无蓝光滤光片；C．只保留激发荧光的无蓝光滤光片。

　　3. 无赤光滤光片　无赤光滤光片位于滤光片盘内，其标志为绿色圆形（图 1-2-27）。该滤光片通常有四个临床应用：①辅助观察视网膜神经纤维层楔形缺损及黄斑区病变；②辅助区分视网膜色素沉着性病变（在应用过滤器之前显示为黑色）与血管、出血（在应用过滤器之后显示为黑色）；③辨别视网膜细小血管支或出血点；④突出血管影像，有助于鉴别结膜滤泡或乳头（图1-2-28、图1-2-29）。

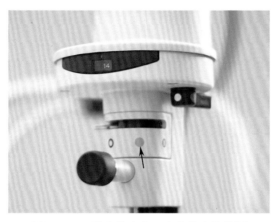

图 1-2-27　滤光片盘中无赤光滤光片位置

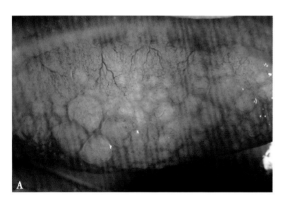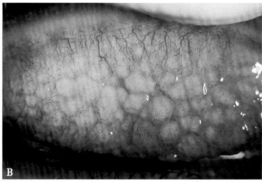

图 1-2-28　睑结膜巨乳头，无赤光滤光片突出乳头中央存在血管结构，16×
A. 无滤光片；B. 无赤光滤光片。

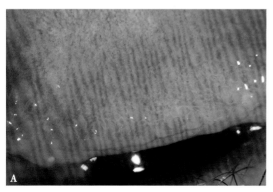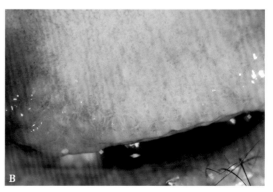

图 1-2-29　睑结膜乳头及穹窿部滤泡，25×
A. 无滤光片；B. 无赤光滤光片。

无赤光滤光片辅助观察视网膜病变的大致原理为：可见光中的短波长光线主要通过视网膜进行反射，而长波长部分主要通过脉络膜进行反射，当无赤光滤光片滤过了波长较长的红光时，脉络膜反光减少，更加突出了视网膜的反光特征，此时利于观察视网膜特征。此外，已报道的类似滤光片包括 Wratten 52 和 22 明胶滤光片。

4. 琥珀色滤光片　琥珀色滤光片主要用于观察深层视网膜及脉络膜，其开启方式见图 1-2-30。肉眼下光斑偏红色，具有较强的穿透性，可以穿透视网膜表面新生物、渗出斑等，利用脉络膜反光观察深层视网膜及脉络膜血管或病变。琥珀色滤光片的位置及开启方法见图 1-2-30。此外，已报道的类似红光系滤光片包括 Wratten 29 及中泉红色 66。

5. 灰度滤光片　又称为减光滤光片、中性密度滤光片，位置见图 1-2-31，下文多采用减光滤光片这一名称。减光滤光片用于减小裂隙灯照明亮度的最大值，通常将光强度减小到10%（中性密度滤光片13%）。由于卤素光源的裂隙灯在较低亮度时光源色温会改变（表现为图像偏黄），若拍摄球结膜等反光较强的组织时，可通过灰度滤光片减小裂隙灯亮度，避免了减小灯泡亮度时光源色温的变化（图 1-2-32～图 1-2-34）。此外，当拍摄所需光线较暗时，同样的亮度下，减光滤光片下会比无滤光片下的亮度调节更为精细。

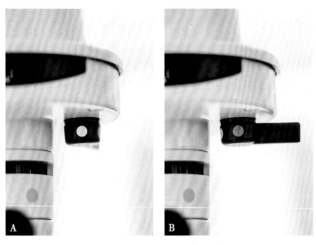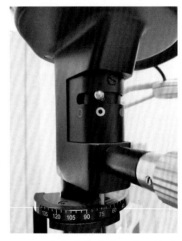

图 1-2-30　琥珀色滤光片　　　　　图 1-2-31　滤光片盘中减光滤光片的位置
A. 关闭；B. 开启。

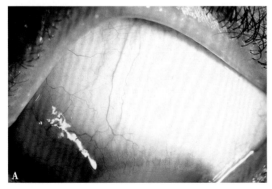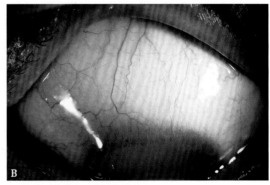

图 1-2-32　球结膜充血，减光滤光片通常在球结膜拍摄中使用，10×
A. 未开启减光滤光片；B. 开启减光滤光片可减少巩膜反光。

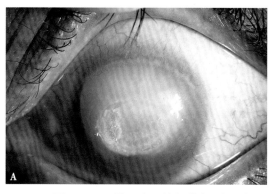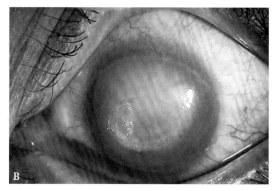

图 1-2-33　棘阿米巴性角膜炎，减光滤光片不宜用于角膜病变的弥散光大体照明，10×
A. 未开启减光滤光片；B. 开启减光滤光片。

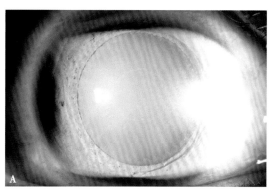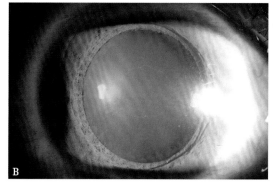

图 1-2-34　减光滤光片在虹膜及晶状体拍摄中使用，主要用于减弱角膜强烈反光对后方病变的遮挡，16×
A. 未开启减光滤光片；B. 开启减光滤光片。

6. 星形图案滤光片　仅部分机型具备此滤光片。此滤光片位于裂隙灯长度选择旋钮的最左侧（图 1-2-35）。星形图案滤光片的正中，有一个六角星图案（图 1-2-35B）。图案中央的圆形空洞可用于让患者精确固视，在眼底激光治疗时有一定应用价值。此外，该滤光片也可用于检查轻度斜视。

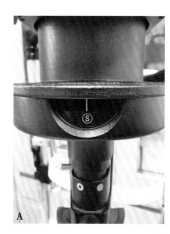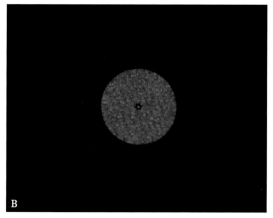

图 1-2-35　星形图案滤光片
A. 星形图案滤光片在滤光片盘中的位置；B. 裂隙灯下六角星的固视图案。

7.可见光滤光片 用于拍摄红外线下的睑板腺图像,是屏障滤光片的一种,安装在反射光线的观察光路上(图1-2-36)。具有红外模式的背景光源可产生弥散的红外光线,在眼睑处反射后,反射光线观察光路中的可见光部分会被此滤光片过滤,保留的红外光线被成像单元接收,从而使睑板腺腺体显影(图1-2-37)。

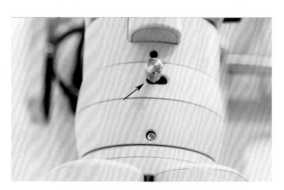

图1-2-36 可见光滤光片(位于成像单元顶端)

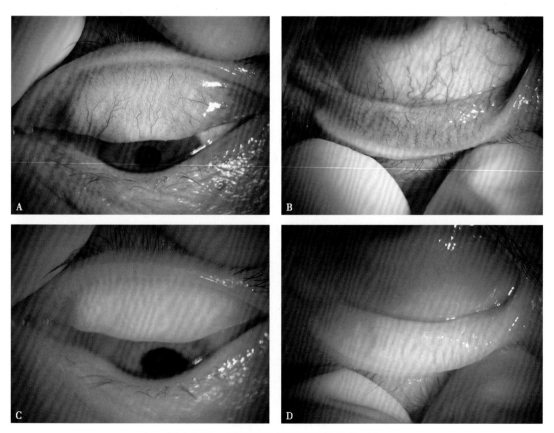

图1-2-37 裂隙灯下红外睑板腺成像,10×

A、B.弥散光大体照明;C、D.对应眼睑的红外线睑板腺成像。

8．紫外滤光片 也称为 UV 滤光片，作用是过滤掉有害的紫外光，是裂隙灯出厂后的标准配置，为内置于灯塔透镜后的镀膜，无法拆除。

9．隔热滤光片 也称为红外滤光片，与前述的可见光滤光片不同的是，此滤光片的作用是过滤掉会从光源发出的、会出现热效应的红外光，同样为标准配置，位于灯塔内部，无法拆除。

10．激发滤光片 激发滤光片，标识及位置见图 1-2-38、图 1-2-39，蓝色 B 为激发滤光片标识，也可称之为蓝色滤光片。此滤光片与钴蓝光颜色类似（波段稍有差异，见图 3-4-104），通常不与钴蓝光滤光片同时使用，可单独使用或与无蓝光滤光片联用。作为一种选配配件（似荧光素眼底血管造影时的激发滤光片），在同样的亮度下，使用激发滤光片可增加约 20% 亮度的激发荧光。

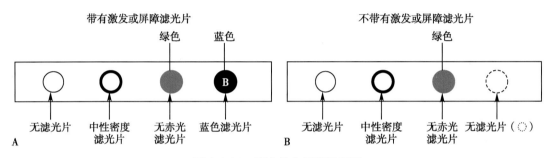

图 1-2-38 滤光片盘标识示意图
A. 有激发滤光片设备；B. 无激发滤光片设备。

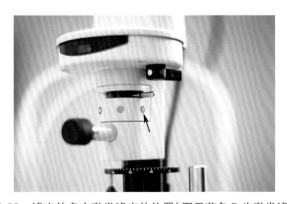

图 1-2-39 滤光片盘中激发滤光片位置（图示蓝色 B 为激发滤光片）

（二）反射镜

反射镜用于将光源的光线反射至受检者眼部，常用镜片依其外观分类包括两种：桨镜（或称为长镜片）与方镜（或称为短镜片）（图 1-2-40A）。可根据照明角度的不同选择不同形状的反射镜。方镜的实际反光面小于桨镜（图 1-2-40B、图 1-2-40C），且映光点也小于桨镜，方镜下的光线较桨镜暗，拍摄及观察时应注意。若需要提高方镜下的最大亮度，可通过倾斜杆调节器适当加大倾角，增加光线在方镜上的反光面（图 1-2-40D、图 1-2-40E）。

常规观察时常用桨镜，但当入射光线角度约为 3°～5° 时，反射光线会部分被桨镜遮挡，从而影响一侧目镜的观察,此时应将反射镜更换为方镜。当入射光线角度大于 10° 时,应尽量选择桨镜从而保证足够的照明亮度。

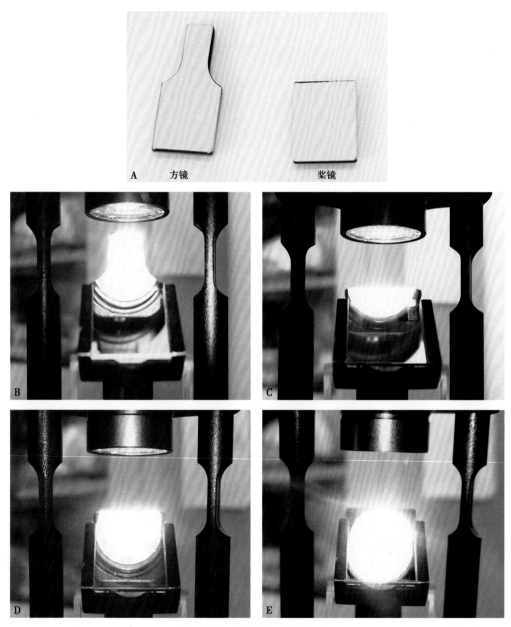

图 1-2-40　反射镜及实际反光面

A. 反光镜外观;B. 桨镜实际反光面;C. 方镜实际反光面;D. 倾斜杆调节器 1 档后的方镜实际反光面;
E. 斜杆调节器 2 档后的方镜实际反光面。

(三)角度调节装置

1. 定心旋钮(离焦旋钮)　定心旋钮可微调入射角度(图 1-2-41)。此旋钮拧紧(顺时针旋转)可保证裂隙光源始终处于视野正中央的位置,以保证视野正中央位置亮度最亮。当需要用到间接照明法而改变裂隙光源在视野中的位置时，即改变裂隙光的焦点，可松开（逆时针旋转）定心旋钮，左/右偏转灯塔立柱后，可达到裂隙光焦点与目镜焦点分离的目的，即离焦（图1-2-42）。

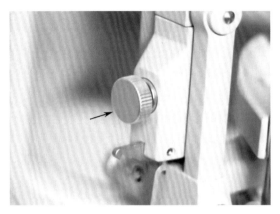

图 1-2-41 定心旋钮

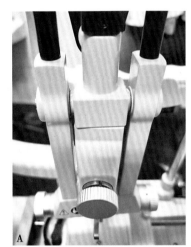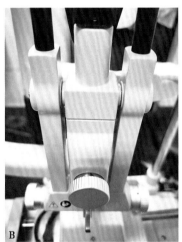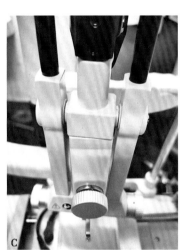

图 1-2-42 离焦与非离焦状态的灯塔状态
A. 左侧离焦；B. 非离焦；C. 右侧离焦。

2. 入射角度调节装置　入射光线可在不同平面上进行不同程度的旋转，从而改变入射光线的角度。可调节的角度包括三方面：矢状面角度、横截面角度、冠状面角度。下文将介绍光线在不同平面角度调整的相关装置。

（1）矢状面角度：矢状面角度（x轴），是最常用的入射光角度，通过旋转裂隙灯灯塔的位置实现。多数机型可基本实现入射角度从 $-90°$ 到 $+90°$ 的变化，几种常用角度的实际位置见图1-2-43～图1-2-47。值得注意的是，部分机型可能由于相机重量较大，应用侧照法时无法将目镜侧调至 $90°$，此时可通过患者偏转头位或眼位来弥补（图1-2-48）。

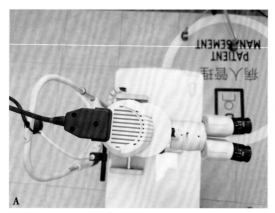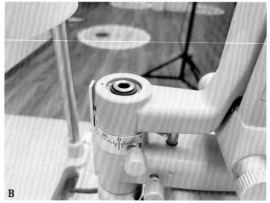

图 1-2-43　入射照度为 0°
A. 俯视观；B. 入射角度刻度。

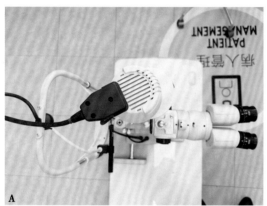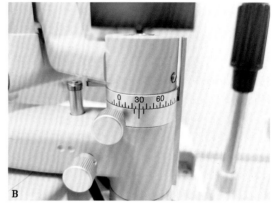

图 1-2-44　入射角度 30°
A. 俯视观；B. 入射角度刻度。

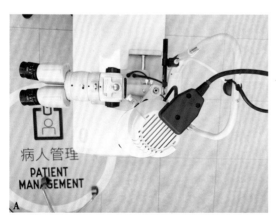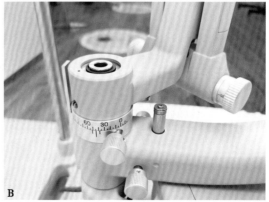

图 1-2-45　入射角度为 45°
A. 俯视观；B. 入射角度刻度。

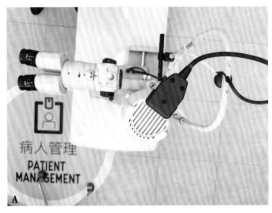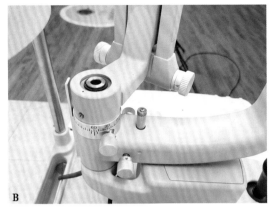

图 1-2-46 入射角度为 60°
A. 俯视观；B. 入射角度刻度。

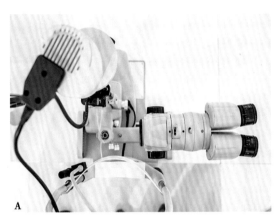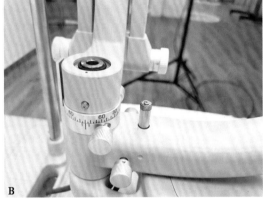

图 1-2-47 入射角度为 90°（侧照法时常见），目镜与灯塔呈 90° 夹角
A. 俯视观；B. 入射角度刻度。

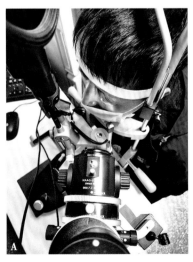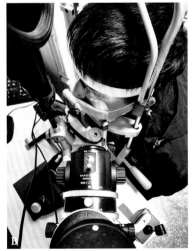

图 1-2-48 转动头位可弥补侧照法下入射角度的不足
A. 转动前；B. 转动后。

（2）横截面角度：横截面角度（y 轴），为裂隙灯垂直角度，最常用的、默认的横截面角度为 90°（图 1-2-49）。通过旋转上部灯塔进行调节，一般裂隙灯角度可调节范围在 0°～180° 之间（图 1-2-50）。横截面角度为 90° 及 180°（0°）时的窄裂隙光，见图 1-2-51。横截面角度可用于粗略的生物测量，例如人工晶状体旋转角度等，详见二维码 2-4-1 图 46。

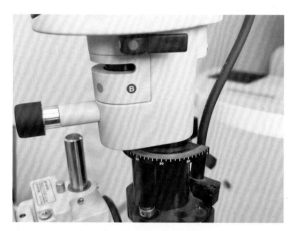 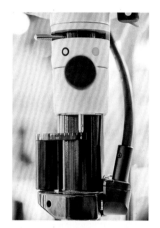

图 1-2-49　横截面角度调整轴及刻度盘，调节范围为 0°～180°，图示为最常用或默认角度为 90°　　图 1-2-50　横截面角度可调整 0°

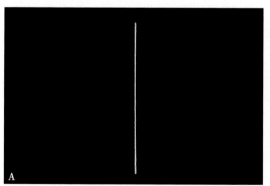 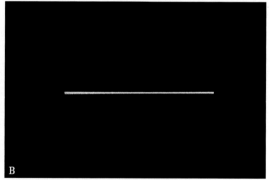

图 1-2-51　横截面角度默认为 90° 或 180°（0°）时的极窄裂隙光带形态
A. 90°；B. 180°（0°）。

（3）冠状面角度：冠状面角度（z 轴），是通过倾斜杆调节器将直射光线转变为投射光线，即倾斜照明，倾斜的角度也称为裂隙倾角。此时，入射光源不再以垂直方向照向眼表，因此可避免光线直射时过强的反射光线。倾斜角度为非连续调节，由于灯塔具有一定重量，可倾斜的范围有限。倾斜杆调节器分为三档调节式（最大档倾角为 15°）和四档调节式（最大档倾角为 20°）（图 1-2-52）。使用倾斜杆调节器时需要先松动定心旋钮，然后按压倾斜手柄，三档调节式倾斜杆调节器各档位置及倾角见图 1-2-53。

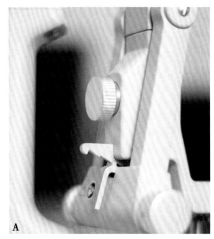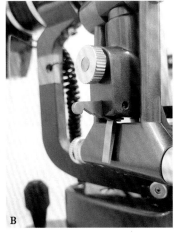

图 1-2-52　倾斜杆调节器

A. 三档调节式（Topcon SL-D701）；B. 四档调节式（重庆上邦 LS-7DE）。

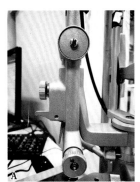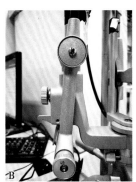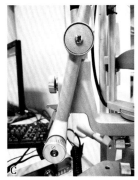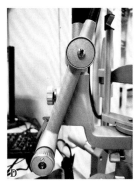

图 1-2-53　三档调节式倾斜杆调节器的不同档位（裂隙倾角）

A. 默认档无倾斜；B. 1 档（5°）；C. 2 档（10°）；D. 3 档（15°）。

（四）放大倍数调节器

　　裂隙灯显微镜通过放大倍数调节器（或称为放大倍数选择手柄）切换至不同放大倍数，以满足检查者的不同需求。放大倍数调节器一般分为连续调节型和非连续调节型两种，后者较为常用。连续调节型可通过滑动调节器连续改变放大倍数。非连续放大倍数调节器，又称为伽利略变倍体或转鼓变倍体（图 1-2-54）。

　　放大倍数的可调节范围为 6 倍（或 6.3 倍）至 40 倍，可选择倍数一般为 6 倍、10 倍、16 倍、25 倍和 40 倍，其中 10 倍与 16 倍最为常用。放大率标记指示实时的放大倍数（图 1-2-55）。部分机型不具有 6 倍和 / 或 40 倍的放大倍数。值得注意的是，裂隙灯目镜的放大倍数为 12.5 倍，与伽利略变倍体组合后，最终的放大倍数为 6～40 倍。

　　不同倍数的设置，主要取决于眼部解剖结构的大小。但需要注意的是，不同机型间，虽然相同倍数对应的目镜视野范围（或称为视场直径）相对一致，但取景范围会稍有不同，这可能与感光元件的尺寸有关。不同放大倍数的大致应用场景如下。

　　1. 6 倍可完整显示外眼结构，包括上下睑及部分眼周皮肤。适用于拍摄外眼大体像、眼周皮肤组织病变等，缺点是不能清晰显示组织细节。

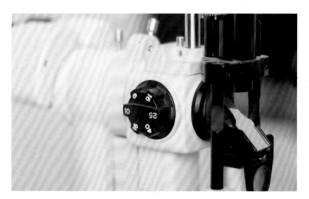

图 1-2-54　非连续放大倍数调节器

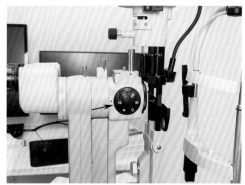

图 1-2-55　部分机型的放大倍数标记为倍数
旋钮目镜侧的一个黑色圆点

2. 10 倍可完整显示睑缘结构和结膜组织结构。适用于拍摄外眼大体像、球结膜或睑结膜病变、倒睫等。

3. 16 倍通常可完整显示整个角膜结构和局部结膜结构。适用于拍摄角膜大体像、角膜裂隙像、结膜局部像等。

4. 25 倍可显示眼局部结构。适用于拍摄组织局部像，如角膜后沉着物（keratic precipitates，KP）、角膜局部浸润等。

5. 40 倍为一般裂隙灯可观察的最大放大倍数，可清晰显示眼局部细微结构。适用于拍摄微小病变或组织结构，如角膜内皮细胞、KP 等。缺点是同样参数下亮度比其他放大倍数低。

（五）光圈

光圈为光线的通过孔，位于设备内部（图 1-2-56）。仅部分机型可调节光圈，可调节范围为 1～5 档（部分机型为 1～6 档），主要用于调节景深（即聚焦深度），调节旋钮位置见图 1-2-57。倍数越高，景深范围越小；光圈越大，光圈值越小，景深越小。不同光圈数值及放大倍数对应的景深大小见表 1-2-1，拍摄时可根据实际应用的光圈值及放大倍数在表格中找出景深范围，来判断所拍摄部位的景深要求是否符合。

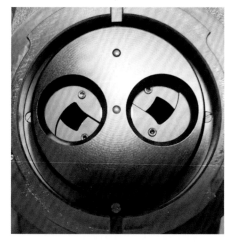

图 1-2-56　光圈（位于光路内部）

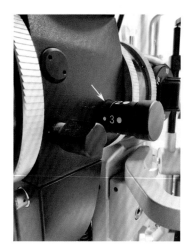

图 1-2-57　光圈调节旋钮

表 1-2-1 不同光圈数值及放大倍数下的景深范围

放大倍数	光圈值				
	1	2	3	4	5
6.3×	+/−1.3mm	+/−1.8mm	+/−2.6mm	+/−3.6mm	+/−5.2mm
10×	+/−0.5mm	+/−0.7mm	+/−1mm	+/−1.4mm	+/−2mm
16×	+/−0.2mm	+/−0.3mm	+/−0.4mm	+/−0.5mm	+/−0.8mm
25×	+/−0.1mm	+/−0.1mm	+/−0.15mm	+/−0.2mm	+/−0.3mm
40×	+/−0.05mm	+/−0.05mm	+/−0.05mm	+/−0.1mm	+/−0.15mm

（六）分光器

分光器（或称为分束器）可分割进入裂隙灯显微镜的反射光线，位于设备内部。一部分反射光线进入目镜给观察者（通常 30%），另一部分同时进入照相机（通常 70%），此时称为70% 分光器。也有右眼单侧目镜 / 成像单元按照 50%/50% 或 60%/40% 的分光方式，称为50% 分光器或 60% 分光器，此时右眼观察到的光线会比左眼稍暗一些。

分光器的主要目的是保证所见即所得，利于准确地控制视野与焦点、校准和成像，也实现了实时图像传输。此外，分光器也可将目镜光源分割入用于教学的助手镜。需要注意的是，分光器由于分割部分光线入目镜，照相机感光元件获得的并非全部反射光线，因此需要通过提高亮度来进行补偿。

对于不可实时图像传输的设备，配有 100% 分光器，观察和拍摄是相互独立的，不可同时进行。100% 分光器内部为一个由机械或电子快门触发的反光镜，称之为全反镜，反射光线通过全反镜的短暂拨动，完全进入目镜或照相机。虽然这一点对操作者屈光补偿调节的精度要求较高（因不可实时监控所见是否为所得），但反射光线会无损地被感光元件捕捉，利于高质量成像。部分机型在 100% 分光器的基础上，配备有分光器锁，可锁定分光器（图 1-2-58），保证光线持续反射入相机，主要用于视频拍摄。

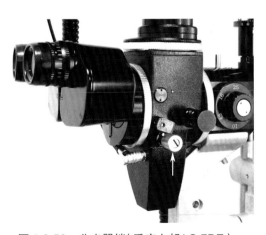

图 1-2-58 分光器锁（重庆上邦 LS-7DE）

（七）显微镜

1. 目镜　默认的裂隙灯目镜的放大倍数为12.5倍（图1-2-59）。如果需要进一步提高观察时放大倍数（对拍摄无影响），也可选配20倍目镜。检查者通过双筒目镜可观察被检者情况，目镜中看到的图像应与裂隙灯拍摄系统捕捉的图像基本一致，但在图像范围上会稍有差异（图1-2-60）。多数仪器可调节目镜屈光度及瞳距以适应不同检查者，瞳距的可调节范围多为52~78mm或55~78mm。

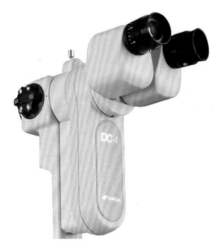

图1-2-59　目镜及数码成像单元（Topcon SL-D701）

裂隙灯目镜下清晰所见的是圆形视野，而拍摄到的图片多为长方形（图像尺寸为4∶3、9∶6等规格，与感光元件尺寸有关），因此目镜下"所见"并非实际拍摄"所得"，目镜视野多为图片中央的圆形区域，但不同设备间稍有不同（图1-2-60）。

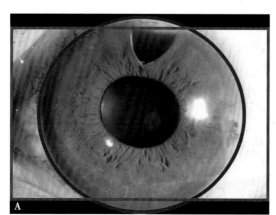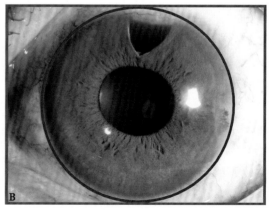

图1-2-60　16倍镜下目镜与所拍图像的关系（红色为目镜所见范围，蓝色为所拍范围）
A. Haag-streit BX900；B. Topcon SLD701。

2. 十字瞄准线　在目镜中有一交叉的十字线称为"十字瞄准线"，通常位于右侧目镜。不同机型的十字瞄准线外观不同，包括中央十字形和四周十字形（图1-2-61）。十字瞄准线有三个功能：第一，保证对焦清晰。如果操作者从目镜中无法清晰观察到十字瞄准线时，需要进行屈光补偿。第二,十字瞄准线是拍摄构图的参考依据。十字瞄准线的位置为拍摄视野的中央,在拍摄过程中一般将十字瞄准线对准拍摄主体的中央,以保证最终成像中的拍摄对象位于正中央而不会发生偏移。第三,十字瞄准线也可用于校准目镜和光源焦点的统一程度。通常十字瞄准线的中心要与光斑的中心重合,水平或垂直方向上如果有错位时,需要工程师进行设备校准。

焦点的统一程度可能与设备的加工工艺有关,目镜和光源焦点如果有轻微的不统一,通常不影响拍摄效果。但对于特殊的拍摄条件,如月牙形光斑下的视网膜反光后照法,弧形光斑需要与瞳孔缘相切,轻微的焦点不统一也会影响高倍镜下的图像质量,详见图 3-2-6、图 3-2-7。

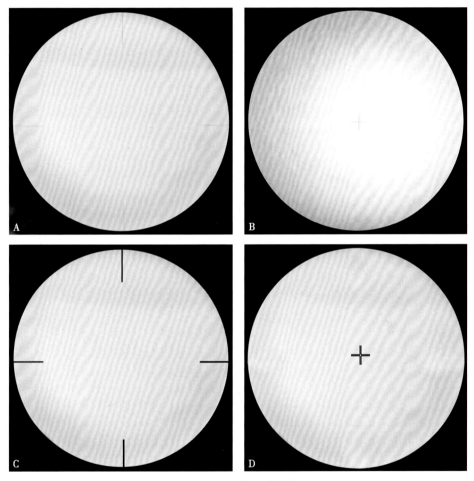

图 1-2-61 十字瞄准线
A. 四周十字形(目镜实际所见);B. 中央十字形(目镜实际所见);C. 四周十字形(示意图);
D. 中央十字形(示意图)。

3. 目镜屈光补偿环 屈光补偿环(或称为屈光度调整环)位于目镜上(图 1-2-62),旋转屈光补偿环,可从 −5D 向 +5D 连续旋转(部分机型为 −7D 到 +7D 或 −8D 到 +8D),双眼分别调整至目镜中定焦棒表面纹路最为清晰时,相机焦点与目镜焦点即为统一,从而保证"所见即所得"。

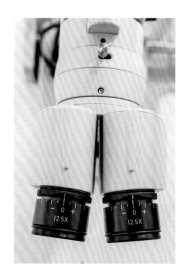

图 1-2-62　目镜及屈光补偿环

　　双目镜存在 13° 的立体视，双眼各自的实际视野范围会略有差异，即双眼分别单独注视时，裂隙灯下观察到的图像会稍有差别，这一点在 40 倍下应用光学切面法、镜面反射法及后照法时相对显著。例如，当 40 倍下采用镜面反射法观察角膜内皮时，左眼与右眼分别注视时双眼图像会不同（图 1-2-63）。由于相机取景多与右侧目镜视野一致，当左眼为主视眼时，即便在屈光补偿调整正常下，也可能会出现"所见不为所得"的现象。此时，需要在拍摄前单独用右眼进行对焦及取景。

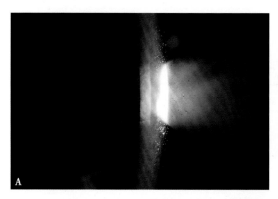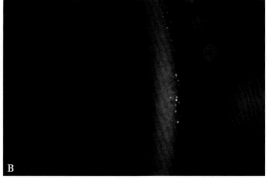

图 1-2-63　40 倍镜面反射法观察角膜内皮，左眼目镜与右眼目镜所见不同，40×
A. 左眼目镜所见；B. 右眼目镜所见。

（八）相机

　　数码裂隙灯的相机通常分为两类：一类是镜头卡口与裂隙灯适配的数码单反相机或卡片相机，例如常见的 Nikon 或 Canon 的单反相机（图 1-2-64A）；另一类是与裂隙灯配套的集成成像单元，例如 Haag-streit IM900 成像单元（图 1-2-64B），Topcon DC-4 成像单元（图 1-2-64C）等。不同相机的分辨率测试采用线对卡（图 1-2-65A），配备高端单反相机的数码裂隙灯相机图像，其分辨率可达 7-3，即可清晰分辨 7 号线对的第三组线对（图 1-2-65B）。各类相机的色彩还原能力不同（图 1-2-66），肉眼下即可分辨不同机型色彩还原能力的优劣。

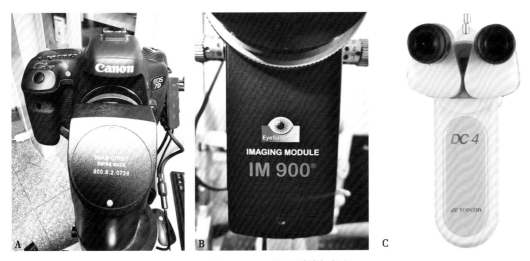

图 1-2-64　数码裂隙灯相机

A. 数码单反相机 Canon 7D MARK Ⅲ；B. Haag-streit IM900；C. TopconDC-4。

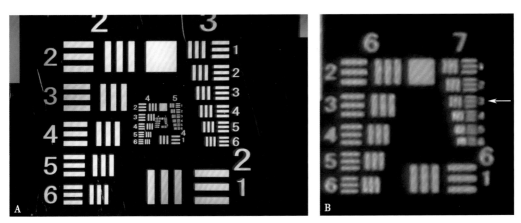

图 1-2-65　裂隙灯数码相机分辨率测试设备，线对卡，拍摄设备为 Haag-streit BX900，最小可见线对为 7-3

A. 完整线对卡；B. 局部放大，可见最小可分辨线对为 7-3。

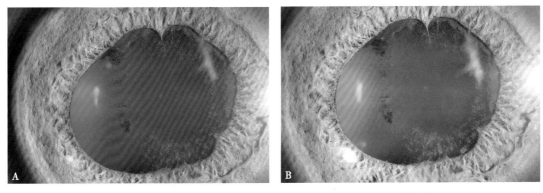

图 1-2-66　不同数码相机拍摄同一体征，二者的颜色还原能力稍有差异，10×

A. Haag-streit BX900；B. 重庆上邦 LS-7DE。

四、附属部件

（一）眼角标记

眼角标记一般位于颌托侧杆上。被检者头部放置于仪器颌托上之后，调整颌托高度保证受检者眼角对齐该标记，使受检者眼睛处于镜头可拍摄范围之内（图1-2-67）。

（二）固视灯

置于被检查者视线中的小光源（红色发光二极管），检查过程中让被检查者盯住灯光保证视线不偏移，成像不会因移动而模糊（图1-2-68）。同时，可以通过调整固视灯位置从而调整被检查者眼位，以满足不同眼位的检查需求。不同仪器固视灯可分为可拆卸型和不可拆卸型。部分仪器固视灯可调节不同屈光度以适应不同被检者，可调节屈光度的固视标内部为同心圆透镜（图1-2-69），其屈光度调节范围为−10D到＋10D（图1-2-70）。对于超高度近视（大于−15D），拉动可拆卸型固视灯的固视标一侧将其卸下，即变换成单纯的发光固视标（小的红色光斑）（图1-2-71）。

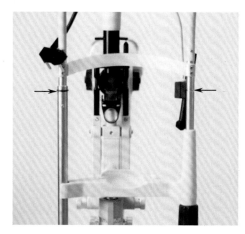

图 1-2-67　眼角标记

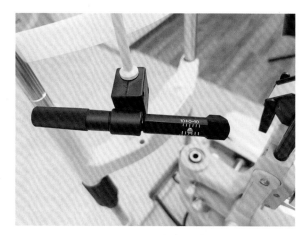

图 1-2-68　可拆卸固视灯

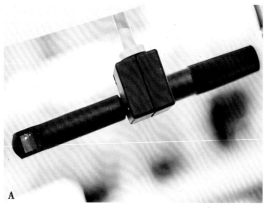

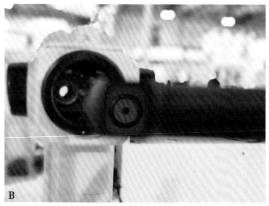

图 1-2-69　可调整屈光度的红色固视灯
A. 固视灯大体像；B. 固视灯内同心圆透镜的固视标。

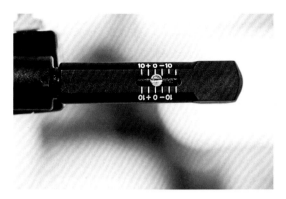

图 1-2-70 固视标的屈光度调节

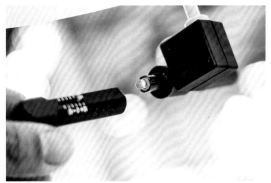

图 1-2-71 拆卸后成为红色发光固视标

（三）快门

裂隙灯相机快门位于控制手柄顶部（图 1-2-72A），或位于控制手柄附近的裂隙灯底座上（图 1-2-72B）。快门触发方式分为机械触发和电子触发，电子触发后可通过有线或无线方式将快门信号传输至数码相机。不同设备的快门触发速度存在差异，快门触发稍慢的设备需要拍摄者延长分开患者眼睑的时间。

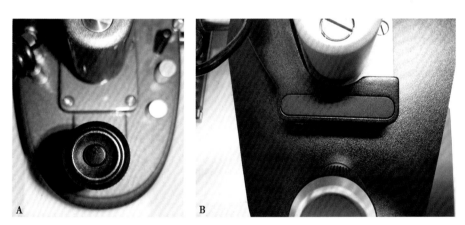

图 1-2-72 不同位置的相机快门

A. 控制手柄顶部黑色快门按钮；B. 控制手柄前蓝色条状快门。

（四）定焦棒

定焦棒是裂隙灯屈光补偿调节中的重要配件，通常是数码裂隙灯首次安装时的配套硬件，无须单独购买，定焦棒外观及安装位置见图 1-2-73，不同厂家定焦棒外观略有差异。裂隙灯轴心即为相机的固定焦点，当定焦棒插在裂隙灯轴心后，通过目镜观察定焦棒表面纹路，可明确相机焦点与目镜焦点的统一程度（图 1-2-74）。屈光补偿的详细调节见第三章第二节（图 3-2-3～图 3-2-5）。

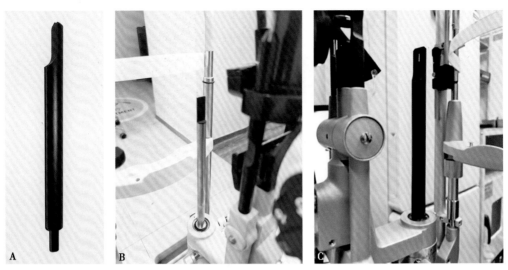

图 1-2-73 定焦棒及其安装位置
A. 定焦棒; B、C. 不同外观定焦棒的安装位置(与同轴游离背景光安装位置相同)。

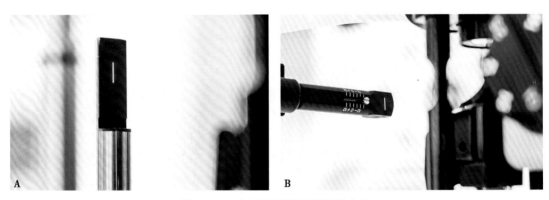

图 1-2-74 屈光补偿调节的两种方法
A. 定焦棒法; B. 标志物法。

第二章 裂隙灯显微镜的照明方法及拍摄技巧

第一节　弥散光大体照明

　　弥散光大体照明，是临床常用观察眼部大体形态的重要检查方法，是众多方法中相对简单易学的一种，尤其适用于裂隙灯拍照的初学者。此方法是将光线均匀投照在所要观察的眼部组织或病变上，可初步观察眼前节的情况，记录眼周皮肤、睫毛、睑缘、泪小点、睑结膜、球结膜、巩膜、角膜、前房、虹膜、瞳孔、晶状体等部位的大体情况、位置关系，是最常用的照明方法。

二维码 2-1-1　扫一扫，查看弥散光大体照明更多精彩图片

一、原理

　　弥散光大体照明，原理是通过弥散片将裂隙灯光线进行散射，焦点集中于所观察物体表面，如眼表肿物、结膜乳头、滤泡、角膜炎、虹膜结节、晶状体混浊等。通过调整不同放大倍数，可大体观察病变区域及其与周边组织间关系。由于弥散片会降低原始光带的强度，拍摄前要选择足够的裂隙光宽度、长度和强度，通常将裂隙光的初始宽度、长度调至最大值（图 2-1-1）。

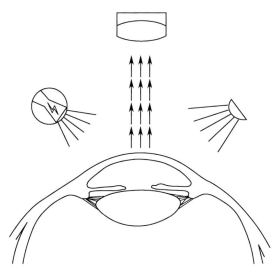

图 2-1-1　弥散光大体照明示意图

二、拍摄技巧解析

（一）如何拍摄病变的大体影像

打开裂隙光、弥散器和背景光源，常规拍摄角度 45°，可根据病变特征调整角度，应特别注意病变与眼周的位置关系。必要时，可同时拍摄非眼部组织、离体组织或异物的影像，辅助疾病诊断、病史记录。例如皮肤红斑痤疮（图 2-1-2B）、取出的角膜异物或擦除的分泌物（图 2-1-3B）等。

不同位置的背景光源产生的拍摄效果不同。固定背景光源（固定于反光镜上方）仅可适当提高亮度，对拍摄效果影响不大。与固定背景光源相比，游离背景光源可照亮弥散光源无法投射到的阴影部分，使图片左右两侧的照明相对均匀（图 2-1-59）。

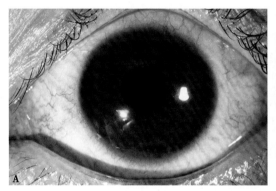
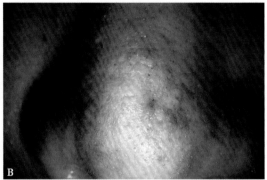

图 2-1-2　眼型玫瑰痤疮
A. 眼表丽丝胺绿染色，10×；B. 鼻赘型玫瑰痤疮，6×。

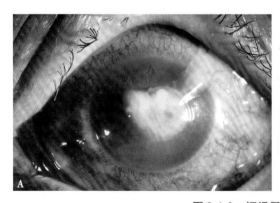
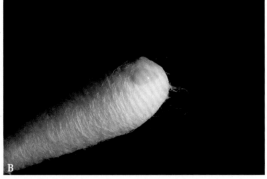

图 2-1-3　铜绿假单胞菌性角膜炎
A. 角膜弥散光大体照明，10×；B. 棉签擦取脓疡处分泌物，分泌物多呈黄绿色，16×。

（二）如何选择焦点

弥散光照明的焦点选择取决于具体的拍摄目的。通常需要调整被拍摄病变或组织位于同一焦平面。有时可通过调整眼位或目镜角度（反射光线角度），使全部病变位于同一焦平面上。当病变深度范围较大时，可通过减小光圈的方式提高景深，使不同深度病变同时清晰对焦。拍摄睑缘时，可适当转动头位，使不同位置的睑缘均对焦清晰（图 2-1-4）。

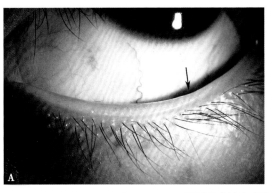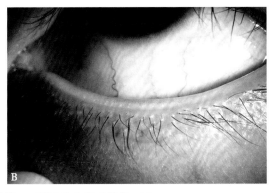

图 2-1-4　不同位置睑缘焦点的统一,图示为左眼睑缘像,10×

A. 转动头位前颞侧睑缘未清晰对焦;B. 向患者右侧转动头位,不同位置睑缘焦点即可统一。

(三)光源的亮度

根据病变或组织对光线反射的情况,选择合适的光源亮度。病变反光强,降低光源的亮度,反之则提高光源亮度,避开强反光区域。

拍摄单眼瞳孔散大时,需要保证双眼的观察及拍摄光线亮度一致。为突出显示患眼的瞳孔散大,可适当提高观察光线亮度(图 2-1-5)。

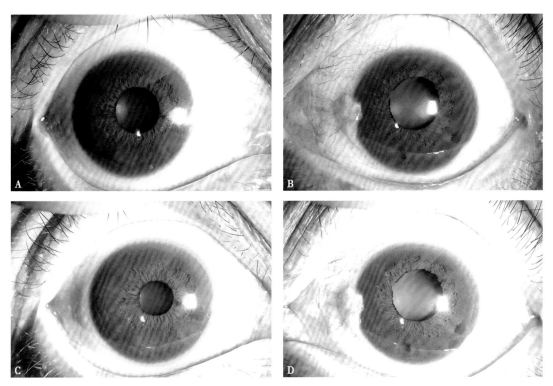

图 2-1-5　外伤后左眼瞳孔散大,10×

A、B. 光线较暗;C、D. 光线较亮,左眼瞳孔散大明显。

（四）如何合理应用反光镜映光点

裂隙光、弥散光下均会出现反光镜的投影，称为映光点（图 2-1-6、图 2-1-7）。背景光光源也会产生映光点，但形状稍有不同（图 2-1-6）。由于映光点的亮度较低，有时可作为拍摄时的辅助光源，例如反光镜的浦肯野像（反光镜在晶状体后表面或前部玻璃体内的映光点）可用于晶状体位置的判断。

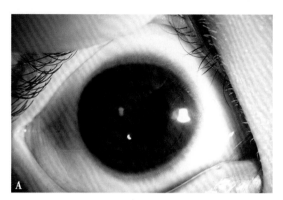
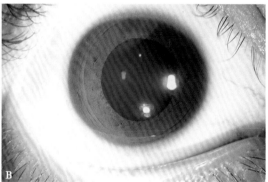

图 2-1-6　不同设备背景光映光点形状稍有不同，6×

A. 背景光映光点为月牙形（Haag-streit BX900）；B. 背景光映光点为圆形（重庆上邦 LS-7DE）。

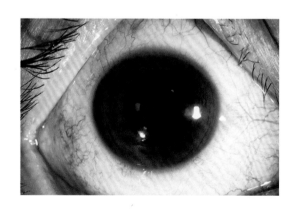

图 2-1-7　正常角膜外眼像，可见反光镜及背景光于角膜前后表面、晶状体前后表面的映光点，角膜前后表面的映光点常重合至不易分辨，10×

映光点是裂隙灯照相时应特别关注的细节。一方面，映光点在弥散光大体照明时容易遮挡病变，拍摄时应尽量避免（图 2-1-8、图 2-1-9）；另一方面，映光点的形态及位置可提示角膜形态、曲率等显著异常（图 2-1-10～图 2-1-12）。

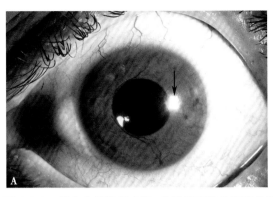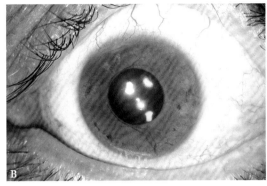

图 2-1-8 新生血管性青光眼,为拍摄完整的虹膜且避免映光点遮挡虹膜新生血管(←),需要将裂隙灯入射光线角度调至接近 0°,从而将所有映光点集中于瞳孔区,10×

A. 入射角度 30°;B. 入射角度 0°。

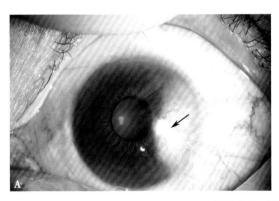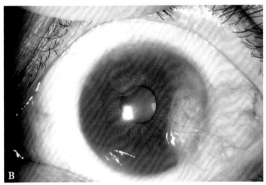

图 2-1-9 翼状胬肉,10×
A. 映光点遮挡角膜病灶;B. 改变光线入射方向。

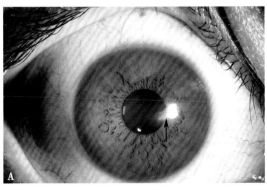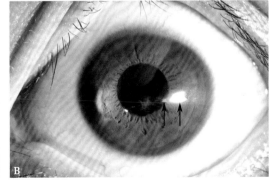

图 2-1-10 圆锥角膜,弥散光大体照明,10×
A. 角膜内皮层映光点拉长、扭曲,提示角膜后表面曲率异常;B. 角膜前后表面的映光点均出现形变。

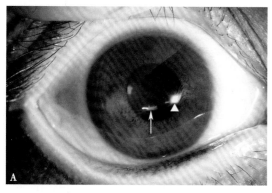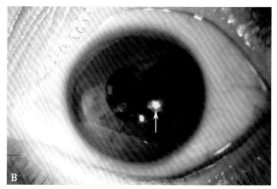

图 2-1-11　圆锥角膜，弥散光大体照明，10×

A. 邻近圆锥角膜锥顶区域时，泪膜层映光点（▲）及背景光映光点（←）缩小；B. 泪膜层映光点扭曲、不规则。

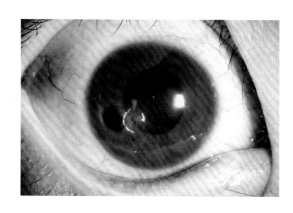

图 2-1-12　睑缘炎相关角结膜病变，角膜变薄近穿孔，背景光映光点可勾勒出角膜病灶边缘，弥散光大体照明，10×

（五）如何选择合适的放大倍数

裂隙灯放大倍数的设计与眼部不同组织结构的大小有关。6 倍下用于观察眼部整体结构，眼球和眼睑均囊括在同一视野中；10 倍下主要用于集中观察睑裂区的组织结构，10 倍放大恰好可囊括内眦部至外眦部的所有结构（拍摄和观察睑缘时此倍数异常重要）；16 倍主要用于观察角膜；25 倍和 40 倍主要用于放大后观察局部细节。值得注意的是，不同机型在相同倍数下的取景框不同，需要结合设备实际情况选择适合的放大倍数。

（六）如何突破裂隙灯最小倍数的限制

裂隙灯生物显微镜设计的最小倍数为 6 倍，部分设备称之为 6.3 倍（6 倍与 6.3 倍的视场直径稍有不同），此倍数下只可拍摄单眼的大体外观特征。对于眼外伤、眼整形等亚专业，双眼外观对比、眼眶及额面部外观记录等实际拍摄需求受限于裂隙灯的最小倍数，通常需要借助手机或普通单反相机拍摄。

如果在裂隙灯生物显微镜的物镜前增加凸透镜片，如验光的 −8D 近视插片（图 2-1-13），可实现应用数码裂隙灯相机拍摄放大倍数远低于 6 倍的面部大体照（图 2-1-14）、眼部大体照（图 2-1-15）、耳部大体照（图 2-1-16）等。由于多数裂隙光线通过右侧物镜进入目镜或数码相机，因此凸透镜片需要加在右侧物镜前（图 2-1-13B）。实际拍摄时，患者无需将头放在颌托上，正坐于裂隙灯前即可（图 2-1-13C）。微调凸透镜片位置和患者位置后，可改变焦点及实际的放大倍数。由于拍摄大体照片时无须患者将头放至颌托上，-8D近视插片法适用于不配合拍摄的婴幼儿患者。

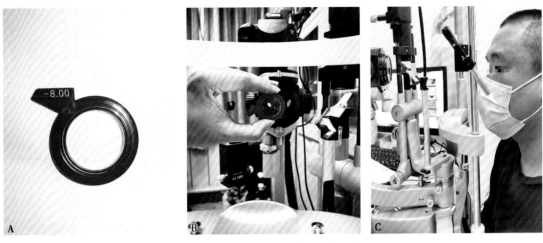

图 2-1-13　-8D 近视插片及其应用方法
A. -8D 插片；B. 插片放置于操作者右侧物镜前；C. 患者与物镜距离为40cm左右。

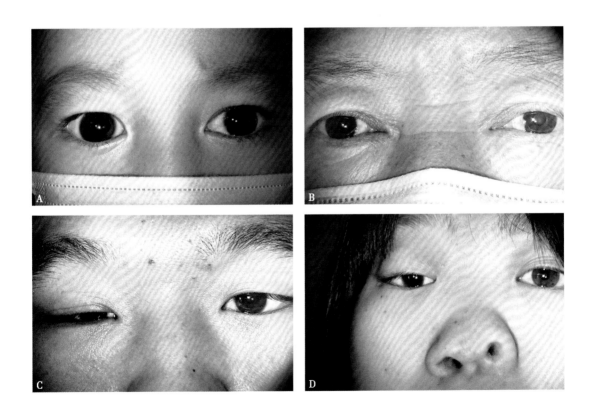

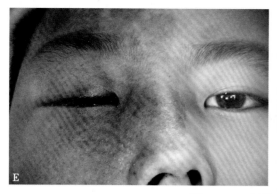
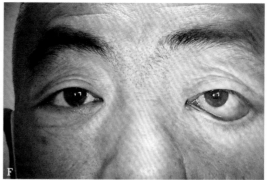

图 2-1-14 面部大体照片的应用

A. 大角膜；B. 左眼瞳孔散大；C. 右眼上睑下垂；D. 先天性发育异常，虹膜缺损合并鼻畸形；E. Sturge-Weber 综合征；F. 左眼下睑退缩、外翻。

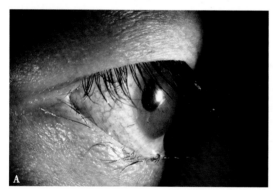
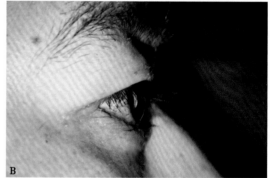

图 2-1-15 眼球突出，眼部大体照联合侧照法的应用

A. 弥散光大体照明联合侧照法，6×；B. 侧照法联合应用 −8D 插片。

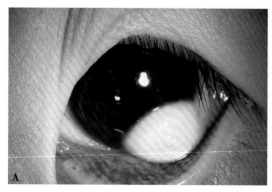
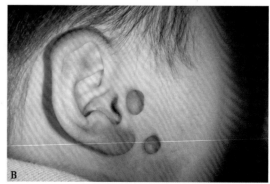

图 2-1-16 角膜皮样瘤合并附耳，耳部大体照联合侧照法的应用

A. 角膜皮样瘤，6×；B. 附耳，应用 −8D 插片。

（七）侧照法的联合应用

弥散光大体照明下，为突出组织或病变的隆起状态，可联合应用侧照法（图 2-1-17～图 2-1-19）。

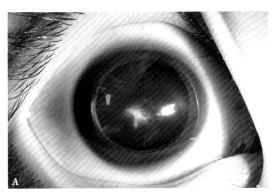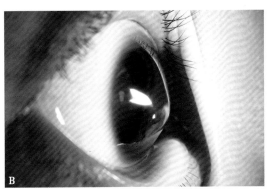

图 2-1-17 圆锥角膜，10×
A. 弥散光大体照明；B. 联合侧照法后角膜中下方前凸明显。

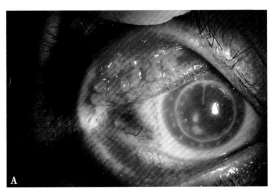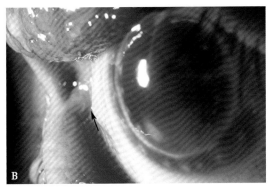

图 2-1-18 晶状体悬吊线线头暴露导致的巨乳头性结膜炎
A. 弥散光大体照明，10×；B. 联合侧照法后暴露线头与隆起的巨乳头均明显，25×。

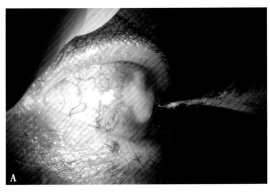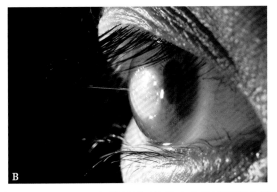

图 2-1-19 角膜知觉初步测定的棉签法与定量检测的 Cochet-Bonnet 知觉计法，弥散光大体照明联合侧照法，6×
A. 棉签法；B. Cochet-Bonnet 知觉计法。

三、临床拍摄应用及实例解析

弥散光大体照明，可初步观察眼部情况，是简单且常用的照明方法，可用于观察并记录眼睑皮肤病变，眼睑位置，睫毛、睑缘、泪小点、睑结膜、睑板腺、球结膜、巩膜、角膜、虹膜、晶状体、玻璃体的大体情况。物镜前增加近视插片可实现双眼外观同时拍摄。

（一）眼睑皮肤病变

拍摄眼周皮肤肿物时，一般可以根据肿物的大小选择放大倍数，为了体现肿物与病变的位置关系，多选择 6 倍或 10 倍（图 2-1-20、图 2-1-21），要突出病变也可采用更高倍数，可根据皮肤表面的光线调整光源的亮度，并将光斑避开肿物表面，体现其立体感。

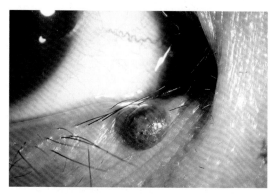

图 2-1-20　内眦部皮肤肿物，10×

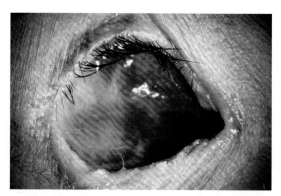

图 2-1-21　眼窝凹陷，拍摄时可降低景深，聚焦于睑缘，从而突出眼窝凹陷，6×

（二）眼睑位置异常

常见的眼睑位置异常包括倒睫、睑外翻、上睑下垂等，通常采用 6 倍进行拍摄（图 2-1-22、图 2-1-23），必要时可联用侧照法（图 2-1-24）。拍摄时注意与对侧眼进行对比，可用 −8D 近视插片同时拍摄双眼大体像（图 2-1-25、图 2-1-26）。

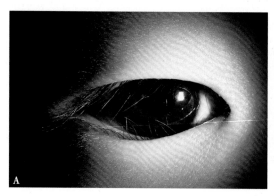

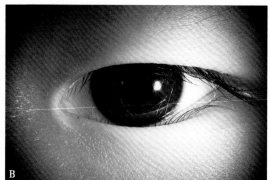

图 2-1-22　双眼倒睫，6×

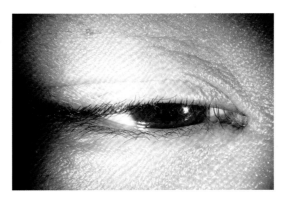

图 2-1-23　上睑下垂,6×

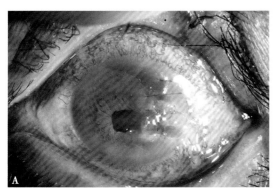
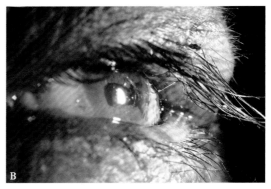

图 2-1-24　眼睑裂伤缝合术后上睑倒睫,10×
A. 弥散光大体照明;B. 联合侧照法可见缝线压弯的睫毛接触角膜。

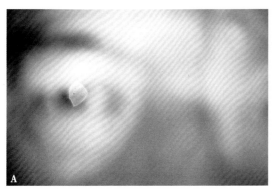
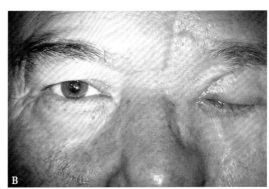

图 2-1-25　左眼上睑下垂、下睑外翻,双眼大体像
A. 正常裂隙灯焦点无法同时拍清双眼大体观;B. 增加 -8D 近视插片。

(三)睫毛病变

多应用于倒睫、睫毛脱色素等(图 2-1-27～图 2-1-31),尽量拍摄睫毛自然生长状态及实际颜色,常采用 10 或 16 倍进行拍摄;对于睫毛根部的鳞屑及分泌物(图 2-1-27)、毛囊开口部螨虫(图 2-1-28)等细节拍摄,可选择提高倍数到 25 或 40 倍。拍摄倒睫时需要适当提高亮度(此时睑缘部与眼睑皮肤可能会适度过曝光），以利于拍摄睫毛与角膜的位置关系（图2-1-29）。

当拍摄上睑睫毛表面的鳞屑、分泌物或其他睑缘病变时，不需要上扒上睑。上扒上睑后睫毛后的拍摄背景为眼睑皮肤与睑缘皮肤，不利于突出病变特征。此时可嘱患者向下注视，利用较暗的角膜及虹膜作为拍摄背景，突出显示病变特征（图2-1-30）。

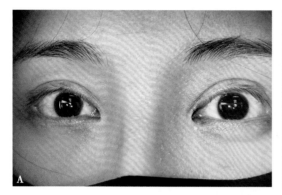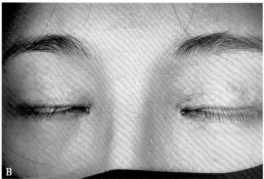

图 2-1-26　重睑术后双眼闭合不全，双眼大体像
A. 睁眼；B. 闭合不全。

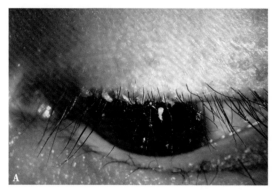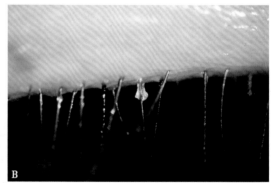

图 2-1-27　睫毛鳞屑及分泌物
A. 睫毛鳞屑，16×；B. 套袖样分泌物，40×。

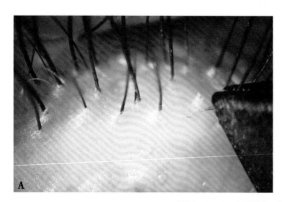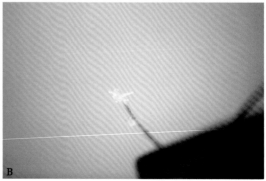

图 2-1-28　裂隙灯高倍下的蠕形螨虫体
A. 拔取睫毛前提拉睫毛可观察到睫毛根部的蠕形螨虫体尾部，40×；B. 拔下的睫毛根部可见数只蠕形螨虫体，40× 截图。

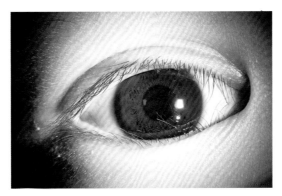

图 2-1-29 下睑倒睫,拍摄时需要眼睑皮肤处适当过曝光,保证倒睫与角膜的位置关系清晰,10×

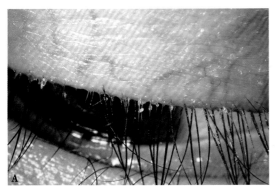
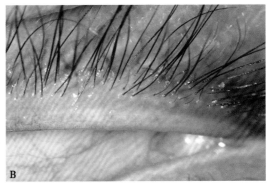

图 2-1-30 蠕形螨性睑缘炎套袖样分泌物,16×

A. 拍摄睫毛根部分泌物特征时,嘱患者向下注视,不上扒眼睑;B. 上扒上睑后睫毛后的拍摄背景为眼睑皮肤与睑缘皮肤,不利于突出分泌物特征。

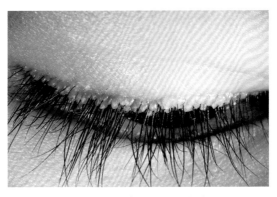

图 2-1-31 睑缘类脂蛋白沉积症,10×

(四)睑缘病变

整体观察睑缘及睑板腺开口时多选择 10 倍放大,16 倍时无法拍摄到内外眦附近的睑缘。观察局部开口堵塞、脂栓、睑脂分泌性质或睑缘寄生虫时,应加大放大倍数(图 2-1-32～图 2-1-34),必要时可采用视频方式进行记录,详见第二章第十节。

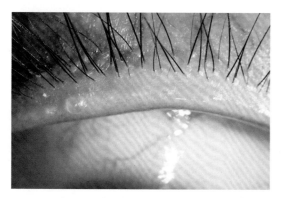

图 2-1-32　睑板腺开口脂栓,25×

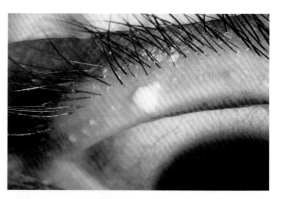

图 2-1-33　睑板腺按摩后出现稠厚的睑脂,25×

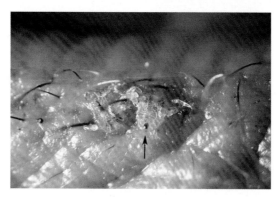

图 2-1-34　阴虱性睑缘炎,阴虱成虫,25×

　　睑缘拍摄时分开睑缘的手法很重要(图 2-1-35、图 2-1-36),两根手指抬起内外眦部的眼睑皮肤后,轻压皮肤使前睑缘面垂直。必要时可向两侧牵拉睑缘皮肤,以保证睑缘平整且焦点相对一致。睑脂或睑缘角化等会影响睑缘表面的反光,拍摄时需要依据具体拍摄目的选择或规避睑缘反光光斑(图 2-1-37)。弥散光大体照明法联合切向照明法,有助于突出睑缘切迹这一临床易忽略的体征(图 2-1-38)。睑缘可用于角膜形态的勾勒,例如观察圆锥角膜的 Munson 征(图 2-1-39),通常嘱患者向下注视,圆锥顶部与睑缘相切时 Munson 征最为明显(图 2-1-39B)。

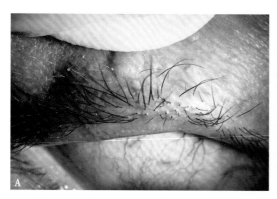
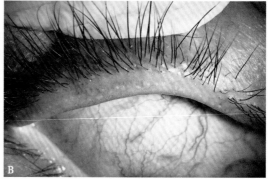

图 2-1-35　上睑睑缘分开手法,10×
A. 轻提拉上睑可暴露前睑缘(睫毛根部和毛囊);B. 提拉上睑时同时轻压眼球可充分暴露后睑缘(睑板腺)。

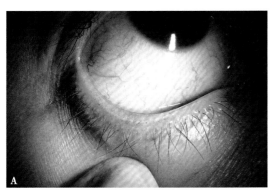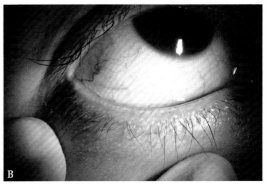

图 2-1-36 下睑睑缘分开手法，10×

A.单指分开下睑时不同位置下睑缘焦点不统一；B.双指分开并向两侧拉展下睑可使下睑缘清晰拍摄。

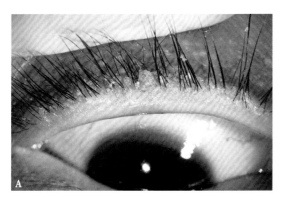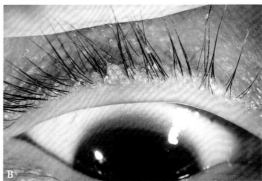

图 2-1-37 鳞屑性睑缘炎指压眼睑皮肤的力度会影响前睑缘表面的反光程度，10×

A.反光较强时利于记录睑缘角化程度；B.反光较弱时睑板腺开口及前睑缘充血相对明显。

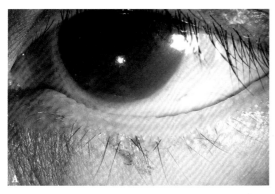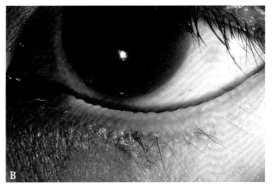

图 2-1-38 眼表玻璃胶烧伤后睑缘角化、切迹，10×

A.弥散光大体照明；B.弥散光大体照明联合切向照明法加强睑缘切迹的立体感。

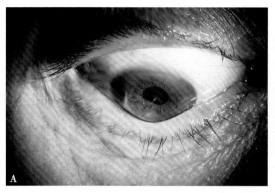
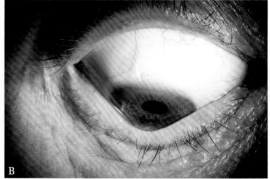

图 2-1-39　利用睑缘形态判断圆锥角膜，Munson 征，10×

A. 嘱患者向下注视，显示 Munson 征；B. 继续向下注视，当圆锥顶点与睑缘相贴时，Munson 征更为明显。

（五）泪点病变

拍摄泪点时光斑极易落在泪点区域，应改变光源投射方向及角度，避开泪点区域（图 2-1-40）。必要时可开启减光滤光片，减少睑缘部反光对成像质量的影响。

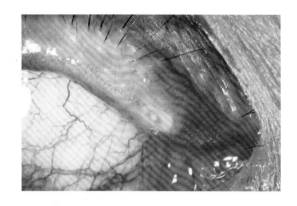

图 2-1-40　泪小管炎，可见泪点开口扩张，泪点区充血，泪小管开口处分泌物，16×

（六）睑结膜病变

通常需要在 10 倍下拍摄睑结膜的大体特征，如充血、滤泡、乳头、瘢痕等（图 2-1-41～图 2-1-44），当要观察细节时可局部放大（图 2-1-41），加大入射光角度，可体现立体感。

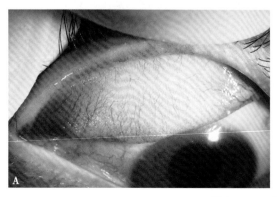
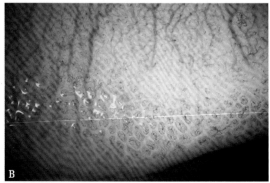

图 2-1-41　特应性结膜炎

A. 10×；B. 提高放大倍数并增加入射光线角度，结膜乳头的水肿更为明显，40×。

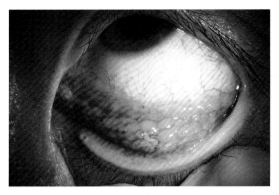

图 2-1-42　滤泡性结膜炎，衣原体感染，6×

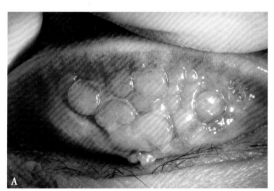
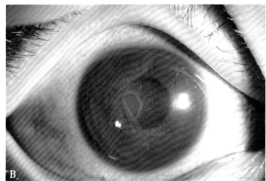

图 2-1-43　春季卡他性角结膜炎，10×
A. 睑结膜巨乳头；B. 角膜盾形溃疡。

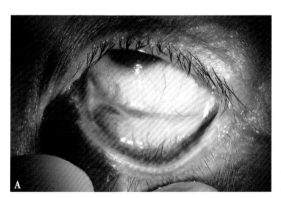
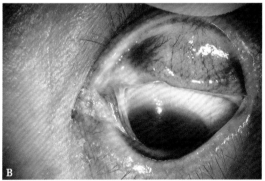

图 2-1-44　眼瘢痕性类天疱疮，开启减光滤光片，显示睑结膜瘢痕和睑球粘连，6×
A. 下睑；B. 上睑。

　　结膜表面很难严格平整，下扒或上翻眼睑的手法对结膜表面的平整度影响很大。通常采用两根手指操作，下扒或上翻眼睑加力后，两根手指向相反反向滑动以拉展结膜表面。对于应用闪光单元拍摄的设备，拍摄结膜病变时常需要同时开启减光滤光片。

【注意点】

　　拍摄睑结膜滤泡、乳头及瘢痕时，需要通过调整分开眼睑的手法、入射光线角度等，尽可能减少结膜表面映光点，从而充分暴露病变（图 2-1-45、图 2-1-46）。

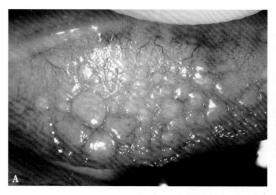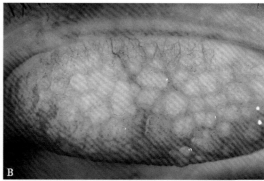

图 2-1-45　铺路石状结膜巨乳头，映光点对拍摄的干扰，16×
A. 入射光线角度小及开启背景光源时映光点明显；B. 增加入射角度并关闭背景光源后几乎无映光点。

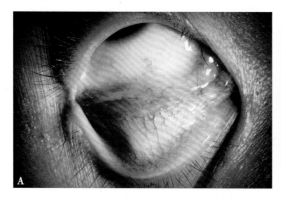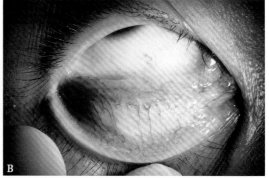

图 2-1-46　穹窿结膜增生物，分开眼睑手法影响拍摄效果，10×
A. 单指分开，睑结膜面不平整；B. 双指分开后两侧拉扯，穹窿结膜充分暴露且睑结膜面相对平整。

(七) 睑板腺病变

部分裂隙灯机型具备红外光源及反射光线光路上的红外光滤光片，其成像单元可对红外光线进行捕捉及成像，因此可对睑板腺腺体进行拍摄（图 2-1-47）。

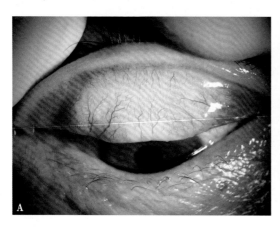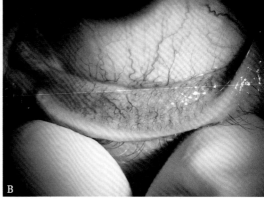

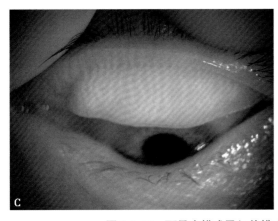

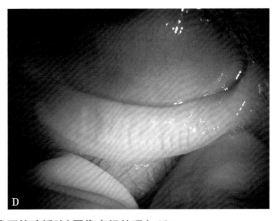

图 2-1-47 可见光模式及红外模式下的睑板腺(图像未经处理),10×

A. 上睑结膜,可见光模式;B. 下睑结膜,可见光模式;C. 上睑结膜,红外模式;D. 下睑结膜,红外模式。

(八)球结膜及巩膜病变

1. 球结膜 球结膜拍摄时反光多较强,降低入射光及背景光的亮度,可使肿物、血管、胬肉以及巩膜的病变更加清晰(图 2-1-48、图 2-1-49)。对于常见的翼状胬肉,拍摄时尽可能采用 6 倍或 10 倍放大,在一张图内同时囊括胬肉的头、体、尾部,利于患者的后期随访(图 2-1-50)。当同时拍摄球结膜与眼睑皮肤时,注意避免过曝光(图 2-1-51)。

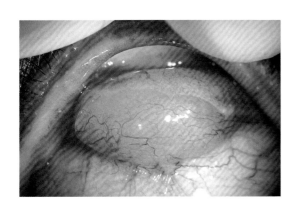

图 2-1-48 球结膜下囊肿,拍摄前尽可能充分暴露肿物,16×

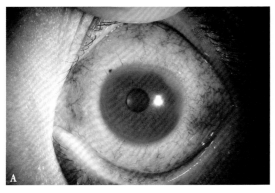

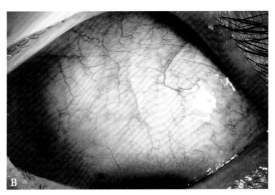

图 2-1-49 巩膜炎,球结膜及浅层巩膜弥漫充血、血管扩张,弥散光大体照明法

A. 整体充血及血管扩张特征,6×;B. 上方球结膜及巩膜,10×。

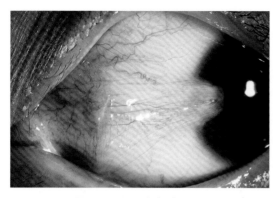

图 2-1-50 翼状胬肉，10×

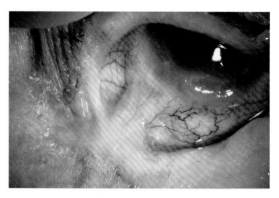

图 2-1-51 睑球粘连，10×

2. 巩膜 巩膜病变常因巩膜组织强烈的反光而遮蔽其他细节，这一点会影响病变细节的观察或拍摄。当多数参数调节均无法降低光照强度时（此时巩膜反光依然强），可通过开启减光滤光片，降低光照强度的上限（图 2-1-52、图 2-1-53）。为了充分暴露球结膜和巩膜的病变区，需要适度下压眼睑且避免下睑结膜被压出，从而避免结膜及穹窿结膜的暴露对巩膜的遮挡（图 2-1-54）。拍摄时尽可能保证巩膜病变位于图像中央（图 2-1-55）。

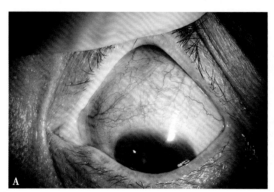

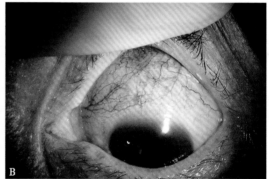

图 2-1-52 巩膜炎，6×
A. 无滤光片；B. 开启减光滤光片降低球结膜反光，使巩膜充血更为明显。

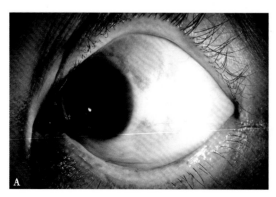

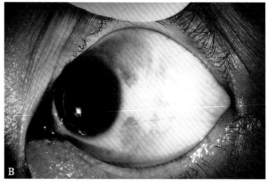

图 2-1-53 巩膜黑变病，6×
A. 无滤光片；B. 开启减光滤光片降低球结膜反光，使巩膜病变清晰。

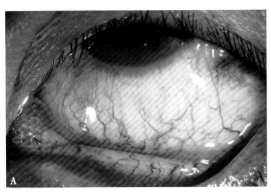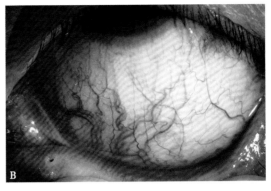

图 2-1-54　巩膜炎，10×

A. 翻转下睑结膜，暴露下方巩膜；B. 与翻转下睑结膜相比，下压下睑结膜有利于充分暴露下方巩膜。

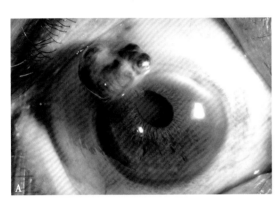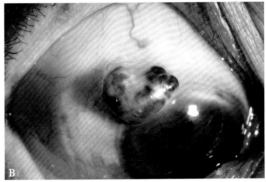

图 2-1-55　巩膜葡萄肿，10×

A. 正位照；B. 调整眼位使病变位于图像中央。

（九）角膜病变

角膜病变拍摄常用放大倍数为 10 倍或 16 倍，但部分机型 16 倍下的取景框较小（虽然目镜可观察到完整角膜），无法囊括完整角膜，因此建议在 10 倍下拍摄（图 2-1-56）。拍摄时要注意光斑位置避免投照在病变区（图 2-1-57）。

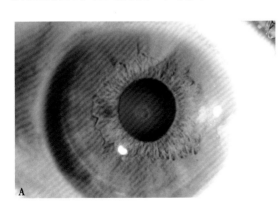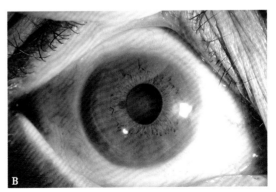

图 2-1-56　16 倍下取景框无法拍摄完整角膜，因此常需要选择 10 倍放大

A. 16×；B. 10×。

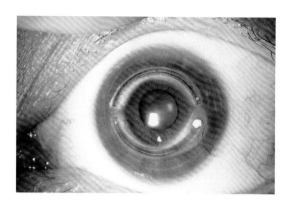

图 2-1-57 圆锥角膜基质环植入术后 15 年,拍摄时反光镜及背景光的映光点位于瞳孔区,避免遮挡基质环,10×

对于同一角膜病变,不同入射光方向可能会产生不同的拍摄效果,拍摄过程中需要加以尝试,要以清晰、全面体现角膜病变的大体特征为原则,选择合适的拍摄时机(图 2-1-58),及时补充背景光(图 2-1-59)。此外,联合侧照法可更好地体现病变的深度、大小范围,以及角膜的形态学特征(图 2-1-60)。

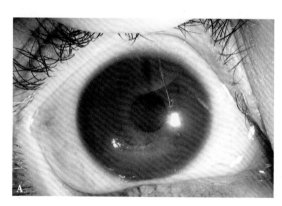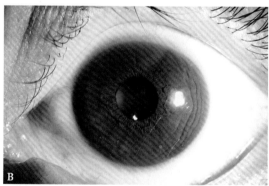

图 2-1-58 丝状角膜炎,嘱患者瞬目后抓取合适的拍摄时机才能保证丝状物相对典型,10×
A. 右眼;B. 左眼。

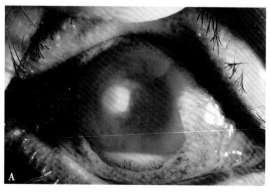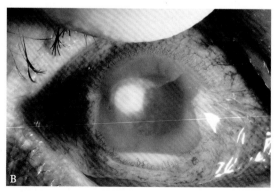

图 2-1-59 细菌性角膜炎,10×
A. 无游离背景光;B. 增加游离背景光光源,减小右眼颞侧阴影部分。

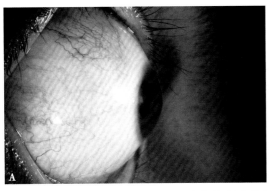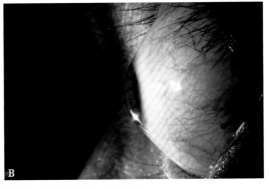

图 2-1-60 弥散光大体照明联合侧照法，显示甲亢患者的突眼，6×
A. 右眼；B. 左眼。

　　角膜映光点的形态有时可提示角膜异常的形态学特征，例如，在圆锥角膜的患者常规查体时，裂隙灯反光镜的映光点可拉长、扭曲、变小等，这可能提示角膜曲率的显著异常（图 2-1-10～图 2-1-12，图 2-1-61B）。

　　荧光素钠的渗染会干扰弥散光大体照明（二维码 2-1-1 图 1B）、镜面反射法（二维码 2-1-1 图 1D）等的清晰程度，拍摄时应尽可能避免。

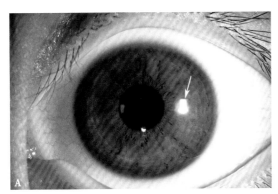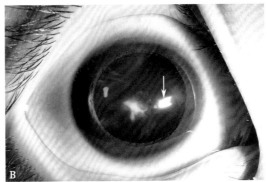

图 2-1-61 正常及异常的反光镜映光点，10×
A. 正常角膜映光点；B. 圆锥角膜，散瞳后有利于显示 Fleischer 环，角膜映光点拉长提示角膜形态、曲率的显著异常。

（十）虹膜病变

　　弥散光大体照明法可应用于虹膜异色（图 2-1-62）、虹膜痣（图 2-1-63）、结节（图 2-1-64、图 2-1-65）、虹膜萎缩（图 2-1-66，二维码 2-1-1 图 2、图 3）、肿物（二维码 2-1-1 图 4～图 6）、新生血管（图 2-1-67，二维码 2-1-1 图 7）、虹膜后粘连（图 2-1-68）、永存瞳孔膜（图 2-1-69）等的拍摄。拍摄虹膜结节时，增加入射光的角度，可突出结节的立体感。

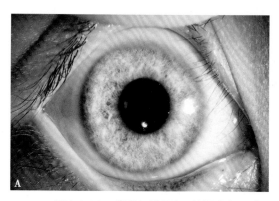
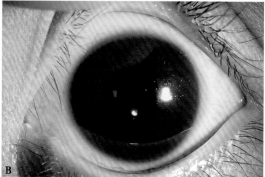

图 2-1-62 单眼虹膜异色，拍摄浅色虹膜注意降低曝光，必要时可开启减光滤光片，10×
A. 右眼；B. 左眼。

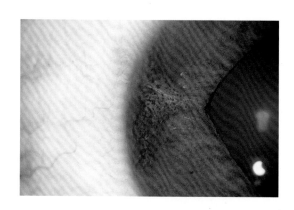

图 2-1-63 右眼虹膜角膜内皮综合征（iridocorneal endothelial syndrome，ICE syndrome），简称为 ICE 综合征，本例患者为 ICE 综合征中的 Cogan-Reese 综合征，虹膜局部可见虹膜痣，40×

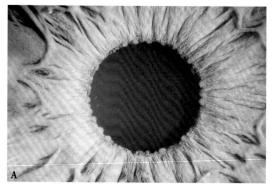
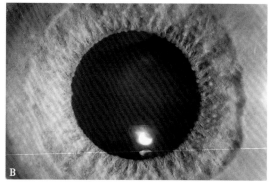

图 2-1-64 Fuchs 葡萄膜炎综合征，40×
A. Koeppe 结节；B. Koeppe 结节及 Bussaca 结节。

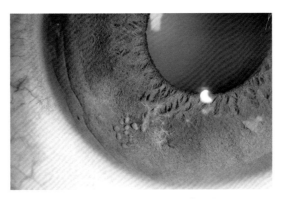

图 2-1-65 神经纤维瘤病,虹膜结节,40×

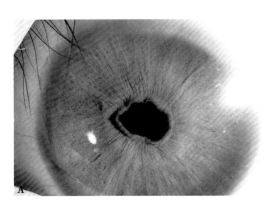 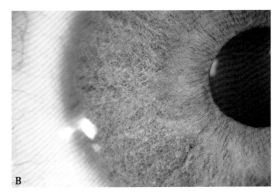

图 2-1-66 Axenfeld-Rieger 综合征,周边虹膜弥漫性萎缩
A. 瞳孔缘外翻,16×;B. 虹膜基质血管暴露,40×。

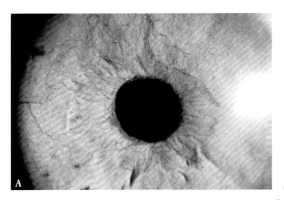 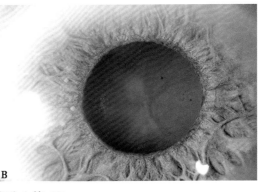

图 2-1-67 虹膜新生血管,25×
A. 弥漫的虹膜新生血管;B. 瞳孔缘虹膜新生血管。

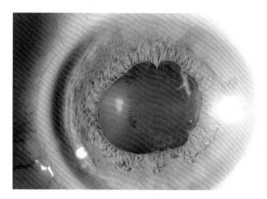

图 2-1-68 虹膜后粘连，16×

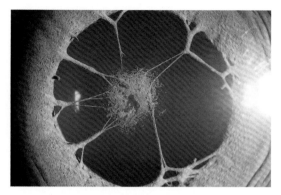

图 2-1-69 永存瞳孔膜，25×

（十一）晶状体病变

不同类别晶状体及囊膜病变见图 2-1-70～图 2-1-72 及二维码 2-1-1 图 4～图 6、图 8～图 13。拍摄邻近赤道部的晶状体病变或范围较大的晶状体及囊膜病变时，多需要散瞳（二维码 2-1-1 图 9）。此外，由于晶状体可能会同时出现不同深度的病变，例如晶状体混浊合并后囊下混浊，拍摄时在准确聚焦某一层次病变的基础上，需要通过控制景深大小来规避其他层次的干扰，类似摄影中的前景、后景虚化效果。

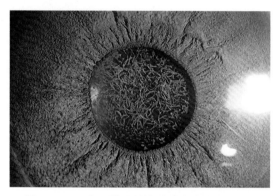

图 2-1-70 先天性晶状体前囊色素沉着，40×

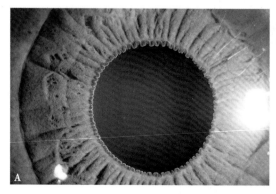

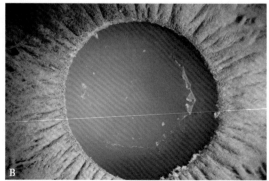

图 2-1-71 剥脱综合征，40×

A. 瞳孔缘剥脱物附着；B. 瞳孔缘及晶状体前囊表面剥脱物附着。

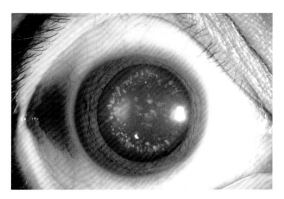

图2-1-72　蓝点状白内障，10×

（十二）前部玻璃体病变

单纯应用裂隙灯仅可观察到前部玻璃体（二维码 2-1-1 图 14、图 15），弥散光大体照明下仅可判断相对明显的前部玻璃体病变，但依旧难以确定病变深度，此时需要应用直接焦点照明法（宽裂隙光）及光学切面法。

参 考 文 献

CSABA L MARTONYI，CHARLES F BAHN，ROGER F MEYER. Slit Lamp：Examination & Photography - Revised and Expanded. 3rd ed. Sedona：Time One Ink，Ltd，2007.

第二节　直接焦点照明法

直接焦点照明法是门诊工作中裂隙灯查体的初始、主要照明方法，本节所指的直接焦点照明法主要指的是宽裂隙光下的直接焦点照明。与弥散光大体照明相比，宽裂隙光将光线集中，提高局部光线强度，利于局部组织或病变的对焦、提高对比度。此外，宽裂隙光下亦可应用多种滤光片。

二维码 2-2-1　扫一扫，查看直接焦点照明法更多精彩图片

一、原理

直接焦点照明法（宽裂隙光）利用宽裂隙光聚焦局部组织或病变，光带焦点与目镜焦点一致（图2-2-1）。光线较亮时，局部的细小病变可被清晰显示。严格意义上讲，镜面反射法，也可被理解为是直接焦点照明法（宽裂隙光）的一种特殊应用，详见第二章第六节。

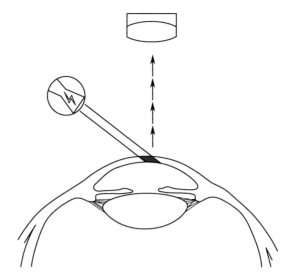

图 2-2-1　直接焦点照明法（宽裂隙光）拍摄角膜的示意图

二、拍摄技巧解析

（一）裂隙宽度与入射角度如何配合

直接焦点照明法（宽裂隙光）时的裂隙光宽度大小取决于病变范围或应用场景，宽度值调节范围为 2～20 不等，常用宽度值在 5～10 之间。虽然加宽裂隙光宽度可增加被拍摄范围，但此时可能出现其他层次光线的干扰（图 2-2-2）。

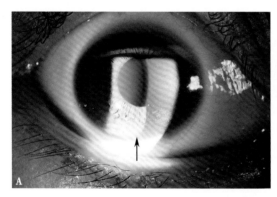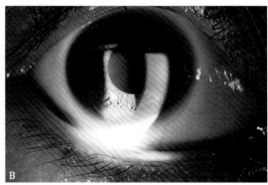

图 2-2-2　倒睫引起的角膜上皮损伤，10×
A. 裂隙光宽度过大时，病变区会与虹膜光带交错，影响成像效果；B. 减小裂隙光宽度。

当应用宽裂隙光观察角膜病变时，过宽的裂隙光会产生过宽的虹膜反光光带。当虹膜光带与角膜光带交叉时，部分虹膜会作为角膜病变的背景，从而降低对比度。此时，需要通过加大入射角度，使虹膜光带与角膜光带完全分离，这与切向照明法的技巧类似（图 2-2-3、图 2-2-4）。

当应用宽裂隙光观察晶状体病变时，过宽的裂隙光会同时产生过亮的晶状体散射及反射光线，甚或出现视网膜反射光线。这类光线的干扰对于一些细小病变的拍摄与观察影响较大。此时，可加大入射角度，尽量减少视网膜及晶状体的反射光线。

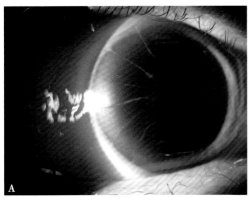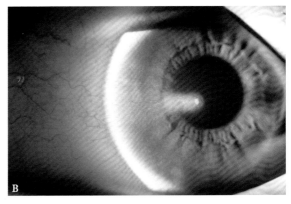

图 2-2-3　直接焦点照明法（宽裂隙光）联合切向照明法，16×
A. 放射状角膜切开术后；B. 束状角膜炎。

当被拍摄病变为结晶、变性、硅油滴等时，使用宽裂隙光拍摄时需要尽可能减小入射角度（常接近 0°），从而有利于此类病变在极小的入射角度下出现强烈的镜面反射。此外，为了减少球结膜及巩膜的强反光，需要同时开启减光滤光片（图 2-2-5）。

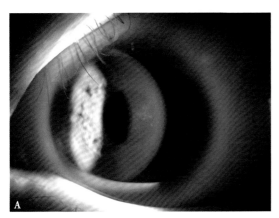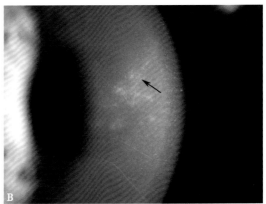

图 2-2-4　直接焦点照明法（宽裂隙光）联合切向照明法，显示棘阿米巴性角膜炎的放射状神经炎
A. 16×；B. 25×。

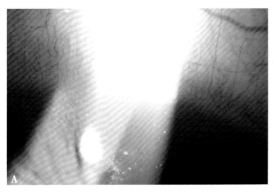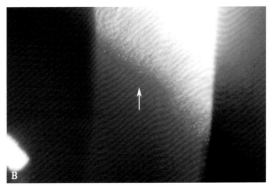

图 2-2-5　结晶样视网膜色素变性的角巩膜缘尘状结晶，40×
A. 未开启减光滤光片；B. 开启减光滤光片后

　　当拍摄角膜内皮病变时，由于角膜前表面光带的遮挡，为了尽可能拍摄更宽的内皮病变，需要适当增加入射角度（图2-2-6、图2-2-7）。

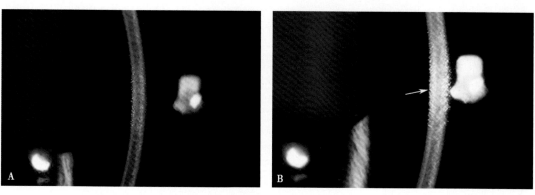

图2-2-6　虹膜角膜内皮综合征，40×
A. 裂隙宽度较小，内皮层金箔样反光可观察范围有限；B. 适当增加裂隙宽度金箔样反光明显，泪膜层与内皮层光带尚无重叠。

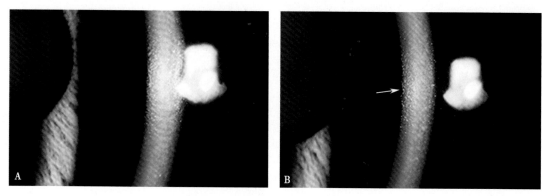

图2-2-7　虹膜角膜内皮综合征，40×
　A. 持续增加裂隙宽度后泪膜层与内皮层光带重叠；B. 适当增加入射角度，内皮层金箔样反光明显。

（二）如何调整眼位与入射角度

　　当加大入射角度也无法避免虹膜反光光带时（通常裂隙光宽度大于10），可以通过调整眼位来弥补入射角度的不足（图2-2-8）。但对于邻近角巩膜缘或与其相连的角膜病变，眼位调整后易同时引起角巩膜缘处的强烈反光，必要时可开启减光滤光片（图2-2-9、图2-2-10），也可根据病变位置改变横截面角度（图2-2-11、图2-2-12）。

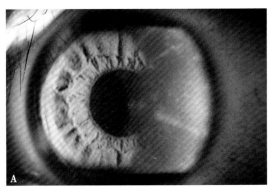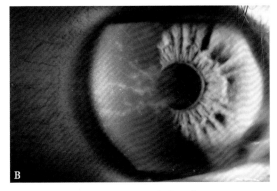

图 2-2-8　棘阿米巴性角膜炎,周边角膜的放射状神经炎需要向对侧适当转动眼球,16×
A. 拍摄鼻侧病灶嘱患者向颞侧注视;B. 拍摄颞侧病灶嘱患者向鼻侧注视。

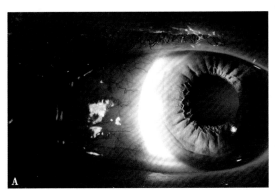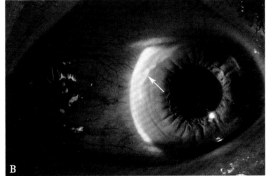

图 2-2-9　边缘性角膜炎,10×
A. 未开启减光滤光片;B. 开启减光滤光片后浸润灶清晰。

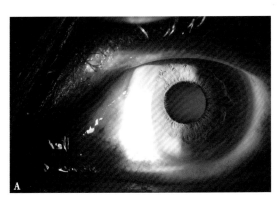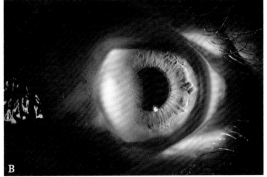

图 2-2-10　左眼角膜巩膜炎,10×
A. 周边部角膜病变无法通过提高入射角度来躲避虹膜反光光带;B. 嘱患者向颞侧注视可躲避虹膜反光光带。

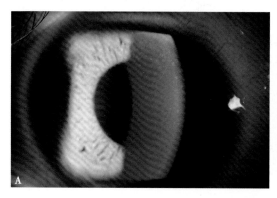 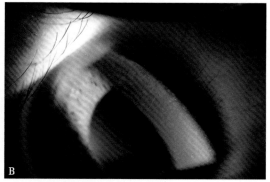

图 2-2-11 左眼周边角膜上皮下混浊，16×

A. 直接焦点照明法（宽裂隙光）；B. 根据病变位置嘱患者向鼻下方注视，并逆时针旋转横截面角度。

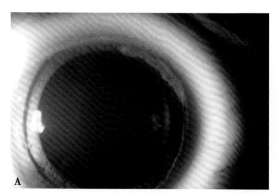 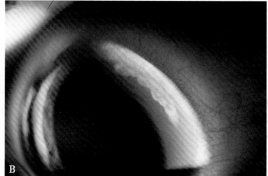

图 2-2-12 左眼边缘性角膜炎治疗后角膜斑翳，16×

A. 角巩膜缘散射法；B. 根据病变位置嘱患者向鼻下方注视，并逆时针旋转横截面角度。

（三）滤光片的联合应用

因多数滤光片对光线波长进行了筛选，与无滤光片下的白光相比，光线强度会出现不同程度的降低。此时需要将裂隙宽度值调至最大（即"20"），光线强度调至最大。

值得注意的是，对于裂隙光最大长度为 8mm 钴蓝裂隙光，宽度值"20"时为 8mm 直径圆形光斑，此时无法拍摄全角膜的荧光素钠染色特征。因此在进行钴蓝光拍摄时，尽量采用裂隙光最大长度为 14mm 的裂隙灯，此时可获得覆盖全角膜的 14mm 直径圆形光斑。为了获得较佳的成像效果，也可将钴蓝裂隙光转换成弥散状态，但需要配合调整其他参数来弥补弥散片对亮度的降低（如提高感光度、降低快门速度、加大光圈等），详见第三章第四节"眼表活体染色的应用"。

三、临床拍摄应用及实例解析

直接焦点照明法相对常用，可用于不同组织或病变的观察，包括角膜、虹膜、晶状体、前部玻璃体。与弥散光大体照明相比，宽裂隙光的直接焦点照明法突出了病变局部，提高了观察和拍摄的对比度。

（一）角膜病变

直接焦点照明法（宽裂隙光）下，可局部突出角膜病变，提高病变与正常角膜的对比度。观察或拍摄时需要避免背景光映光点落在裂隙光带上，必要时可关闭背景光，保持病变与正常角膜间较高的对比度。

1. 角膜上皮及上皮下病变（图 2-2-13～图 2-2-15，二维码 2-2-1 图 1）。

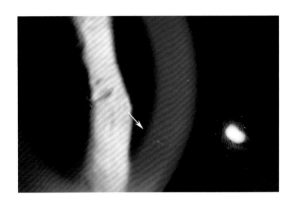

图 2-2-13　上皮基底膜营养不良，上皮下异常增厚的基底膜，25×

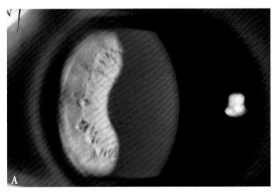
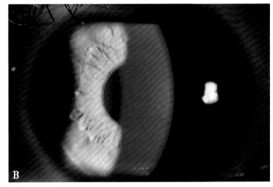

图 2-2-14　复发性角膜上皮糜烂，上皮层内微囊泡，16×
A. 治疗前；B. 治疗后。

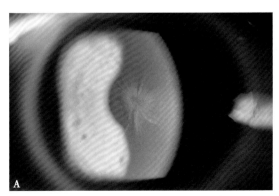
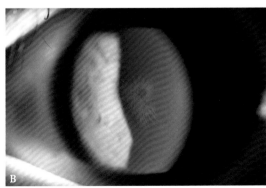

图 2-2-15　双眼角膜上皮层抗结核药物沉积（氯法齐明），16×
A. 右眼；B. 左眼。

2. 角膜基质层病变(图2-2-16～图2-2-18,二维码2-2-1图2～图8)。

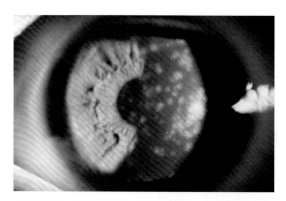

图2-2-16 流行性角结膜炎,角膜上皮下浸润,16×

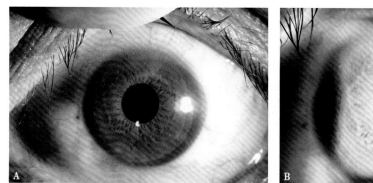
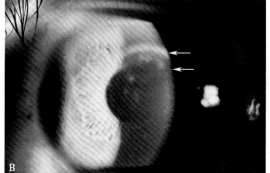

图2-2-17 反复发作的巨细胞病毒性角膜内皮炎,基质层免疫环
A.弥散光大体照明,见局部的弧形免疫环,10×;B.直接焦点照明法(宽裂隙光)下可见两层免疫环,16×。

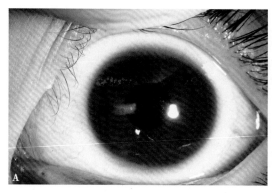
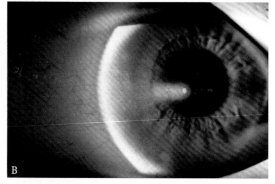

图2-2-18 睑缘炎相关角结膜病变,16×
A.弥散光大体照明法;B.直接焦点照明法(宽裂隙光)联合切向照明法。

3. 后弹力层及角膜内皮层病变（图 2-2-19～图 2-2-22，二维码 2-2-1 图 9～图 12）。

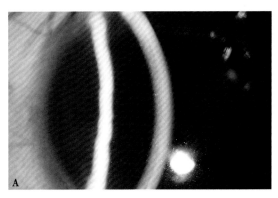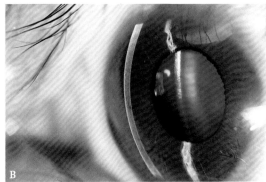

图 2-2-19　后弹力层前角膜营养不良，后弹力层前点片状混浊病变
A. 直接焦点照明法（宽裂隙光），25×；B. 光学切面法联合侧照法，16×。

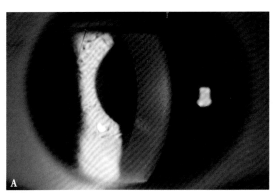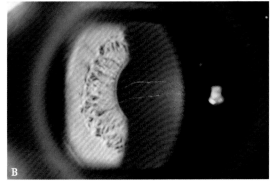

图 2-2-20　后部多形性角膜营养不良，16×
A. 囊泡样病变；B. 条带样病变。

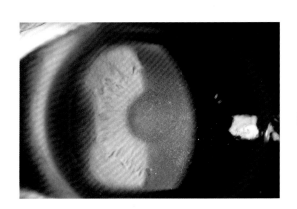

图 2-2-21　药源性角膜病变，角膜内皮层药物沉积（口服氯丙嗪 30 年），16×

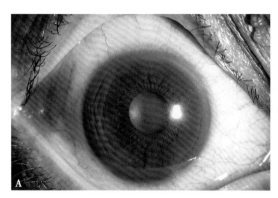
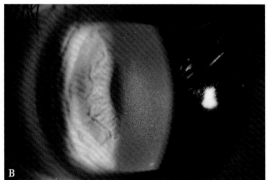

图 2-2-22 色素播散综合征，Krukenberg 梭
A. 弥散光大体照明，10×；B. 直接焦点照明法（宽裂隙光），16×。

（二）虹膜病变

与弥散光相比，宽裂隙光更容易穿透水肿、混浊的角膜组织，并照射到局部的虹膜（图 2-2-23～图 2-2-26）。宽裂隙光的入射方向需要避开角膜水肿、混浊部位（图 2-2-24）。观察或拍摄时应注意避免虹膜表面强烈反光，从而避免病变与正常组织间的对比度下降，必要时可开启减光滤光片。此外，当角膜水肿引起角膜光带光线散射过多而影响虹膜光带观察时，也可通过开启减光滤光片减少角膜上的光线反射及散射，并通过提高数码相机的感光度来弥补亮度的损失（图 2-2-25）。当周边角膜水肿遮挡病灶，且难以通过开启减光滤光片改善观察效果时，可应用房角镜躲避角膜水肿区域（图 2-2-26）。

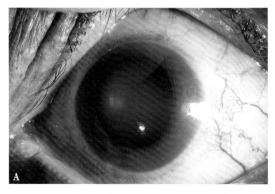
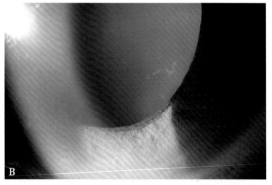

图 2-2-23 新生血管性青光眼，角膜雾状水肿时不利于弥散光大体照明拍摄虹膜新生血管
A. 弥散光大体照明，10×；B. 直接焦点照明法（宽裂隙光）下新生血管明显，40×。

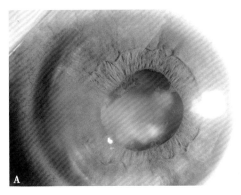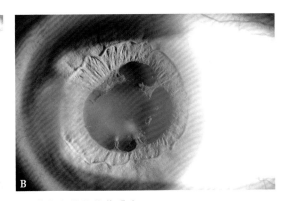

图 2-2-24 右眼单纯疱疹病毒性角膜炎合并前葡萄膜炎,16×

A.弥散光大体照明下,角膜病变干扰虹膜病变拍摄;B.直接焦点照明法(宽裂隙光)下可从鼻侧透明角膜射入,减少角膜病变对光线的反射,虹膜后粘连清晰显示。

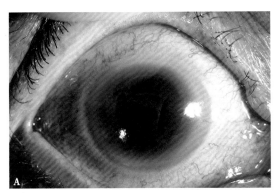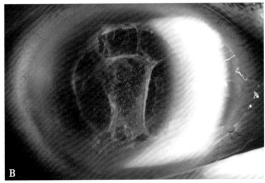

图 2-2-25 病毒性前葡萄膜炎,角膜水肿时不利于弥散光大体照明拍摄瞳孔区渗出膜

A.弥散光大体照明,10×;B.直接焦点照明法(宽裂隙光)联合减光滤光片下渗出膜明显,角膜光带亮度适中,16×。

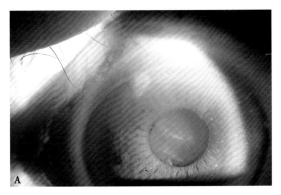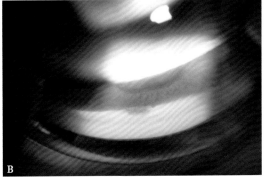

图 2-2-26 虹膜根部肿物

A.直接焦点照明法(宽裂隙光),肿物前方的角膜水肿产生遮挡,10×;B.房角镜下可规避此问题,肿物清晰,16×。

（三）晶状体病变

　　宽裂隙光常用于拍摄晶状体前囊（图 2-2-27～图 2-2-31）、晶状体混浊（图 2-2-32）、后囊病变（二维码 2-2-1 图 13～图 15），也可用于拍摄晶状体附近的病变，如晶状体悬韧带（图 2-2-33）、玻璃体疝（图 2-2-34）。对于涉及晶状体不同深度的病变，因裂隙灯景深大小的限制，宽裂隙光下难以将不同深度病变同时拍摄清晰，此时需要配合应用光学切面法。

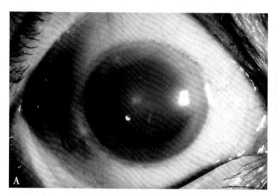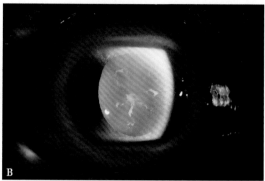

图 2-2-27　急性闭角型青光眼，晶状体前表面的 Vogt 斑，10×
A. 弥散光大体照明；B. 直接焦点照明法（宽裂隙光）下 Vogt 斑更为明显。

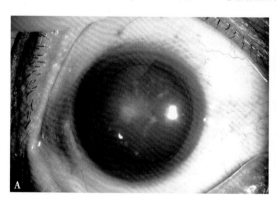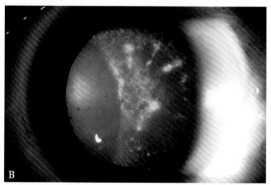

图 2-2-28　晶状体前囊下铁质沉着
A. 弥散光大体照明，10×；B. 直接焦点照明法（宽裂隙光），16×。

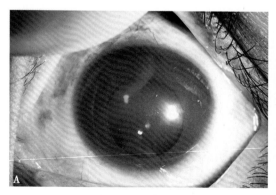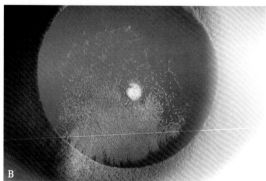

图 2-2-29　色素性血管性斑痣状错构瘤，先天性晶状体前囊色素沉着
A. 弥散光大体照明，粗糙的角膜上皮遮挡晶状体前囊色素的观察，10×；B. 直接焦点照明法（宽裂隙光），色素清晰，25×。

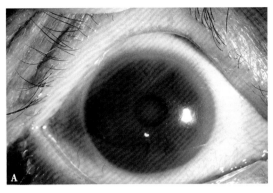
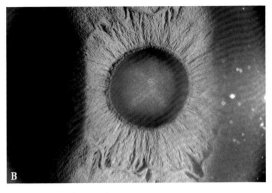

图 2-2-30　药源性角膜病变（氯丙嗪沉积）

A．弥散光大体照明，晶状体前囊下沉着物不明显，10×；B．直接焦点照明法（宽裂隙光）下瞳孔区晶状体前
囊下星状排列的色素沉积，25×。

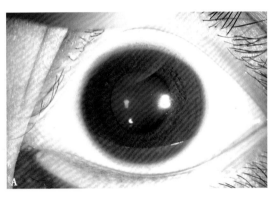
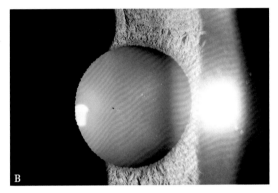

图 2-2-31　永存瞳孔膜

A．弥散光大体照明，晶状体表面可隐约见色素沉着，10×；B．直接焦点照明法（宽裂隙光）下晶状体表面永
存瞳孔膜明显，40×。

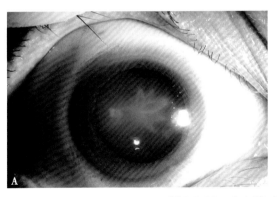
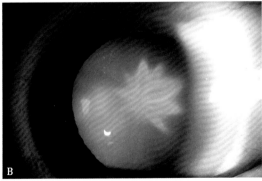

图 2-2-32　白内障，晶状体混浊似莲花状

A．弥散光大体照明，10×；B．直接焦点照明法（宽裂隙光）晶状体混浊清晰，16×。

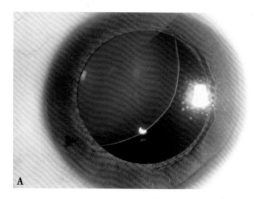 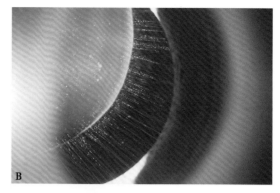

图 2-2-33　马方综合征,晶状体半脱位,悬韧带可见

A. 弥散光大体照明下悬韧带不清晰,16×;B. 直接焦点照明法(宽裂隙光)悬韧带及其表面的虹膜色素颗粒清晰,40×。

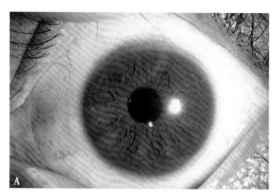 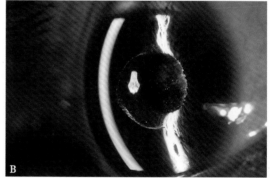

图 2-2-34　晶状体摘除术后,玻璃体疝

A. 弥散光大体照明,10×;B. 直接焦点照明法(宽裂隙光)联合侧照法显示玻璃体疝壁,16×。

(四)前部玻璃体病变

宽裂隙光是前部玻璃体清晰观察的最适宜光线(图 2-2-35～图 2-2-37,二维码 2-2-1 图 16～图 18)。由于玻璃体病变多呈漂浮状,拍摄前需要转动眼球使其浮动至瞳孔区,并适当提高快门速度。常用的快门速度为 1/60～1/200 秒。

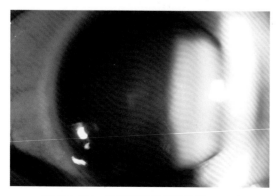 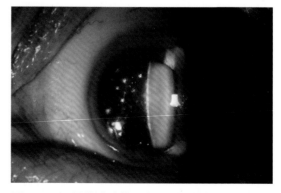

图 2-2-35　前部玻璃体色素细胞,16×　　**图 2-2-36　星状玻璃体病变,前部玻璃体内星状小体,10×**

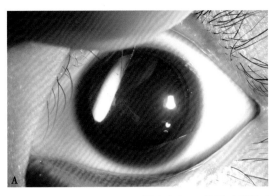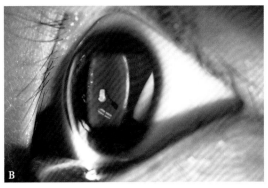

图 2-2-37 前部玻璃体内缓释地塞米松植入剂，10×

A. 弥散光大体照明；B. 直接焦点照明法（宽裂隙光）联合侧照法，裂隙宽度值为 2 时可见植入剂位于前部玻璃体内（似光学切面法）。

第三节 切向照明法

切向照明法是裂隙灯直接焦点照明法的一种特殊形式，主要操作为增加光线的入射角度。此法主要有五个方面的应用：①通过加大入射光线的角度，增加肿物或隆起组织的阴影面积，加强立体感；②突出显示组织或病变表面的地形特征；③加大角度后使裂隙灯反光镜的光斑尽可能避开被拍摄组织，并减少小角度下病变表面的光线反射；④加大角度后使后方映衬的虹膜背景光避开被拍摄的角膜病变，提高对比度；⑤弥散光大体照明时前方组织遮挡后方被拍摄组织时，加大角度可减少光线直射时的强烈反光。

二维码 2-3-1 扫一扫，查看切向照明法更多精彩图片

一、原理

切向照明法，虽然从其命名上看，其核心原理为将光线从切线方向射入（图 2-3-1），但应用时往往并非完全加大到准确的 90°切线方向，主要有两个原因：①部分机型对入射光线的角度有限制，最大角度仅为 80°左右；②90°或接近 90°的入射光线，在组织或病变表面反射入目镜或成像单元的光线较少，可能会影响拍摄质量，且裂隙灯灯塔有时也会触碰到患者两颊。因此，通常采用 60°以上的入射角度，60°～75°为宜，具体的角度调节主要依据组织或病变的隆起程度（图 2-3-2～图 2-3-4）。所采用的光源可以为弥散光或宽裂隙光，具体调节要依据病变特征及拍摄目的，详见下文。

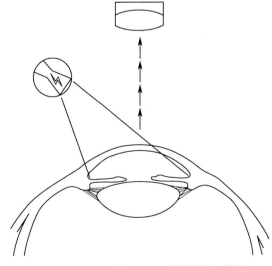

图 2-3-1 切向照明法（宽裂隙光）示意图

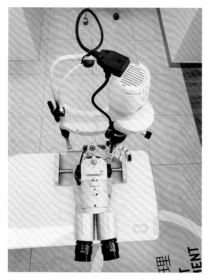

图 2-3-2　切向照明法入射角大于 60°

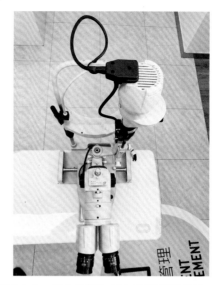

图 2-3-3　部分机型入射角实际可调整至 90°

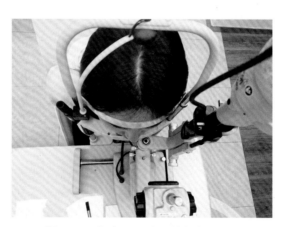

图 2-3-4　切向照明法入射角度为 80°

二、拍摄技巧解析

1. 适宜的入射角度　虽然增加角度会产生更大的阴影，提高立体感，突出病变表面的地形特征（图 2-3-5），但并非角度越大越好，大角度下产生的阴影会减少阴影侧组织的细节信息。对于晶状体前后表面的观察，虽然散瞳状态下有利于加大入射光线角度，但靠近瞳孔边缘的病变或组织在大角度下光线会被虹膜组织遮挡，形成阴影，因此不宜角度过大（图 2-3-6）。这一点同样适用于拍摄结膜隆起病变，如结膜滤泡（图 2-3-7）。

2. 注意曝光过度　大角度时通常需要提高光线强度和裂隙宽度，此时反光镜的映光点可能会落在角巩膜缘甚至巩膜上，引起强烈的反光，导致拍摄后整体图像过曝光。此时可减小入射角度或应用减光滤光片配合提高相机感光度，从而减少角巩膜缘或巩膜强烈反光（图 2-3-8）。

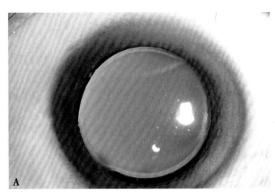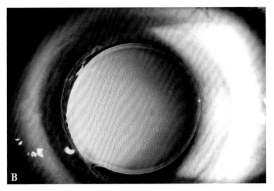

图2-3-5 人工晶状体混浊，晶状体表面粗糙，16×
A. 弥散光大体照明；B. 直接焦点照明法（宽裂隙光）联合切向照明法，晶状体表面粗糙明显。

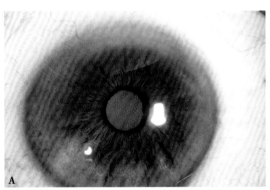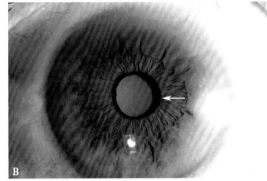

图2-3-6 人工晶状体混浊，入射角度增加，瞳孔缘月牙形阴影增加，瞳孔区可观察范围减小，16×
A. 30°；B. 60°。

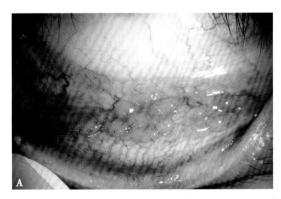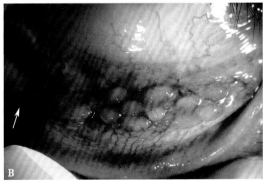

图2-3-7 左眼滤泡性结膜炎，增加入射角度虽可提高立体感，但会使鼻侧组织过暗，16×
A. 30°；B. 60°。

3. 眼位或头位调整 在角度调整受限时，若调整至最大入射角度时依然不能满足拍摄需求，可通过调整眼位或头位，间接加大入射角度，原理示意图见图2-3-9。拍摄角膜病变需要躲避虹膜背景光带时，这一技巧较为实用（图2-3-10）。此外，调整离焦旋钮后，可在原有角度基础上适当加大入射角度。

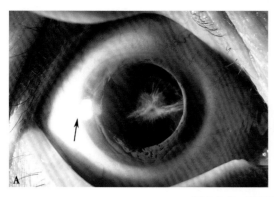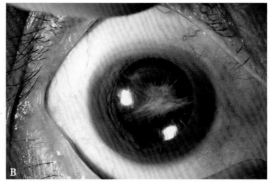

图 2-3-8　囊膜皱缩综合征,10×

A. 入射角度大,映光点位于角巩膜缘时图像局部过曝光;B. 减小入射角度,可避免角巩膜缘过曝光。

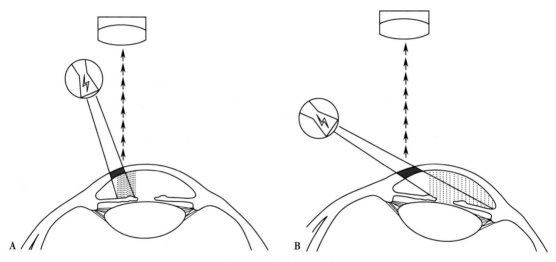

图 2-3-9　拍摄周边角膜病变应使用切向照明法(示意图)

A. 宽裂隙光下虹膜反光映衬在部分角膜光带后;B. 宽裂隙光联合切向照明法,在调整眼位后可使虹膜反光带与角膜光带分离。

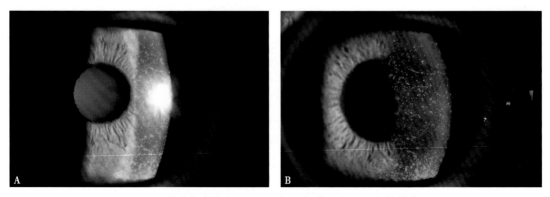

图 2-3-10　眼型玫瑰痤疮,图示为右眼角膜上皮弥漫点状着染,10×

A. 切向照明法拍摄周边角膜病变时受虹膜反光带及反光镜映光点干扰;B. 嘱患者稍向颞侧注视可躲避虹膜反光光带及反光镜映光点。

三、临床拍摄应用实例解析

切向照明法作为一种特殊的照明方法，通常与弥散光大体照明或直接焦点照明法（宽裂隙光）联合应用，临床应用场景有五个：①提高肿物或隆起组织的立体感；②拍摄组织表面结构的特征；③躲避裂隙灯反光镜映光点，避免小角度时光线反射过强；④观察角膜病变时躲避虹膜的背景光带；⑤躲避病变前方或后方的光线干扰。

（一）如何根据肿物或组织形态，提高拍摄立体感

切向照明法联合弥散光大体照明法，常用于显示肿物或隆起组织。切向照明法会增加肿物一侧的阴影区域，从而提高病变的立体感。值得注意的是，此时不宜开启背景光源，尤其当背景光由肿物阴影侧射入时，会削弱肿物阴影效果，从而降低立体感。

1. 眼表肿物或组织（图 2-3-11～图 2-3-13）。

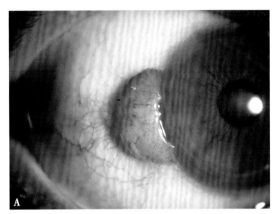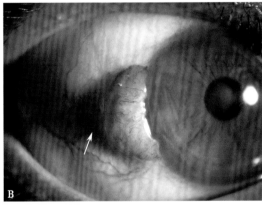

图 2-3-11 球结膜肿物，10×
A. 弥散光大体照明；B. 联合切向照明法后显著增加被拍摄肿物的阴影面积，突出立体感。

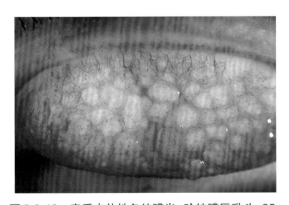

图 2-3-12 春季卡他性角结膜炎，睑结膜巨乳头，25×

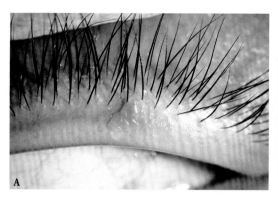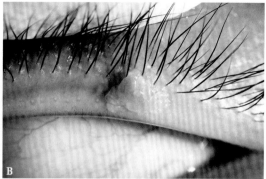

图 2-3-13　睑缘肿物，25×

A. 弥散光大体照明；B. 联合切向照明法后突出显示肿物隆起程度，还显示了肿物表面的纹理。

2. 虹膜肿物或组织（图 2-3-14～图 2-3-16）。

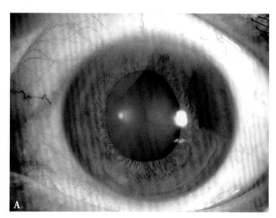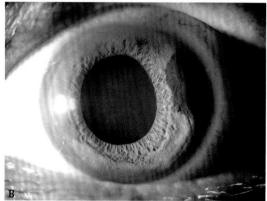

图 2-3-14　虹膜肿物，16×

A. 弥散光大体照明；B. 联合切向照明法后肿物表面纹理清晰。

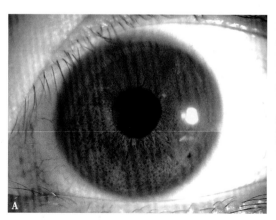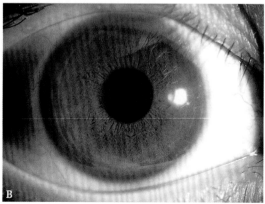

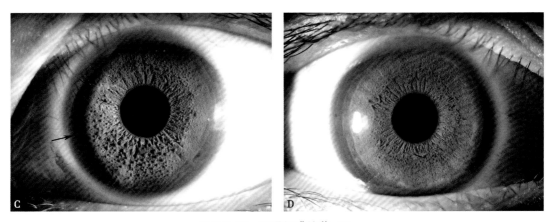

图 2-3-15 双眼虹膜结节，16×

A、B. 弥散光大体照明；C、D. 联合切向照明法后虹膜结节清晰，但左眼（C）因入射光线角度过大，鼻侧的周边虹膜出现弧形阴影（←），丢失了局部的细节信息。

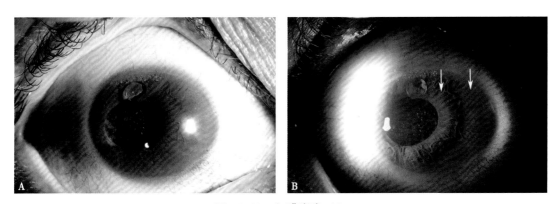

图 2-3-16 虹膜膨隆，10×

A. 弥散光大体照明；B. 联合切向照明法后可见虹膜两种不同程度膨隆，以虹膜卷缩轮为界。

（二）如何拍摄出组织表面结构的特征

弥散光大体照明时，相对平整组织的表面地形特征不易拍摄。应用切向照明法时，通过增加凹陷处的阴影而突出其地形特征，可显示组织表面的细微纹理，但入射角度不可过大，避免形成过多的阴影区域，影响病变细节的观察。尤其当拍摄晶状体、硅油、重水等前房内可能会出现的透明物体时，切向照明法会勾勒出其边缘，突出轮廓及其与周边组织的位置关系。

1. 结膜（图 2-3-17、图 2-3-18）。

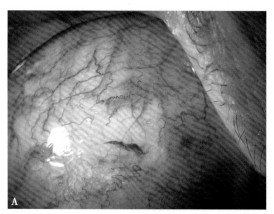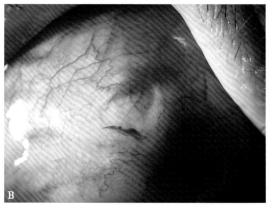

图 2-3-17 切向照明法显示球结膜裂伤，16×
A. 弥散光大体照明；B. 联合切向照明法。

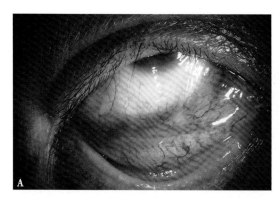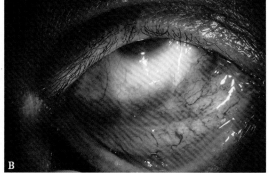

图 2-3-18 切向照明法显示眼瘢痕性类天疱疮的睑球粘连，6×
A. 弥散光大体照明；B. 联合切向照明法后粘连处立体感强。

2. 睑缘（图 2-3-19）。

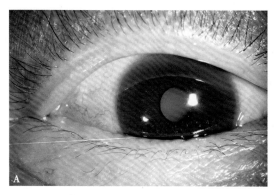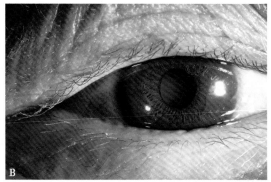

图 2-3-19 睑缘切迹，10×
A. 弥散光大体照明；B. 联合切向照明法后睑缘切迹导致的睑缘凹凸不平更为明显。

3. 角膜（图 2-3-20，二维码 2-3-1 图 1）。

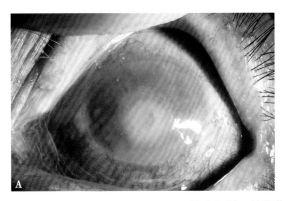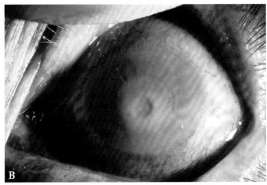

图 2-3-20 神经营养性角膜炎，10×

A. 弥散光大体照明；B. 联合切向照明法后上皮缺损显著，病灶边缘清晰，病灶边缘上皮增厚的立体感明显。

4. 虹膜与晶状体（图 2-3-21，图 2-3-22，二维码 2-3-1 图 2～图 5）。

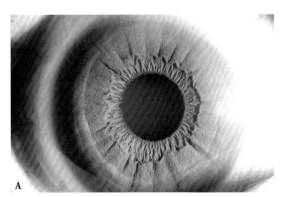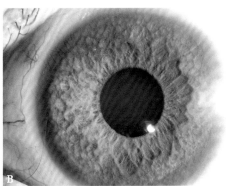

图 2-3-21 Fuchs 葡萄膜炎综合征，切向照明法显示左眼虹膜表面的虫蚀样外观，25×

A. 右眼；B. 左眼。

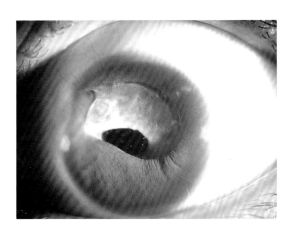

图 2-3-22 外伤后人工晶状体夹持，切向照明法显示人工晶状体的边缘，以及其与虹膜的位置关系，16×

（三）如何躲避裂隙灯反光镜映光点

小角度入射光线下应用直接焦点照明法弥散光或宽裂隙光观察时，反光镜映光点可能会遮挡局部病变，或引起病变或组织表面强烈的反光，加用切向照明法可适当避免这两个问题（图2-3-23，二维码2-3-1图6）。乳化硅油入前房后会在虹膜表面形成油膜，裂隙灯下不易被察觉到，小角度下观察油膜的镜面反射现象可明确硅油异位入前房，此时拍摄时不需要联合切向照明法（图2-3-24）。

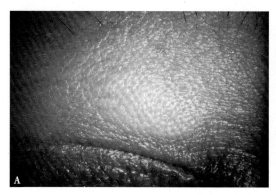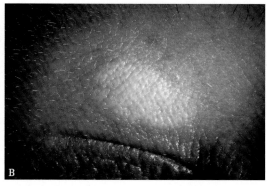

图2-3-23 上睑皮肤黄色瘤，16×

A. 弥散光大体照明，此时入射光线角度较小，皮肤和肿物表面反光强烈，影响对肿物颜色的观察；B. 联合切向照明法后，适当增加了入射光角度时（但未形成明显阴影），肿物和皮肤的颜色对比较为明显。

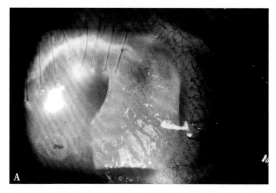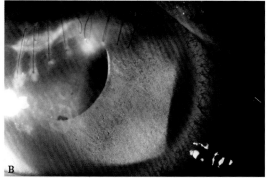

图2-3-24 硅油乳化入前房，继发性青光眼，为明确虹膜表面油膜状硅油，此时不宜应用切向照明法，入射光线角度不宜过大，16×

A. 直接焦点照明法（宽裂隙光），角度较小时油膜状硅油出现镜面反射；B. 联合切向照明后油膜状硅油镜面反射现象不可见。

（四）观察角膜病变时如何躲避虹膜的背景光带

为了突出显示角膜病变，加大角度后使后方映衬的虹膜背景光带与角膜光带分离，从而避开被拍摄组织。通常可同时引导患者转动眼位（图2-3-25、图2-3-26，二维码2-3-1图7～图9）。

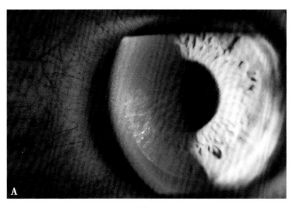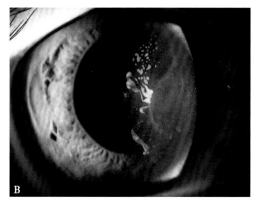

图 2-3-25 LASIK 术后角膜病变, 切向照明法并配合患者转动眼位, 可提高清晰度, 避免虹膜背景光带的映衬, 16×

A. 术后外伤致角膜瓣皱褶; B. 术后外伤所致角膜瓣下上皮植入。

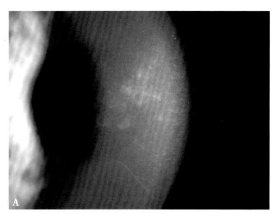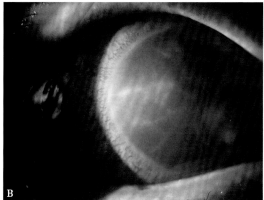

图 2-3-26 放射状神经炎, 棘阿米巴性角膜炎早期

A. 瞳孔区附近局部神经炎可通过增加入射角度避免虹膜背景光带, 25×; B. 周边角膜典型放射状神经炎, 需要患者配合转动眼位, 16×。

(五) 如何躲避病变前方或后方的光线干扰

1. 躲避前方光线干扰 弥散光大体照明拍摄虹膜或晶状体病变时, 因为合并的角膜病变会增加光线的反射与散射, 难以清晰显示位于后方的虹膜及晶状体病变特征, 所以需要减少前方照射角膜光线产生的干扰增加射入前房的光线。此时, 可选择角膜非水肿区作为光线入射区域, 同时联合切向照明法, 尽可能避免裂隙光带与映光点在角膜表面的反射与在角膜内的散射光线 (图 2-3-27、图 2-3-28)。

2. 躲避后方光线干扰 对于晶状体前表面的局限性病变, 例如剥脱综合征患者, 视网膜反光的后照法可显示剥脱物的明与暗, 并勾勒轮廓, 从而显示病变的致密程度及范围。但是, 剥脱物的质感、颜色等细节信息难以在后照法下显示, 此时需要应用直接焦点照明的宽裂隙光法。

若直接焦点照明的入射角度较小, 视网膜反光及晶状体内反射光线会增加, 降低剥脱物的对比度, 不利于临床查体及拍摄, 可能会出现对前囊剥脱物的漏检。尤其当出现晶状体混浊时，小的入射角度会加强晶状体混浊处的光线反射及散射，进一步影响对剥脱物的观察与拍摄。此时，直接焦点照明联合切向照明法，可减少后方晶状体及视网膜反光对剥脱物的干扰，利于观察与拍摄（图2-3-29、图2-3-30）。

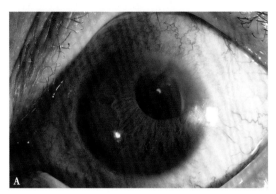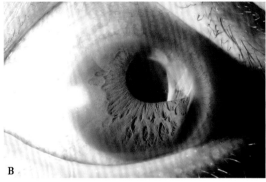

图2-3-27　左眼人工晶状体半脱位，10×

A. 弥散光大体照明下从颞侧射入光线因角膜水肿影响对人工晶状体的观察；B. 从鼻侧行切向照明法可显示人工晶状体的大致轮廓。

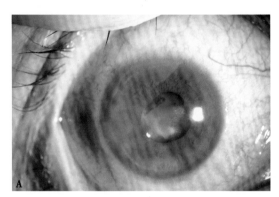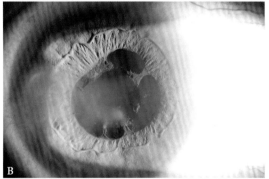

图2-3-28　右眼单纯疱疹病毒性角膜炎合并前葡萄膜炎

A. 弥散光大体照明时角膜病变遮挡虹膜，16×；B. 切向照明法光线可从鼻侧射入，清晰显示虹膜后粘连。

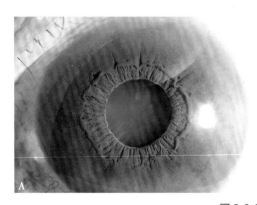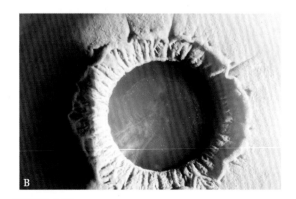

图2-3-29　剥脱综合征

A. 弥散光大体照明，16×；B. 直接焦点照明法（宽裂隙光）联合切向照明法，可减少晶状体内的反射光线，提高瞳孔区剥脱晶状体前囊膜成像的对比度，25×。

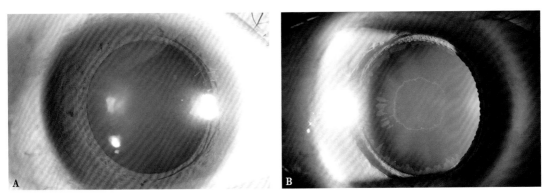

图 2-3-30　剥脱综合征，充分散瞳，16×
A. 弥散光大体照明；B. 直接焦点照明法（宽裂隙光）联合切向照明。

（六）切向照明法联合后照法的特殊应用

虹膜反光后照法中，入射光角度满足角膜光带与虹膜光带分离即可，通常不需要联合应用切向照明法。当应用眼底反光为背景的后照法显示虹膜缺损时（虹膜透照法），若患者合并白内障，视网膜反光难以明确显示虹膜缺损区。此时若加大入射光角度至接近切向，将光线充分投射到虹膜缺损区正后方的混浊晶状体内，会产生一种以混浊晶状体为背景的后照法，清晰显示虹膜缺损区域（图 2-3-31）。

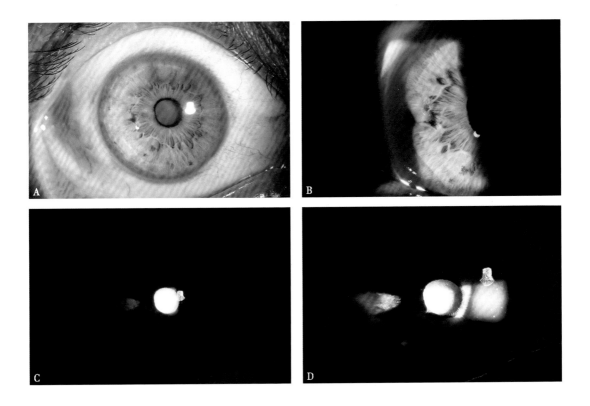

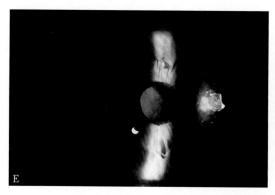 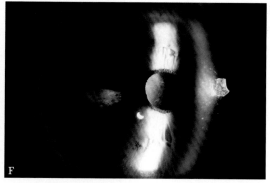

图 2-3-31　外伤性白内障,虹膜局限性缺损

A. 弥散光大体照明,10×;B. 直接焦点照明法(宽裂隙光),16×;C. 白内障下难以实现清晰的虹膜透照法,16×;D. 切向照明法联合晶状体反光后照法清晰显示虹膜缺损范围(应用 3mm 长宽裂隙光带,适当加大入射角度及亮度,使光线到达缺损区正后方),16×;E. 8mm 长宽裂隙光带,16×;F. 8mm 长宽裂隙光带下切向照明法联合晶状体反光后照法,除了显示虹膜缺损范围,也可显示缺损区于虹膜的位置,16×。

第四节　光学切面法

光学切面法,是裂隙灯最主要、最基本的观察方法,"裂隙灯"因此被命名。光学切面法,应用的是裂隙灯最小宽度的裂隙光,或称为窄裂隙光、极窄裂隙光。这种方法才能顺利观察到角膜组织的多层结构。整体来说,光学切面法可用于:①观察角膜各层病变;②判断病变大体深度范围;③判断组织形态的显著异常;④粗略的生物测量;⑤判断病变与周边组织的位置关系。

二维码 2-4-1　扫一扫,查看光学切面法更多精彩图片

一、原理

光学切面法的原理,即通过裂隙光宽度、角度的控制,照射出窄光带并穿透可透光的组织或病变,包括泪膜、角膜、房水、晶状体、玻璃体等。在光线穿透组织的过程中,可显示组织的层次、形态、组织(或与病变)间的位置关系。当裂隙光宽度足够小时,足够窄的光带会似一把"光刀",在角膜、晶状体内产生类似组织切片的效果,光学切面法因此得名(图 2-4-1)。随着入射光角度增加,"光刀"产生的光学切面变宽,组织切片的效果愈发明显。以角膜为例,加大入射角度后,上皮、基质及内皮层的切面均同步变宽,利于观察。

在固定角度下进行光学切面法照明,可

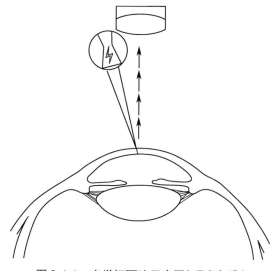

图 2-4-1　光学切面法示意图(观察角膜)

以进行粗略的生物测量。最常用的应用场景为中央及周边前房深度的初步测量，通常用角膜厚度的倍数进行表示。此外，有经验的医生亦可通过角膜的光学切面图，估算角膜厚度。

二、拍摄技巧解析

（一）极窄裂隙光的应用

极窄裂隙光，表示宽度旋钮为"1"或"＜1"的裂隙光，是实现完美光学切面法的主要调节参数，也是裂隙灯性能优劣的评价指标之一。性能较好的裂隙灯，能在宽度"＜1"的状态下，正常观察光学切面图（图 2-4-2）。分辨率高的机型，除了能观察到角膜上皮层、基质层和内皮层外，还可以大致判断以下内容：①角膜各层的状态（是否出现缺失、水肿、混浊、显著增厚等）；②病变的大致深度范围；③组织形态的显著异常（如角膜后表面平坦、后表面显著前凸等）。

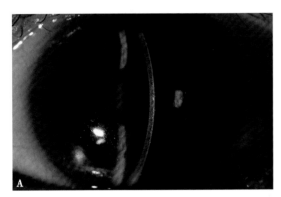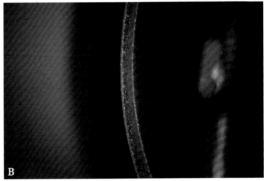

图 2-4-2　药源性角膜病变（氯丙嗪沉积），极窄裂隙光的应用，宽度值为 1

A. 正位的光学切面法，16×；B. 为改善拍摄效果，极窄裂隙光常联合应用侧照法，图中可见密集的亮棕色点状沉积物主要位于后弹力层及内皮层，基质层亦可见散在的沉积物，40×。

（二）如何调整入射光线角度

一方面，入射光角度主要影响光学切面的呈现效果，在一定角度范围内，角度增大时切面效果明显（图 2-4-3、图 2-4-4）。随着入射光线角度的不断增大，光线会逐渐减弱，逐渐加大拍摄难度。若希望保持原有切面效果且维持一定亮度，可通过适当转动眼位或移动目镜位置（增加反射光线角度）来补偿入射角度的增加，这一技巧与切向照明法中转动眼位的原理相似。

另一方面，入射角度取决于病灶位置，为了体现病灶最典型的体征，可联合调整矢状面角度及横截面角度（图 2-4-5）。

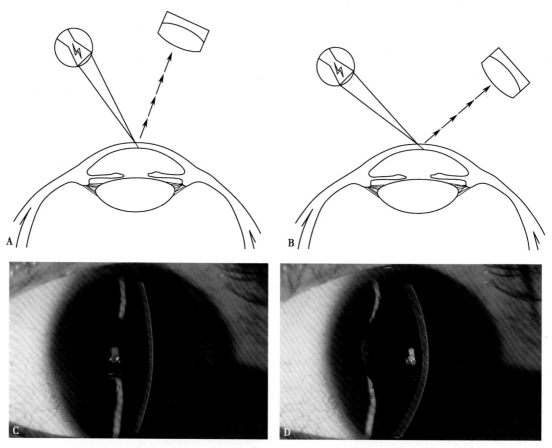

图 2-4-3　不同入射与反射光线角度的光学切面,示意图及实际效果(圆锥角膜)

A. 同时增大入射及反射光线角度,利于显示光学切面;B. 进一步增加入射与反射光线角度,加宽可观察到的角膜光学切面(类似侧照状态);C. 入射角度较小时,角膜后表面前凸不明显,16×;D. 增加入射与反射光线角度,后表面前凸明显,16×。

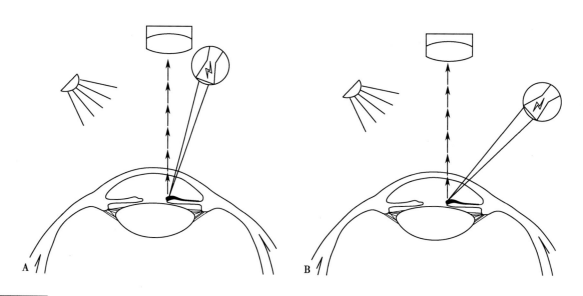

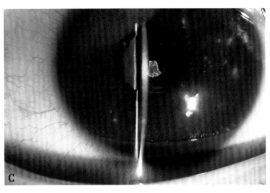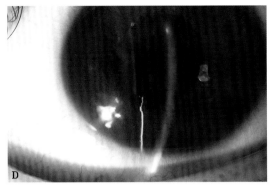

图 2-4-4　不同入射角度的光学切面,示意图及实际效果(虹膜结节)

A. 入射角度 10°示意图;B. 入射角度 50°示意图;C. 入射角度 10°实际效果,16×;D. 入射角度 50°实际效果,虹膜结节的隆起感明显,16×。

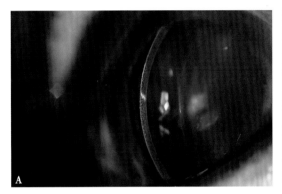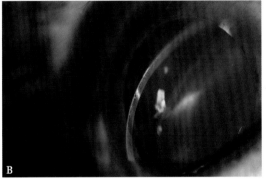

图 2-4-5　不同横截面角度下角膜穿通伤的拍摄效果,光学切面法联合侧照法,16×

A. 横截面角度为默认 90°的拍摄效果,穿通伤道拍摄不完整;B. 根据穿通伤道的实际走行,微调横截面角度至 80°的拍摄效果,穿通伤道完整。

(三)粗略的生物测量

当放大倍数、裂隙光宽度、入射角度等固定时,裂隙灯生物显微镜可具备粗略的生物测量功能。不同于调节裂隙光高度进行的生物测量,光学切面法主要依靠对切面宽度(即组织厚度)的估算进行粗略的测量。估算值是建立在裂隙灯下多次查体后的主观判断,且需要结合精准生物测量数据的辅助,要求使用者具有一定的临床经验。裂隙灯下可粗略生物测量的常见体征包括:角膜厚度、角膜直径、中央及周边前房深度等。特殊应用包括:有晶状体眼后房型人工晶状体(implantable collamer lens,ICL)植入术后拱高测量、旋转位置等。

(四)如何合理开启/关闭背景光

是否同时应用背景光光源进行照明取决于观察目的或具体的拍摄条件。在极窄裂隙光拍摄光学切面时,很小的背景光亮度也会降低光学切面的对比度。如果仅观察光学切面及细节特征,需要通过关闭背景光来保持较高的对比度。如对比度足够,可适当开启背景光,利于提示切面在整体组织中的位置(图 2-4-6、图 2-4-7)。

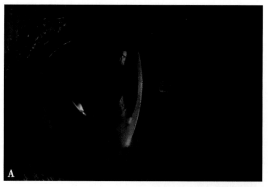
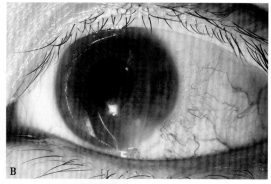
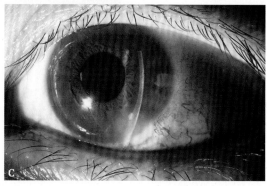

图 2-4-6　角膜内皮炎（扇形），背景光与裂隙光间的配合技巧，10×

A. 背景光关闭；B. 窄裂隙光过暗（裂隙宽度值 1）且背景光相对过亮（背景光为 10% 档），过暗的窄裂隙光难以穿透水肿的角膜组织并显示羊脂状 KP 的位置；C. 适当增加裂隙宽度（裂隙宽度值 1.5），窄裂隙光与背景光亮度配合较佳，光学切面法可清晰显示角膜的局限性水肿及 KP。

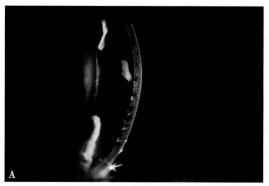
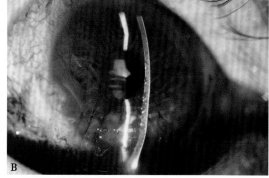

图 2-4-7　角膜裂伤缝合术后，缝合过紧致角膜褶皱，16×

A. 背景光关闭；B. 背景光开启后，同时显示裂隙光带旁的皱褶。

（五）侧照法的联合应用

侧照法，主要是应用一种特殊的观察或拍摄视角，通过改变目镜（即反射光线）的角度，从侧面显示病变或组织的形态。常规裂隙灯观察视角为俯瞰，侧照法下会出现"横看成岭侧成峰"的效果，具体应用价值详见下文。联合侧照法的光学切面法需要注意以下四个拍摄技巧。

1.如何调整背景光源角度　当需要配合开启背景光源时,可将背景光源与目镜位于同侧,背景光源主要投射在同侧的球结膜上,避免背景光源的映光点出现在角膜上。背景光亮度要低于光学切面,可调节背景光亮度的机型通常选择 5% 或 10% 档亮度即可,相对过亮的背景光会降低光学切面处图像的对比度(见图 2-4-6)。

2.如何避开反光镜映光点　调整入射角度,避免反光镜映光点落在光学切面上(详见第三章第三节"映光点内容",见图 3-3-31)。

3.如何提升光学切面效果　为了清晰显示角膜不同深度的病变特征,并尽可能使切面效果明显,在目镜充分移动后,可适当转动眼位或调整切面位置,使角膜病变位于角膜顶点附近(图 2-4-8)。

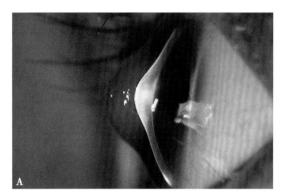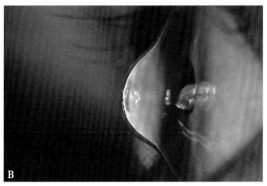

图 2-4-8　圆锥角膜,急性角膜水肿,光学切面法联合侧照法,16×
A.切面位置位于周边角膜;B.切面位置调整至角膜顶点,急性水肿明显。

4.是否需要 90°正侧位拍摄　部分机型由于裂隙灯灯塔与单反相机重量较大,目镜无法实现 90°正侧位观察或拍摄,此时可适当调整眼位或头位来弥补(见图 1-2-48)。

【注意点】

在应用侧照法的时候,裂隙灯两侧的光线会干扰拍摄(图 2-4-9、图 2-4-10),即便是一台电脑显示器,也可能会在角膜上留下一处光斑或光带。拍照时应尽可能保证患者处于暗室环境,避免杂光光斑的干扰,具体干扰光线的介绍见第三章第三节曝光调整中的"拍摄环境"相关内容。

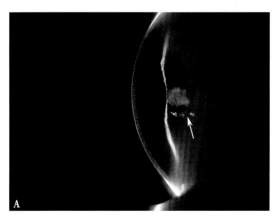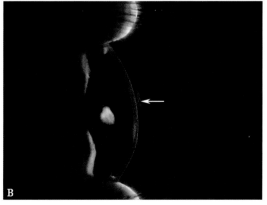

图 2-4-9　显示器的光斑出现在侧照法图像中的不同位置,16×

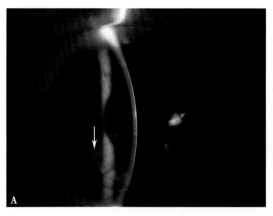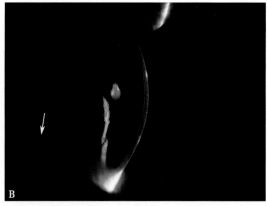

图2-4-10　流行性角结膜炎角膜上皮下浸润，16×
A. 光学切面法；B. 联合侧照法可避免曝光过度时裂隙灯和拍摄者在角膜上的投影。

（六）如何调整相机参数

　　由于光学切面法中的极窄裂隙光限制了亮度，甚至难以用肉眼清晰判断病变具体深度，为了清晰拍摄完美的光学切面图，灯箱或闪光灯亮度、裂隙光长度常调至最大值。具体相机参数调整如下：①光圈可适当加大，常用光圈值为3，必要时可提高至2，但此时景深变浅，需要联合侧照法；②快门速度要适当减慢，但通常不低于1/60秒；③感光度通常在1 000左右，不建议超过2 000，超过2 000的感光度下图像噪点可明显降低细微病变的清晰度。

　　数码相机可通过参数改变提高感光能力，对于极窄裂隙光下细微病变的观察，往往可出现"相机所拍不一定目镜所见"的现象，这一现象在光学切面法及视网膜反光后照法时更为显著。拍摄到目镜下难以肉眼捕获的体征，对门诊裂隙灯查体可以进行必要的补充（图2-4-11）。

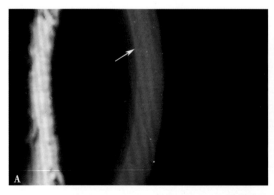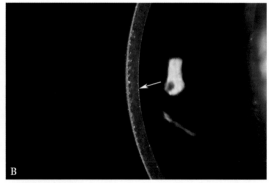

图2-4-11　后弹力层前角膜营养不良，40×
A. 直接焦点照明法（宽裂隙光）下显示角膜后表面细小的点片状混浊，可能会被误认为是角膜KP或滴状赘疣，40×；B. 光学切面法显示点片状混浊位于邻近后弹力层的基质层。

三、临床拍摄应用及实例解析

光学切面法可用于：①观察角膜各层病变；②判断病变大体深度范围；③判断组织形态的显著异常；④粗略的生物测量；⑤判断病变与周边组织的位置关系。

（一）如何拍摄角膜各层的病变

光学切面法可用于判断角膜各层的缺失、水肿、混浊、厚度显著变化等体征。正常角膜上皮层、前弹力层、基质层、后弹力层及内皮层见图 2-4-12。

1. 角膜上皮层病变（图 2-4-13～图 2-4-18，二维码 2-4-1 图 1、图 2）　上皮层病变包括：上皮细胞粗糙（图 2-4-13、图 2-4-14）、上皮层水肿（图 2-4-15，二维码 2-4-1 图 1）、上皮缺损（二维码 2-4-1 图 2，图 2-4-16）、上皮隆起性病灶（图 2-4-17）、上皮糜烂（图 2-4-18）等。

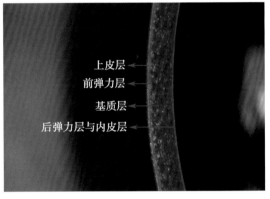

图 2-4-12　角膜光学切面显示角膜上皮层、前弹力层、基质层、后弹力层与内皮层，40× 截图

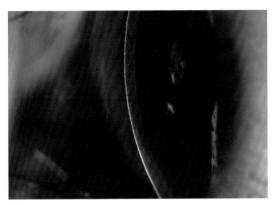

图 2-4-13　角膜上皮表层粗糙，光学切面法，16×

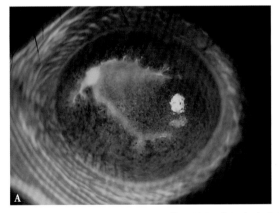

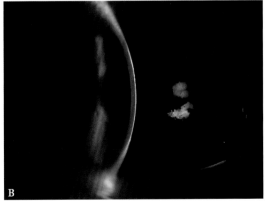

图 2-4-14　药源性角膜上皮病变（长期局部应用降眼压药物），16×
A. 荧光素钠染色；B. 光学切面法显示角膜上皮层粗糙。

2. 角膜基质层病变（图 2-4-19～图 2-4-28，二维码 2-4-1 图 3～图 9）　角膜基质层病变包括：上皮下浸润（图 2-4-19），角膜层间混浊（二维码 2-4-1 图 3、图 4），基质层内上皮植入性囊肿（图 2-4-20），基质层浸润（图 2-4-21）、水肿（图 2-4-22）、混浊（图 2-4-23）、交联线（图2-4-24）、瘢痕（二维码2-4-1图5）、异物（二维码2-4-1图6）、神经炎（图2-4-25，二维码2-4-1图7）、变性（图2-4-26），角膜层间感染（图2-4-27，二维码2-4-1图8），基质融解或缺损（二维码2-4-1图9），血染（图2-4-28）等。

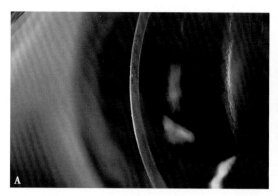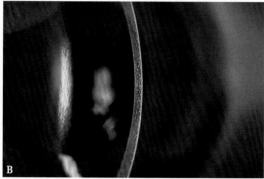

图2-4-15　不明原因的单眼角膜上皮水肿，25×
A. 左眼（患眼）；B. 右眼（健眼）。

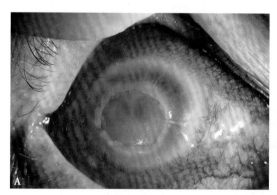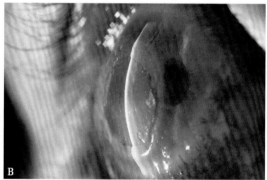

图2-4-16　神经营养性角膜炎
A. 弥散光大体照明，10×；B. 光学切面法清晰显示病灶边缘上皮增厚、隆起，16×。

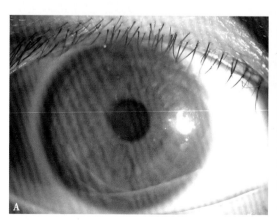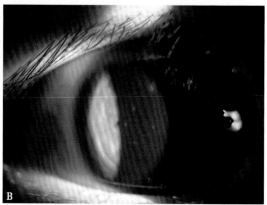

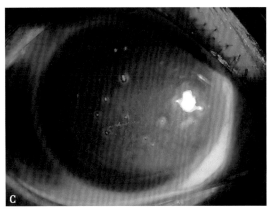
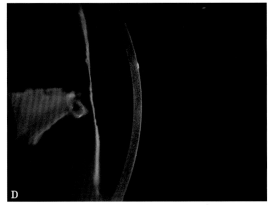

图 2-4-17　Thygeson 浅层点状角膜病变

A. 弥散光大体照明，16×；B. 直接焦点照明法（宽裂隙光），16×；C. 荧光素钠染色可见病变边缘荧光素钠积存，16×；D. 光学切面法清晰显示上皮层病变为点状、隆起状，这是重要的鉴别诊断体征，25×。

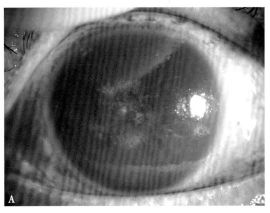
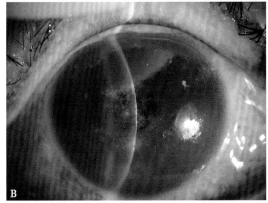

图 2-4-18　角膜塑形镜相关性真菌性角膜炎，16×

A. 弥散光大体照明；B. 糜烂的上皮层及较弱的背景光均影响光学切面的成像效果。

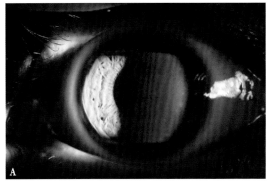
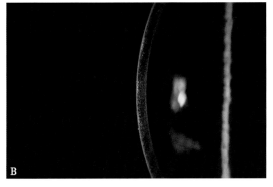

图 2-4-19　流行性角结膜炎，上皮下钱币状浸润

A. 直接焦点照明法（宽裂隙光），10×；B. 光学切面法联合侧照法显示浸润位于上皮下，40×。

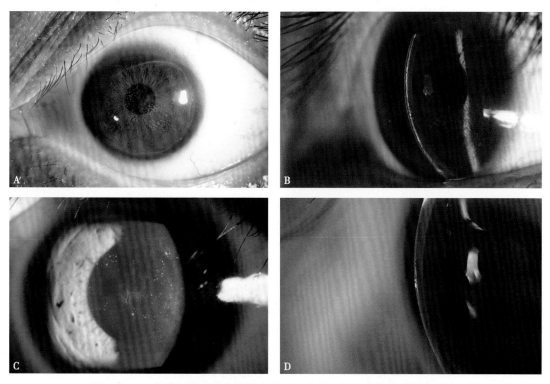

图 2-4-20　光学切面法联合侧照法鉴别上皮植入与上皮基底膜营养不良

A. 上皮植入，弥散光大体照明，10×；B. A 图患者的光学切面法联合侧照法显示病变位于角膜瓣下，25×；
C. 上皮基底膜营养不良，直接焦点照明法（宽裂隙光）可见可疑上皮植入病灶，16×；D. C 图患者的光学切面法联合侧照法显示病变位于上皮层内，并可见基底膜混浊，40×。

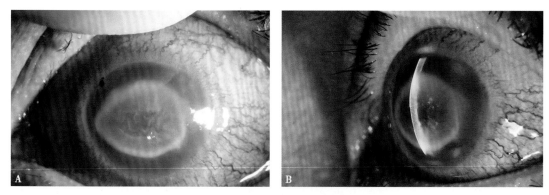

图 2-4-21　药源性角膜病变，环形浸润，16×

A. 弥散光大体照明；B. 光学切面法下开启较弱的背景光，可见浸润灶位于前部基质层。

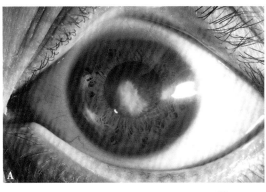 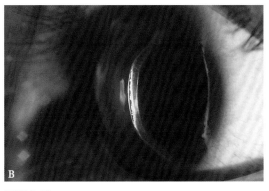

图 2-4-22 圆锥角膜

A. 弥散光大体照明,10×;B. 光学切面法联合侧照法显示后弹力层破裂角膜水肿逐渐消退后的角膜浅层混浊,16×。

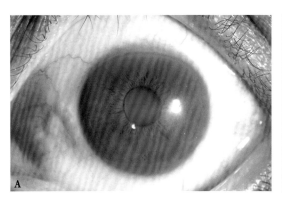 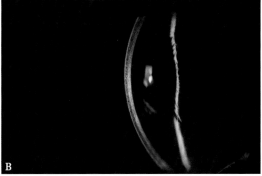

图 2-4-23 单纯疱疹病毒性角膜炎(角膜内皮炎,盘状)治疗后

A. 弥散光大体照明,10×;B. 光学切面法显示后部基质层水肿消退后混浊,16×。

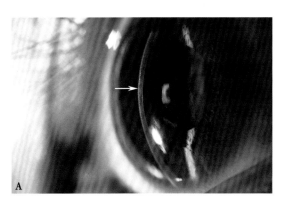 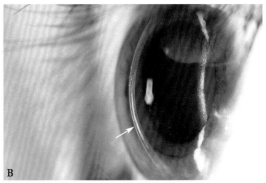

图 2-4-24 圆锥角膜,角膜胶原交联术后角膜胶原交联线,光学切面法联合侧照法,16×

A. 一例患者术后 5 个月,光学基质层局部可见交联线;B. 另一例患者术后 2 年,基质层可见较宽的交联线。

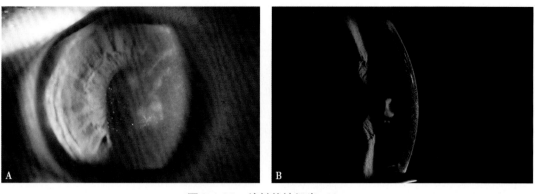

图 2-4-25　放射状神经炎,16×
A. 直接焦点照明法(宽裂隙光);B. 光学切面法显示多发的神经炎位于前、中部基质层。

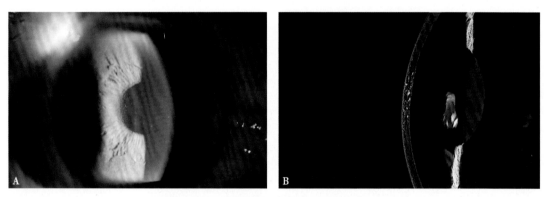

图 2-4-26　格子状角膜营养不良早期,16×
A. 虹膜反光后照法,16×;B. 光学切面法显示基质层病变深浅不一,25×。

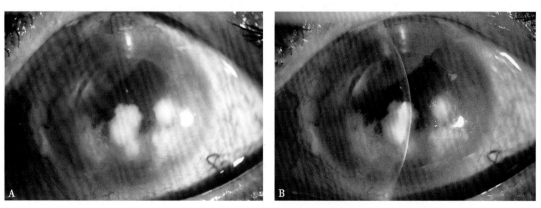

图 2-4-27　角膜后弹力层剥除自动角膜刀取材内皮移植术后层间酵母菌感染,16×
A. 弥散光大体照明;B. 光学切面法显示病变位于植床与植片形成的角膜层间。

3. 后弹力层及角膜内皮层病变　后弹力层及内皮层病变包括:后弹力层皱褶(二维码 2-4-1 图 10)、KP(二维码 2-4-1 图 11)、角膜内皮营养不良与虹膜角膜内皮综合征(iridocorneal endothelial syndrome,ICE 综合征)(图 2-4-29)、色素播散综合征(图 2-4-30)等。

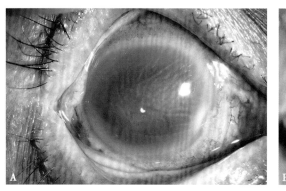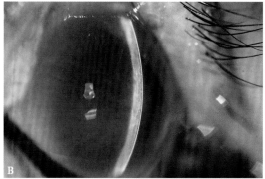

图 2-4-28　角膜血染

A. 弥散光大体照明，10×；B. 光学切面法联合侧照法显示后部角膜基质层血染，25×。

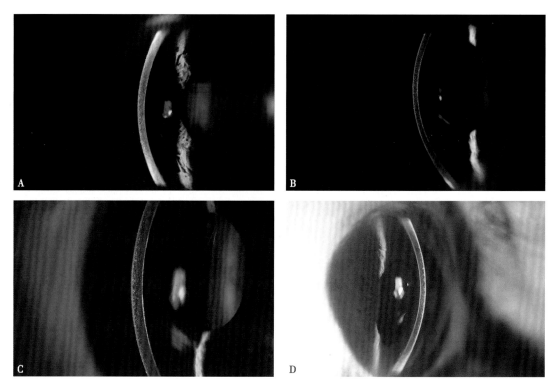

图 2-4-29　光学切面法显示各类后弹力层及内皮层病变

A. 后部多形性角膜营养不良，16×；B. 后弹力层前角膜营养不良，16×；C. Fuchs 角膜内皮营养不良，40×；D. ICE 综合征，16×。

（二）如何拍摄病变的大致深度范围

1. 角膜病变　观察、拍摄角膜病变的大致深度范围，有助于初步判断疾病类型。在鉴别前弹力层营养不良及基质营养不良时，光学切面法可大致定位角膜混浊病变的深度。40 倍放大的光学切面法联合侧照法的裂隙灯图像，可媲美前节光学相干断层扫描仪（optical coherence tomography，OCT）图像。

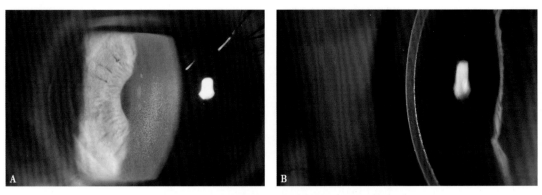

图 2-4-30　色素播散综合征, Krukenberg 梭

A. 直接焦点照明法(宽裂隙光), 16×; B. 光学切面法联合侧照法虽可见内皮层色素, 但难以区分色素位于内皮细胞表面还是细胞内, 25×。

(1)角膜上皮层病变(图 2-4-31、图 2-4-32, 二维码 2-4-1 图 12、图 13)。

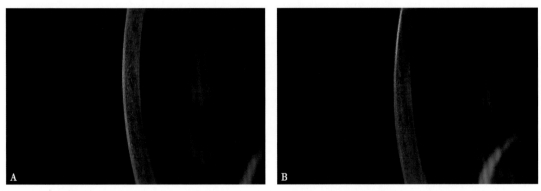

图 2-4-31　双眼角膜上皮层抗结核药物沉积(氯法齐明), 光学切面法联合侧照法, 40×

A. 患者向前注视, 可见病变中央药物沉积于角膜上皮全层; B. 患者稍向上注视, 可见下方角膜上皮沉积物多位于角膜上皮深层。

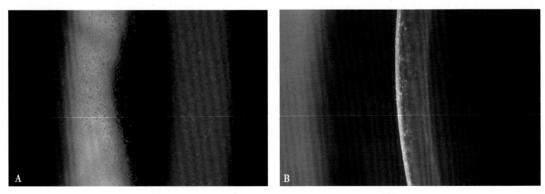

图 2-4-32　Meesmann 角膜营养不良, 40× 局部截图

A. 虹膜反光后照法显示细小微囊泡; B. 光学切面法显示微囊泡位于上皮层内。

（2）前弹力层及前部基质层病变（图2-4-33～图2-4-37，二维码2-4-1图14～图21）。

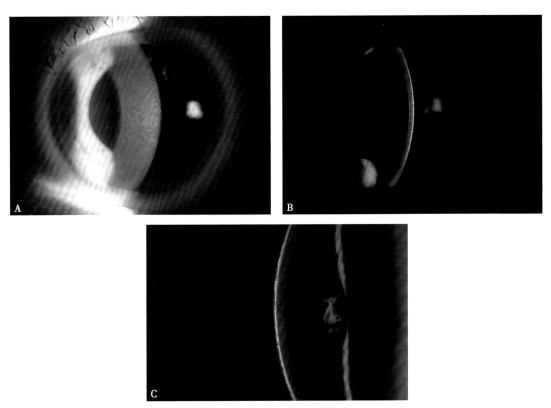

图2-4-33　Thiel-Behnke蜂窝状角膜营养不良

A. 直接焦点照明法（宽裂隙光），10×；B. 光学切面法显示病变局限于上皮下的前弹力层深度，10×；C. 光学切面法联合侧照法可见前弹力层病灶突入上皮层内，40×。

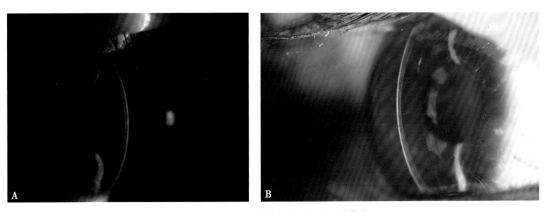

图2-4-34　SMILE术后弥漫性层间角膜炎，16×

A. 光学切面法可见术区100μm左右深度的基质层混浊；B. 联合侧照法可提高光学切面的成像效果。

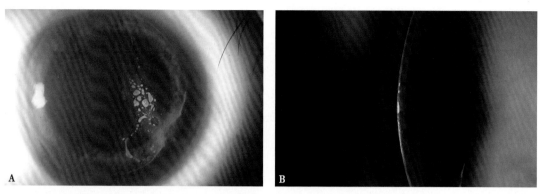

图 2-4-35　飞秒激光辅助下准分子激光原位角膜磨镶术(femtosecond laser-assisted laser in situ kerato-mileusis,FS-LASIK)后 2 年,指甲外伤致角膜上皮植入

A. 角巩膜缘散射法,16×;B. 光学切面法显示上皮植入病变深度,25×。

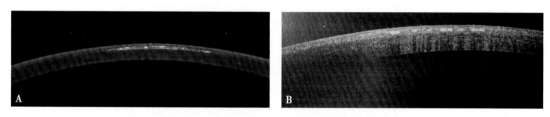

图 2-4-36　FS-LASIK 术后 2 年,指甲外伤致角膜上皮植入

A. 光学切面法图像,40× 局部截图且顺时针旋转 90°;B. 前节 OCT 图像。

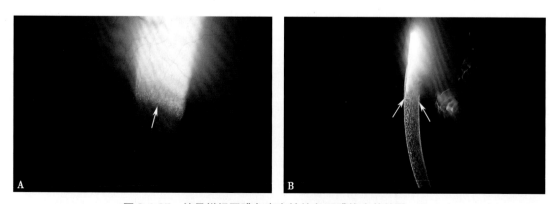

图 2-4-37　结晶样视网膜色素变性的角巩膜缘尘状结晶,40×

A. 直接焦点照明法(宽裂隙光)显示角巩膜缘结晶;B. 光学切面法显示结晶位于角膜缘上皮下的前部基质层及内皮层。

（3）后部基质层及后弹力层病变（图 2-4-38、图 2-4-39，二维码 2-4-1 图 22）。

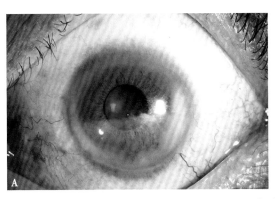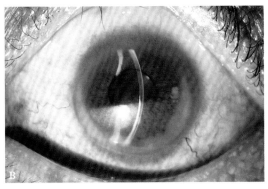

图 2-4-38　角膜脂质变性，16×
A. 弥散光大体照明；B. 光学切面法显示病变深度为中后部基质层。

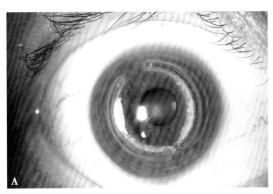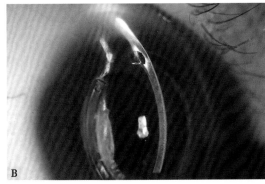

图 2-4-39　圆锥角膜，基质环植入术后
A. 弥散光大体照明，10×；B. 光学切面法见基质环位于后部基质层内，25×。

（4）角膜内皮层病变（图 2-4-40、图 2-4-41，二维码 2-4-1 图 23）。

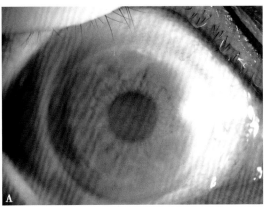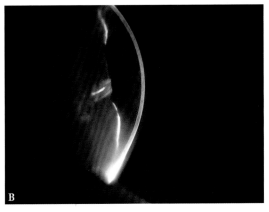

图 2-4-40　ICE 综合征，16×
A. 弥散光大体照明；B. 光学切面法联合侧照法显示角膜水肿，且中央角膜显著，角膜后表面可见 KP。

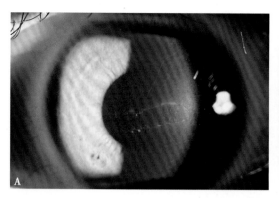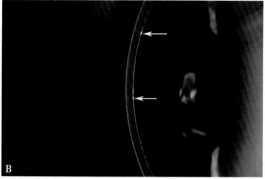

图 2-4-41 后部多形性角膜营养不良

A. 直接焦点照明法（宽裂隙光），16×；B. 光学切面法联合侧照法显示条带样病灶处为角膜后表面混浊，40×。

2. 虹膜病变（图 2-4-42）。

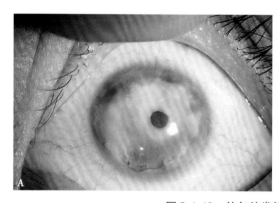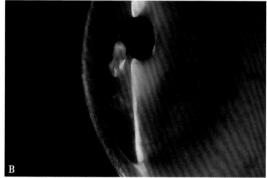

图 2-4-42 幼年特发性关节炎相关葡萄膜炎

A. 弥散光大体照明，10×；B. 光学切面法联合侧照法，显示虹膜前后表面的机化膜，16×。

3. 晶状体及囊膜病变 主要用于确定晶状体混浊的深度，观察晶状体前后囊膜（图 2-4-43、图 2-4-44，二维码 2-4-1 图 24、图 25）、晶状体核混浊（图 2-4-45，二维码 2-4-1 图 26）、皮质残留（二维码 2-4-1 图 27）、悬韧带（二维码 2-4-1 图 28）、晶状体内异物（二维码 2-4-1 图 29）、人工晶状体混浊（二维码 2-4-1 图 30）等体征。

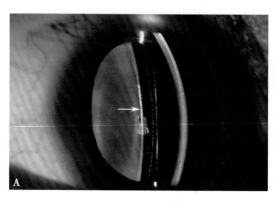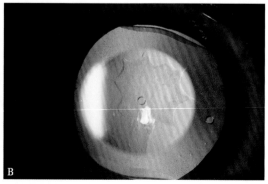

图 2-4-43 ICL 植入术后前囊混浊，16×

A. 光学切面法；B. 视网膜反光后照法。

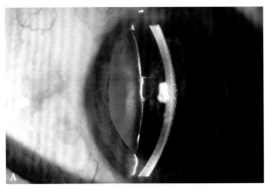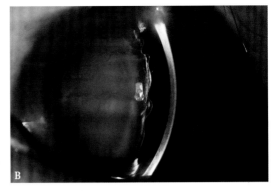

图 2-4-44 晶状体前表面渗出及前囊皱缩，16×

A. 光学切面法联合侧照法显示隆起并皱缩的渗出膜；B. 同样方法显示渗出膜引起的前囊皱缩。

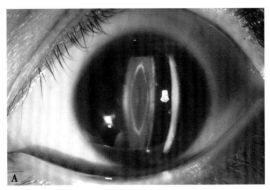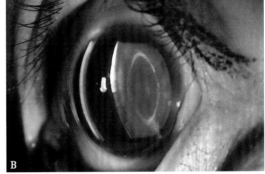

图 2-4-45 绕核性白内障，10×

A. 正位的光学切面法；B. 光学切面法联合侧照法后晶状体层次分明。

4. 前部玻璃体病变 建议应用宽裂隙光观察、拍摄前部玻璃体混浊，光学切面法只适用于相对明显的前部玻璃体病变（图 2-4-46）。

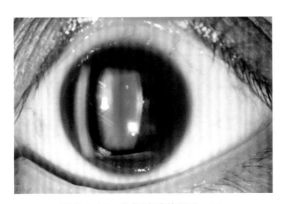

图 2-4-46 前部玻璃体混浊，10×

（三）如何判断组织形态的显著异常

1. 角膜形态异常　　角膜形态显著异常主要见于角膜水肿（图 2-4-47～图 2-4-50）、角膜变性（图 2-4-51）、角膜扩张性疾病（图 2-4-52，二维码 2-4-1 图 31～图 34）等。各类病因引起的角膜水肿中，角膜内皮炎的水肿具有典型的角膜后表面平坦的体征（图 2-4-47），这一体征只有在光学切面法下才可被清晰观察到。各类角膜扩张性疾病中，最常见的为圆锥角膜，光学切面法联合侧照法对判断角膜的轻度前凸有显著优势（图 2-4-52）。

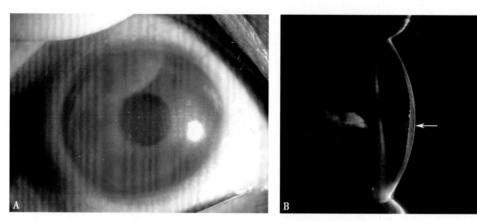

图 2-4-47　单纯疱疹病毒性角膜炎（内皮炎，盘状），16×

A. 弥散光大体照明；B. 光学切面法显示角膜局限性水肿且角膜后表面后突，后表面相对平坦，此外亦可见水肿区角膜后表面的羊脂状 KP。

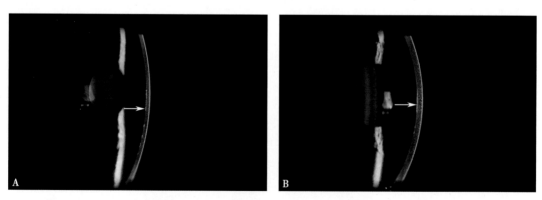

图 2-4-48　巨细胞病毒相关的青光眼睫状体炎综合征，钱币纹样 KP 处角膜轻度水肿，16×

A. 入射角度 30°；B. 入射角度 45°，局部水肿导致的后表面后凸更显著。

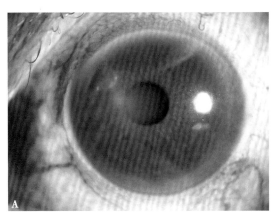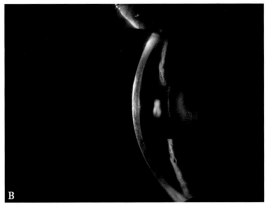

图 2-4-49　单纯疱疹病毒性角膜炎（感染性角膜上皮炎合并内皮炎），16×
A. 弥散光大体照明；B. 光学切面法显示角膜内皮面局限性后突、上皮层粗糙及上皮下浸润。

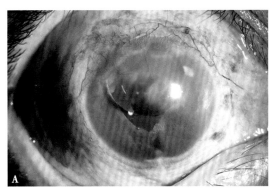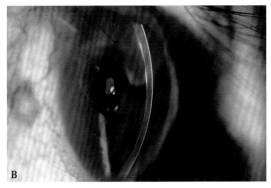

图 2-4-50　硅油毒性导致的上方角膜内皮失代偿，角膜水肿
A. 弥散光大体照明，10×；B. 光学切面法联合侧照法，16×。

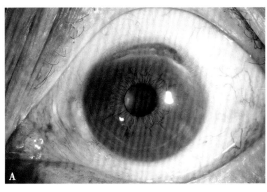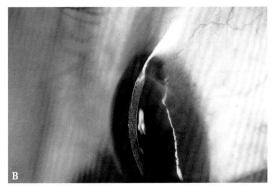

图 2-4-51　Terrien 边缘变性，上方角膜变薄
A. 弥散光大体照明，10×；B. 光学切面法联合侧照法，显示周边角膜变薄，16×。

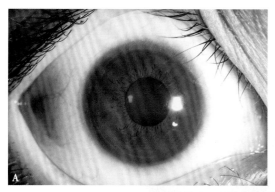
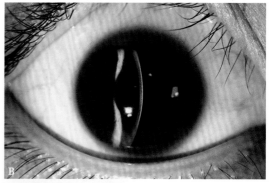
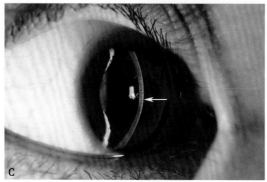

图 2-4-52　圆锥角膜，10×

A. 弥散光大体照明；B. 正位的光学切面法下角膜后表面前凸不明显；C. 光学切面法联合侧照法后中下方
角膜后表面明显前凸。

2. 虹膜形态异常　主要用于拍摄虹膜肿物隆起程度（图 2-4-53）、虹膜膨隆（二维码 2-4-1
图 35）、虹膜萎缩凹陷（图 2-4-54）、虹膜激光孔（二维码 2-4-1 图 36）等。

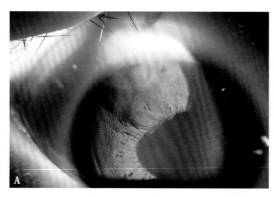
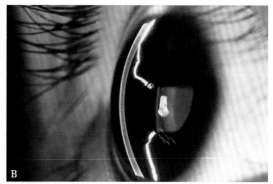

图 2-4-53　虹膜囊肿

A. 直接焦点照明法（宽裂隙光），16×；B. 光学切面法联合侧照法显示虹膜隆起程度，以及囊肿与角膜之间
的位置关系，16×。

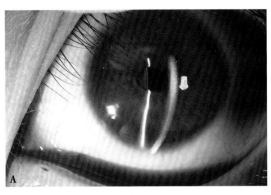
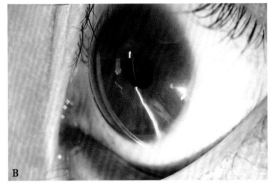

图 2-4-54　Axenfeld-Rieger 综合征，周边虹膜萎缩，10×
A. 光学切面法；B. 光学切面法联合侧照法周边虹膜后凹显著。

3. 球结膜形态异常　主要用于拍摄球结膜水肿（图 2-4-55）、滤过泡壁的大致厚度（二维码 2-4-1 图 37）、滤过泡瘘（二维码 2-4-1 图 38）等。

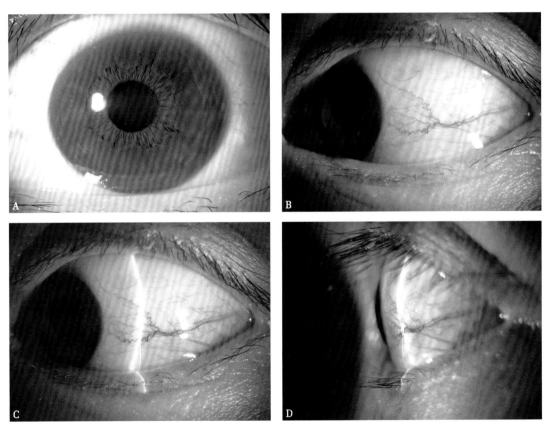

图 2-4-55　眼睑整形术后球结膜水肿
A. 弥散光大体照明（角膜），16×；B. 弥散光大体照明（颞侧球结膜），10×；C. 光学切面法显示堆积在下泪河处的球结膜，10×；D. 联合侧照法显示球结膜水肿，10×。

4. 晶状体形态异常　晶状体形态异常包括后锥形晶状体（图 2-4-56、图 2-4-57）、晶状体后表面不规则凸起（图 2-4-58）等。

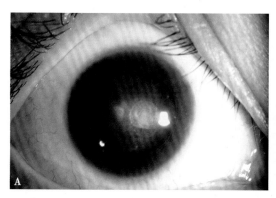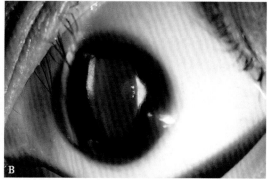

图 2-4-56　后锥形晶状体合并后极性白内障，10×

A. 弥散光大体照明；B. 光学切面法（向鼻侧转动眼位）。

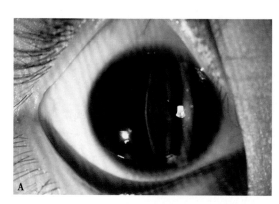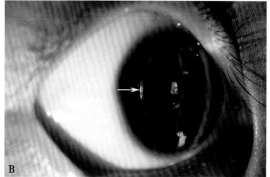

图 2-4-57　后锥形晶状体合并后囊下混浊，10×

A. 光学切面法；B. 光学切面法（向鼻侧转动眼位后晶状体锥形隆起明显）。

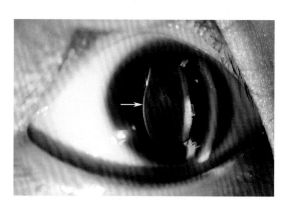

图 2-4-58　晶状体后表面不规则偏心凸起，10×

（四）如何进行粗略的生物测量

光学切面法下可利用光带的长度、横截面角度、不同深度组织的裂隙光带间距等参数，进行角膜厚度、角膜直径、前房深度、ICL 植入术后拱高及散光轴向、泪河高度等的粗略生物测量（图 2-4-59～图 2-4-68，二维码 2-4-1 图 39～图 46）。由于裂隙宽度会随入射角度改变,裂隙长度不会随入射角度明显改变,因此通常不使用裂隙宽度作为生物测量的可靠参数(图 2-4-69),这也可能是裂隙宽度值无具体单位的原因之一。

1. 角膜厚度(图 2-4-59～图 2-4-61,二维码 2-4-1 图 39)。

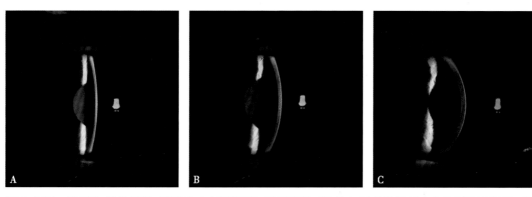

图 2-4-59　不同入射角度下,观察中央角膜厚度,最常应用 45°的入射光线进行中央角膜厚度观察,图中的中央角膜厚度值为 530μm,10×

A. 30°;B. 45°;C. 60°。

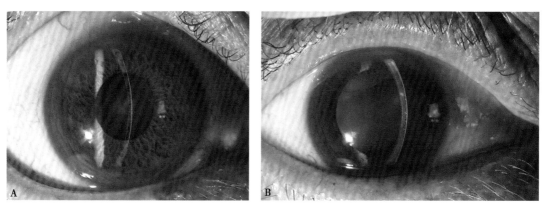

图 2-4-60　入射光线为 45°,估算中央角膜厚度值,10×
A. 450μm;B. 600μm。

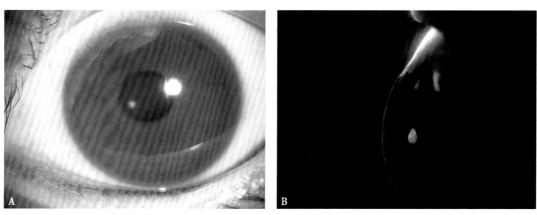

图 2-4-61　Terrien 边缘变性,16×
A. 光学切面法;B. 光学切面法联合侧照法显示角膜缘变薄、混浊。

2. 角膜直径(图 2-4-62～图 2-4-64)。

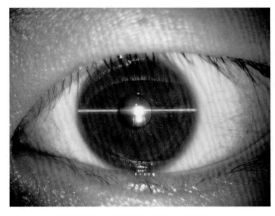

图 2-4-62 正常角膜,图示的角膜水平径为 12.5mm,10×

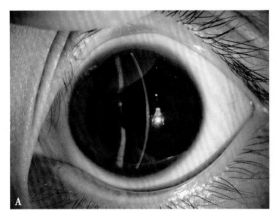 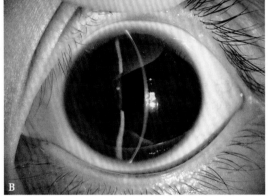

图 2-4-63 大角膜,光学切面法下通过调整裂隙光光带长度进行生物测量,角膜垂直径 13.5mm,10×
A. 12mm 长窄裂隙光;B. 13.5mm 长窄裂隙光。

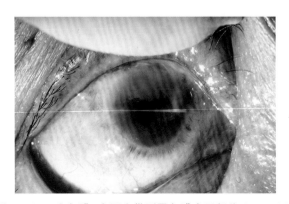

图 2-4-64 小角膜,水平光带测量角膜水平径为 6mm,10×

3. 前房深度（图 2-4-65，二维码 2-4-1 图 40～图 43）。

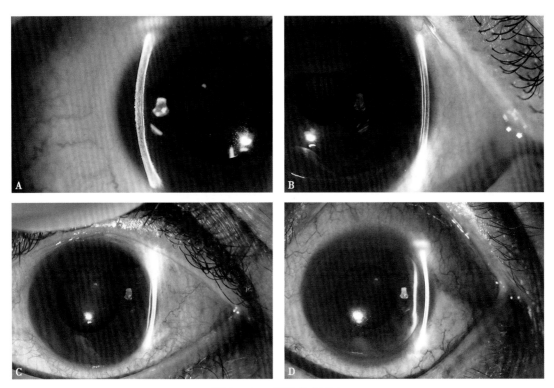

图 2-4-65　周边前房深度

A. 周边前房基本消失，局部周边前房深度约为 1/5CT，16×；B. 周边前房深度约为 1/3CT，16×；C. 周边前房深度＝1/2CT，10×；D. 周边前房深度＞1CT，10×。

4. ICL 植入术后拱高及散光轴向（图 2-4-66、图 2-4-67，二维码 2-4-1 图 44～图 46）。

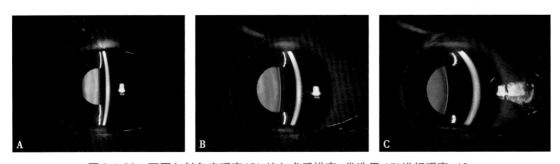

图 2-4-66　不同入射角度观察 ICL 植入术后拱高，常选用 45° 进行观察，10×

A. 30°；B. 45°；C. 60°。

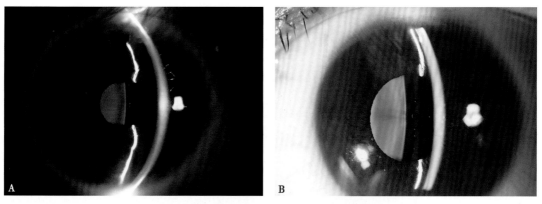

图 2-4-67　ICL 植入术后，光学切面法初步判断拱高，16×
A. 拱高适中；B. 拱高较高，前房浅。

5. 泪河高度（图 2-4-68）。

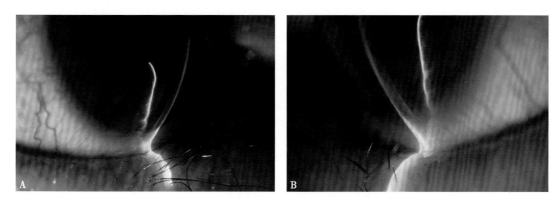

图 2-4-68　泪河高度评估，光学切面法联合侧照法，25×
A. 右眼泪河内可见堆叠的松弛球结膜；B. 根据左眼泪河切面图，可大致判断泪河高度与体积。

【注意点】

裂隙宽度会随入射角度改变而改变，生物测量时不建议选择裂隙宽度作为参考（图 2-4-69）。

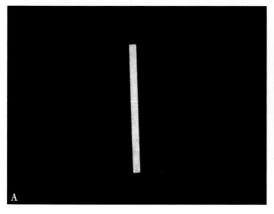

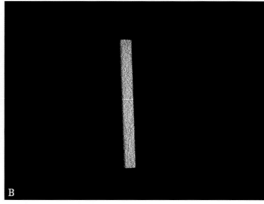

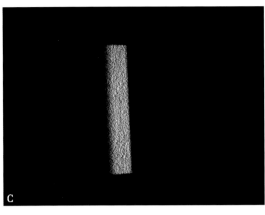 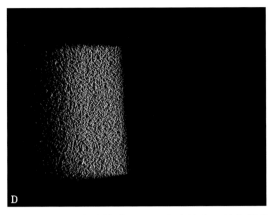

图 2-4-69 裂隙灯生物测量时裂隙宽度会随入射角度改变，10×，以高度值为 5mm、宽度值为 5 的光带为例，入射角度从 0° 逐渐加大，裂隙灯光带的高度不变，宽度逐渐加大，因此粗略的生物测量常以裂隙灯光带的长度作为参考依据，宽度值范围为 0～20，无单位

A. 0°；B. 15°；C. 45°；D. 60°。

（五）如何拍摄病变与周边组织的位置关系

判断病变与组织间的位置关系，主要依据不同组织裂隙光带间的位置关系，可用于角膜、前房、虹膜、晶状体及前部玻璃体病变的观察。

1. 角膜病变（图 2-4-70，二维码 2-4-1 图 47～图 49） 判断是否配戴绷带镜（二维码 2-4-1 图 47A）、上皮有无水泡（二维码 2-4-1 图 47B）、后弹力层是否脱离（图 2-4-70，二维码 2-4-1 图 48、图 49）。

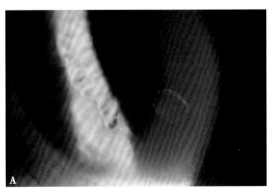 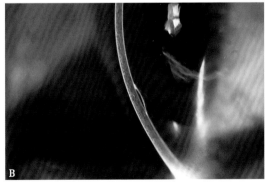

图 2-4-70 青光眼引流阀植入术后，25×
A. 直接焦点照明法（宽裂隙光）；B. 光学切面法联合侧照法显示角膜后弹力层局部脱离。

2. 前房异常（图 2-4-71～图 2-4-73，二维码 2-4-1 图 50、图 51） 观察前房消失（图 2-4-71～图 2-4-73）、前房积血（二维码 2-4-1 图 50）、假性积脓（二维码 2-4-1 图 51）。

3. 虹膜病变（图 2-4-74、图 2-4-75，二维码 2-4-1 图 52～图 54） 观察虹膜前/后粘连（图 2-4-74、图 2-4-75）、外伤性角膜后机化膜（二维码 2-4-1 图 52、图 53）、瞳孔膜闭（二维码 2-4-1 图 54）。

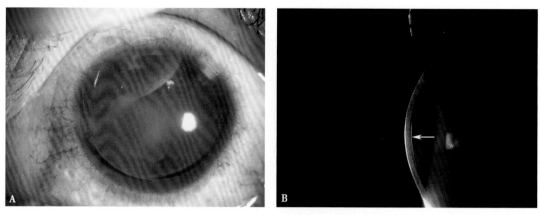

图 2-4-71　前房巨大硅油滴，16×
A. 弥散光大体照明；B. 光学切面法显示硅油滴与周边部角膜间尚有一定间隙。

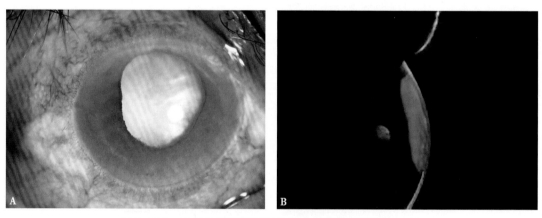

图 2-4-72　晶状体膨胀期诱发急性闭角型青光眼发作，16×
A. 弥散光大体照明；B. 光学切面法联合侧照法显示中央前房基本消失。

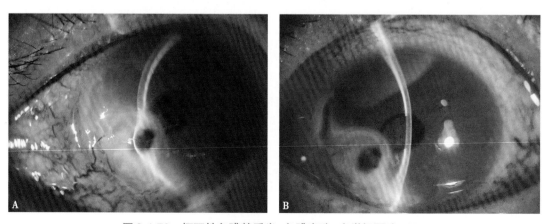

图 2-4-73　坏死性角膜基质炎，角膜穿孔，光学切面法，16×
A. 穿孔处虹膜嵌顿；B. 穿孔处附近前房消失。

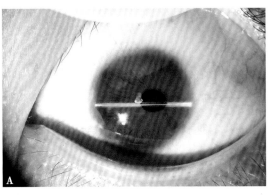 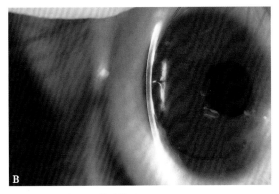

图 2-4-74 先天性小眼球,房角发育异常,虹膜前粘连
A. 光学切面法显示角膜直径为 6mm,10×；B. 光学切面法联合侧照法显示虹膜前粘连,16×。

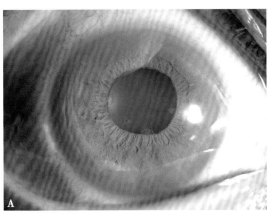 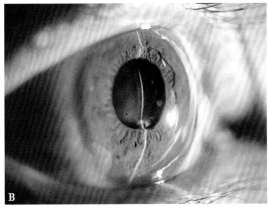

图 2-4-75 虹膜睫状体炎,16×
A. 弥散光大体照明；B. 光学切面法联合侧照法显示虹膜后粘连。

4. 晶状体病变(图 2-4-76,二维码 2-4-1 图 55～图 57) 判断晶状体是否半脱位(图 2-4-76)、晶状体与角膜是否相贴(二维码 2-4-1 图 55、图 56)、真性囊膜剥脱(二维码 2-4-1 图 57)。

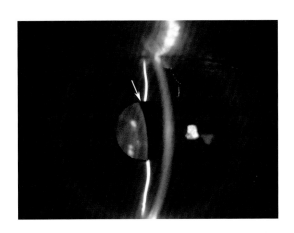

图 2-4-76 晶状体半脱位,虹膜光带与晶状体光带不连续,16×

5.前部玻璃体病变（图2-4-77，二维码2-4-1图58）　判断玻璃体疝（图2-4-77）、观察玻璃体内硅油界面（二维码2-4-1图58）。

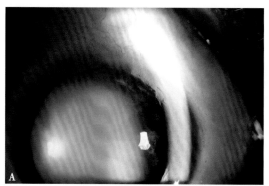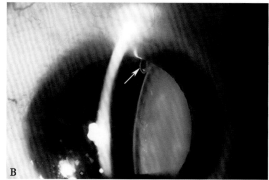

图2-4-77　外伤性晶状体半脱位，玻璃体疝，16×
A.直接焦点照明法（宽裂隙光）；B.光学切面法显示疝壁位于上方瞳孔缘与晶状体前表面之间。

（六）侧照法的联合应用

光学切面法下联合应用侧照法主要有四个应用价值：①有利于观察角膜形态的改变；②统一不同位置病变的焦点，利于同时观察角膜不同位置及深度的病变；③突出显示病变与周边组织间的位置关系；④观察并清晰拍摄中央角膜的光学切面图。

1.观察角膜形态　侧照法对圆锥角膜、角膜内皮炎等诊断具有一定价值，应用时可将侧照法与弥散光大体照明或光学切面法联用（图2-4-78，二维码2-4-1图59～图61）。

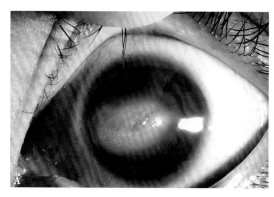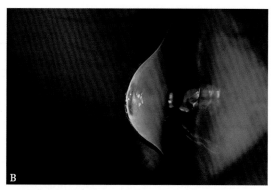

图2-4-78　圆锥角膜，急性角膜水肿
A.弥散光大体照明，10×；B.光学切面法联合侧照法同时显现角膜水肿前凸、上皮水泡，16×。

2.统一病变焦点　主要是统一角膜垂直方向上不同病变的焦点。常规不联合侧照法的光学切面法观察或拍摄时，由于焦点的差异，无法使中央及周边角膜的切面图保持在同一焦点平面上。虽然降低放大倍数可适当加大景深，但随之牺牲的是低倍下损失的细节信息。此外，部分机型可通过减小光圈来显著加大景深，在放大倍数不变的条件下可同时清晰观察中央及周边角膜切面图，但缺点是需要弥补小光圈下的欠曝光问题（常采用提高裂隙光亮度、相机感光度，或延长快门时间等方法）。此时，只要将观察角度改为侧向，光学切面上各点的焦距即可相对统一。尤其对于角膜的多灶性病变（中央及周边角膜均出现），侧照法联合光学切面法有利于同时拍摄不同病变的特征（图2-4-79，二维码2-4-1图62、图63）。

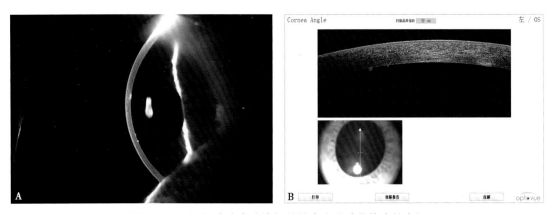

图2-4-79 巨细胞病毒感染相关的青光眼睫状体炎综合征

A. 光学切面法联合侧照法同时显现不同质感、不同位置的KP，利于不同位置病变焦点的统一，16×；B. 对应KP的前节OCT图像。

3. **突出病变与周边组织间的位置关系** 高清拍摄后的裂隙灯图像可媲美前节OCT图像，例如判断青光眼引流管与角膜的位置关系（图2-4-80）、缓释地塞米松植入剂位置（二维码2-4-1图64）、判断脱位晶状体与角膜的位置关系（二维码2-4-1图65）等。

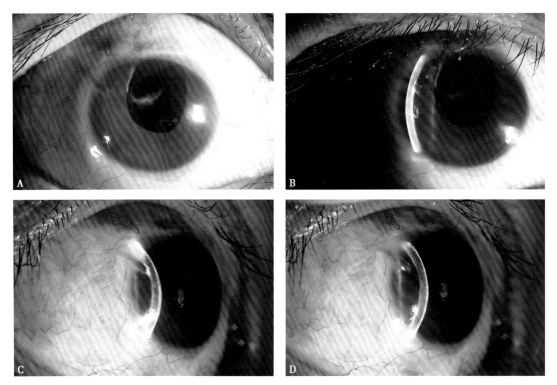

图2-4-80 光学切面法联合侧照法，引流阀术后角膜水肿，10×

A. 弥散光大体照明；B. 光学切面法；C、D. 光学切面法联合侧照法显示引流管与角膜的位置关系。

4. 拍摄中央角膜光学切面图　当拍摄中央角膜的光学切面图时，常规的观察视角下因入射角度接近 0°，无法进行正常的光学切面观察。此时采用侧照法可顺利观察中央角膜的光学切面图（图 2-4-81）。

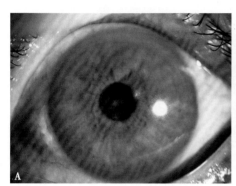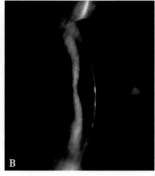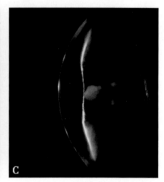

图 2-4-81　流行性角结膜炎，16×

A. 弥散光大体照明显示多灶性上皮下混浊；B. 正位的光学切面法仅可清晰显示拍摄的瞳孔区病变；C. 光学切面法联合侧照法可同时显示瞳孔区及周边角膜的混浊灶，便于清晰拍摄中央角膜的光学切面图。

第五节　点光源照明法

点光源照明法（pinpoint illumination）是裂隙灯查体中的常用方法之一，其主要目的是观察前房液体是否出现丁达尔现象，因此也有分类方法直白地称之为"观察丁达尔现象的照明法"。点光源照明下，裂隙灯光源形状被缩小到点状光斑或较短的光带，使光线穿透角膜并在前房内形成光束，从而观察前房内的蛋白成分以及悬浮并缓慢运动的细胞结构，以提示前房炎症状态或异常细胞的存在。

二维码 2-5-1　扫一扫，查看点光源照明法更多精彩图片

一、原理

点光源照明法的核心原理为丁达尔现象。此现象由 19 世纪英国物理学家约翰·丁达尔发现并命名，是一种常见的物理现象，即光线穿透胶体后形成的光路。例如，雨天或雾天时车灯前的光束，或是用手电照射混浊液体后形成的光带等等（图 2-5-1）。

前房液内的细胞或蛋白成分是产生丁达尔现象（丁达尔光束）的主要原因，二者成像原理和特点稍有不同。①当光线的波长小于被照射物体时，例如前房内的红细胞、白细胞、较大的蛋白性漂浮物或纤维素样渗出物等，光线多被反射，因此形成光束中的尘状反光点，查体时记为前房浮游细胞阳性。②当光线的波长大于被照射物体时，例如前房内的蛋白成分等，光线多被散射，因此形成淡灰色至乳白色的均匀光束，查体时记为房水闪辉阳性。点光源照明法观察前房特征的原理示意图见图 2-5-2。

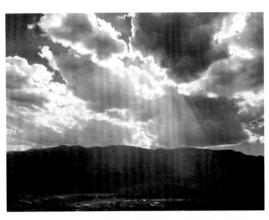

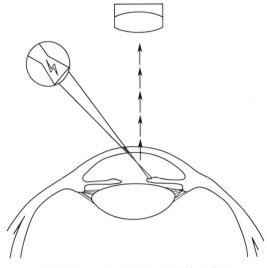

图 2-5-1　生活中的点光源照明法（丁达尔现象），阳光穿透山间雾气形成丁达尔光带

图 2-5-2　点光源照明观察前房示意图

二、拍摄技巧解析

点光源照明是难度较大的裂隙灯照明方法之一。虽然目镜中经常可清晰观察到前房浮游细胞或闪辉，但往往难以清晰拍摄，必要时可应用对侧健眼进行对比拍摄（图 2-5-3）。

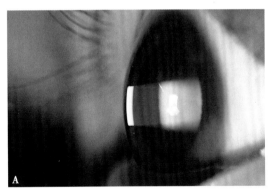

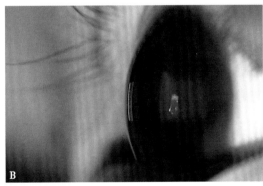

图 2-5-3　右眼前房闪辉阳性，16×
A. 右眼；B. 左眼（作为对照）。

（一）如何控制曝光

由于前房闪辉或细胞的散射及反射光线常较弱，拍摄时需要调整设备的感光度，这一点与拍摄星空有着异曲同工之处。拍摄星空往往可通过长时间曝光来弥补微弱的星光，但拍摄丁达尔现象时，由于前房液的流动和患者的固视状态，无法进行长时间曝光，因此往往需要将感光度（感光度值）调至 500 或更大（图 2-5-4）。点光源照明的拍摄环境要尽可能为暗室，多数情况下需要关闭背景光。为了显示丁达尔光束的位置，有时可适当开启较暗的背景光（图 2-5-5）。快门速度不可过慢，通常需要小于 1/80 秒，避免前房细胞浮动导致的图像不清晰（图 2-5-6）。

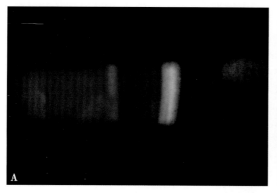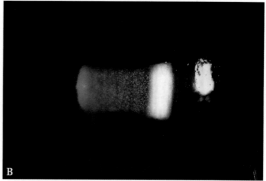

图 2-5-4　提高感光度后,前房浮游细胞清晰,40×
A. 感光度 400; B. 感光度 1 000。

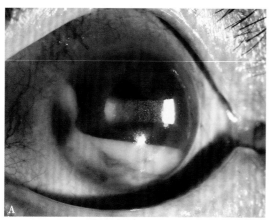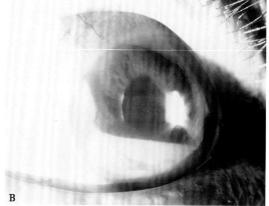

图 2-5-5　眼内淋巴瘤,10×
A. 光束清晰后,可适当增加背景光照明,显示光束的位置; B. 背景光过亮,光束反而不清晰。

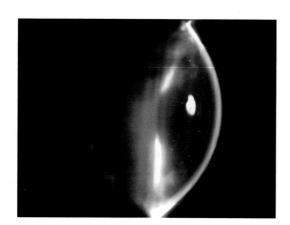

图 2-5-6　长光带配合侧照法,快门速度过慢(1/30 秒)时前房浮游细胞不清楚,16×

（二）如何选择光斑大小

虽然称为点光源照明，但因为点光源的最大亮度受限，实际应用中往往不选用最小的点状光斑（0.2mm）进行观察及拍摄。最常选用的光带长度为1mm，也可根据实际拍摄条件增加至最大长度，此时拍摄方法类似光学切面法，通常需要联合侧照法。过长的光带（8mm或14mm）有助于拍摄不同位置的前房细胞，但过长光带的虹膜反光会降低前房闪辉的清晰度（图2-5-7）。点光源照明法的宽度值可适当增加，常用拍摄宽度值为3，过窄的光带不利于丁达尔现象的观察及拍摄（图2-5-8）。

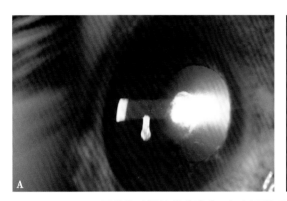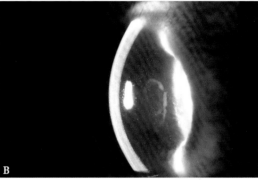

图2-5-7　晶状体过敏性葡萄膜炎，点光源照明联合侧照法后可根据需要改变裂隙长度，16×
A. 1mm点光源，房闪清晰，可观察浮游细胞的范围有限；B. 8mm长光带，房闪清晰度欠佳，浮游细胞明显。

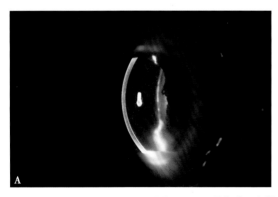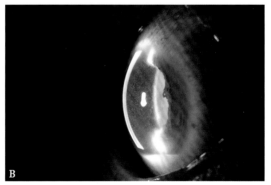

图2-5-8　眼内炎，光带宽度对观察的影响，10×
A. 裂隙宽度值为2，前房闪辉不明显、前房浮游细胞可见；B. 裂隙宽度值为4，前房闪辉及前房浮游细胞均明显。

观察并记录丁达尔现象时，需要将光斑投射在晶状体表面，避免虹膜强反光降低丁达尔光束的对比度（图2-5-9）。过长的裂隙灯光带同样会出现虹膜强反光的问题，难以突出前房浮游细胞和闪辉的特征（图2-5-10），必要时可散瞳后拍摄（图2-5-11）。适当增加入射角度利于光斑间分离错位，从而增加可观察的光束范围（图2-5-12）。

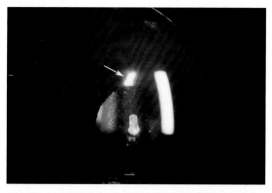

图 2-5-9　裂隙光带投射在虹膜后出现强反光,影响丁达尔现象拍摄,16×

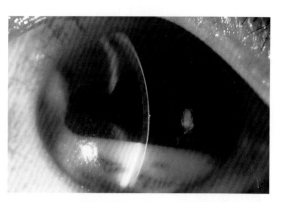

图 2-5-10　裂隙灯光带过长,虽然可观察到前房内的细胞,但丁达尔现象不明显,16×

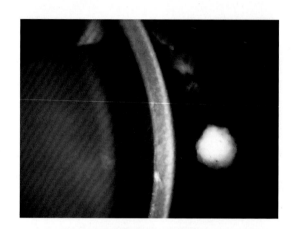

图 2-5-11　长光带配合散瞳可减少虹膜强反光,可观察到较大范围的前房细胞,25×

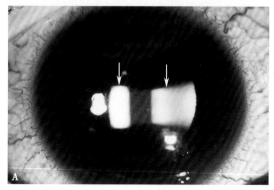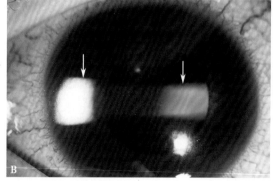

图 2-5-12　入射角度与丁达尔光带的变化关系,25×

A. 入射角度为 15°;B. 入射角度为 65°,角膜与晶状体前表面光斑距离增大,可观察的丁达尔光带变长。

(三)侧照法的联合应用

点光源照明法联合侧照法主要有两个好处。第一,正位应用点光源照明法时,增加入射光角度后丁达尔光束加长,利于观察到更大范围的前房特征,但虹膜光带、晶状体内弥散光线及晶状体前表面的反光均可能会作为干扰光线出现在丁达尔光束上,降低光束的对比度(图 2-5-13A、图 2-5-14A、图 2-5-15A)。联合侧照法后,可最大限度地躲避干扰光线

（图 2-5-13B、图 2-5-14B、图 2-5-15B）。第二，丁达尔光束的景深范围较大，非侧照法下不同深度前房光带的焦点不易统一，可清晰拍摄的景深范围有限（图 2-5-16）。联合应用侧照法后，有利于焦点的相对统一，易于拍摄清晰（图 2-5-17），这一点在提高放大倍数后更为显著。

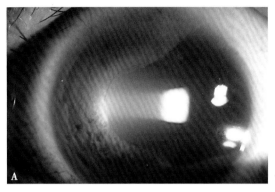
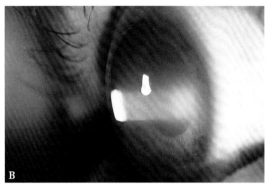

图 2-5-13　虹膜睫状体炎，点光源照明联合侧照法前、后的对比，16×

A. 非侧照法下增加入射光线角度，会出现虹膜反光光带作为背景，干扰拍摄；B. 联合侧照法后，可避开虹膜反光光带。

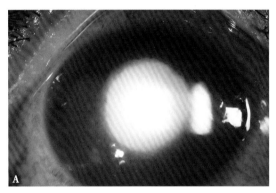
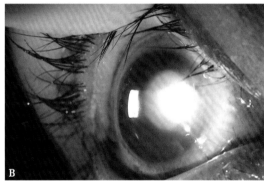

图 2-5-14　眼内炎，点光源照明联合侧照法前、后的对比

A. 非侧照法下增加入射光线角度，晶状体内散射光线与丁达尔光束交叉，16×；B. 联合侧照法后，可尽可能避开晶状体内散射光线的干扰，10×。

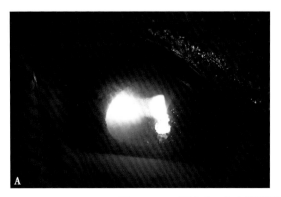
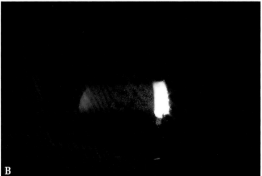

图 2-5-15　眼内炎，点光源照明联合侧照法前、后的对比，16×

A. 非侧照法下增加入射光线角度，此时虽然避开了虹膜背景，但是晶状体表面的强烈反光会同样干扰观察；B. 联合侧照法后，可避开晶状体表面的强烈反光。

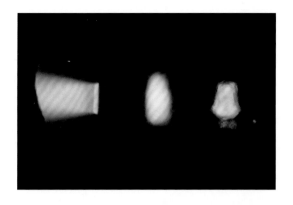

图 2-5-16　非侧照法下光圈过小，难以观察到不同焦点的丁达尔光束，图示只有临近晶状体前表面的光束清晰，25×

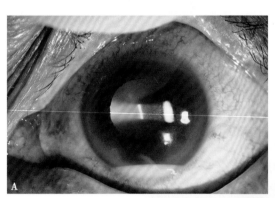
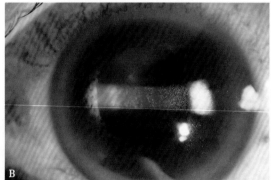
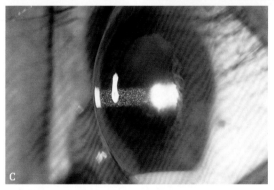

图 2-5-17　眼内炎，点光源照明联合侧照法前、后的对比

A. 正位的点光源照明，倍数较低时景深较大，不同深度的清晰度差别不大，10×；B. 提高倍数后仅光束局部可对焦，光束的不同深度焦点不统一，16×；C. 联合侧照法后光束的不同深度焦点统一，16×。

（四）何时需要拍摄视频

视频主要用于记录房水的运动。近虹膜侧温度相对较高，房水向上流动，而近角膜侧温度相对较低，房水向下流动。当前房浮游细胞出现时，房水的流动会更加明显，详见第二章第十节。值得注意的是，由闪光灯箱和单反相机组合而成的裂隙灯生物显微镜，由于存在 100% 分光器，通常因不可实时传输目镜下图像，无法进行录像。部分设备加装了 100% 分光器锁，可使光线持续射入单反相机，便于视频拍摄（见图 1-2-58）。

三、临床应用及病例解析

点光源照明法主要用于观察前房内蛋白或细胞的异常，多种疾病中涉及对前房液体的观察和记录，例如前葡萄膜炎、伪装综合征、眼内炎、青光眼、视网膜病等。

（一）前葡萄膜炎（图 2-5-18）

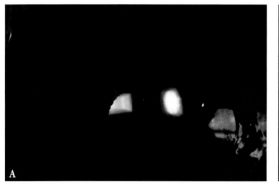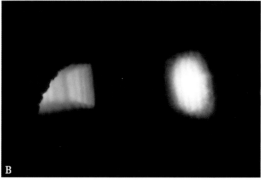

图 2-5-18　前房内见一个浮游细胞
A. 16×；B. 40×。

（二）伪装综合征（图 2-5-19）

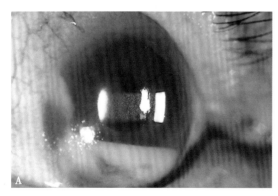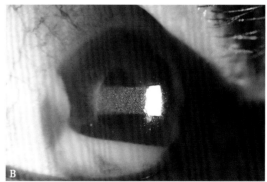

图 2-5-19　眼内淋巴瘤，点光源照明联合侧照法可通过调整入射光线角度，躲避晶状体表面光斑及反光镜在角膜上的投影，16×
A. 反光镜投影位于光束上；B. 加大入射光线角度，使反光镜投影与角膜光带重合。

（三）眼内炎（图2-5-20）

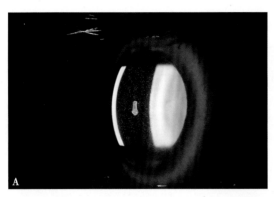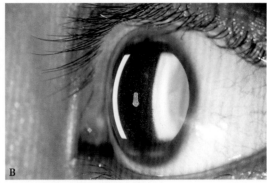

图 2-5-20　眼内炎，10×

A．拍摄明显的前房细胞时，点光源照明法可拓展为光学切面法；B．可额外补充背景光。

（四）青光眼（图2-5-21，二维码2-5-1图1、图2）

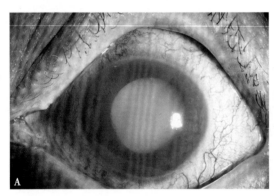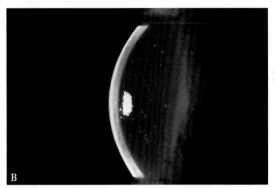

图 2-5-21　晶状体溶解性青光眼

A．弥散光大体照明，10×；B．点光源照明法拓展为光学切面法，显示前房内明显折射的结晶样颗粒，16×。

（五）视网膜病（图2-5-22）

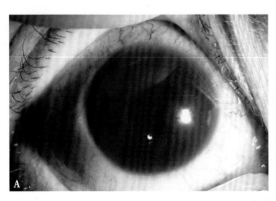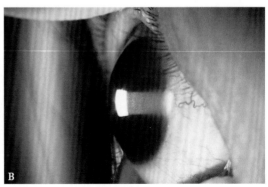

图 2-5-22　糖尿病视网膜病变，玻璃体切除术后前房积血

A．弥散光大体照明，10×；B．点光源照明联合侧照法显示前房内血细胞，16×。

第六节 镜面反射法

镜面反射法是一种临床常用且重要的观察手段及拍摄方法，但不易被初学者掌握。此法光线相对集中，技巧性较强。结合裂隙灯高倍数观察以及器材的拍摄参数个性化设置，此法可详细记录某一界面的局部特征，如泪膜、角膜内皮层、晶状体前后表面等。

二维码 2-6-1 扫一扫，查看镜面反射法更多精彩图片

直接焦点照明法中的弥散照明法，主要用于拍摄组织或病变的大体特征，而镜面反射法的主要目的是集中光线，呈现界面处的细微特征。单次拍摄即可获得更为全面的信息，包括：界面的反光性、均匀程度（反光强度是否一致？）、地形特征（是否有凹凸不平的区域？如角膜后弹力层皱褶）、细微病变（如角膜内皮层小滴）、前部屈光介质的透光性（如后弹力层混浊影响内皮层光线反射）等。与实际拍摄相比，裂隙灯下直接观察相对容易。

一、原理

镜面反射法，顾名思义，其原理为镜面反射，主要基于斯涅尔定律（Snell's law of optics），即光的折射定律。该原理指出：当光线于界面（不同折射率介质的交界处）出现反射时，入射角等于反射角。我们以一面镜子为例，将其作为反射的界面时，参照该原理，镜子中能观察到的物体，与我们的眼睛分别处于相同角度的入射及反射光路上。

裂隙灯显微镜镜面反射法，正是采用了这一原理，只不过反射界面不是镜子，而是接触镜、泪膜、角膜内皮层（图 2-6-1）、晶状体前后表面（图 2-6-2、图 2-6-3）等可反射界面。它们的共同点是均为不同折射率介质的交界面。裂隙灯光源作为入射光带（常用 3～5mm 的窄裂隙光带），直接投射到可反射界面上，当入射和反射角度相等时，即可观察到界面的反光特征。

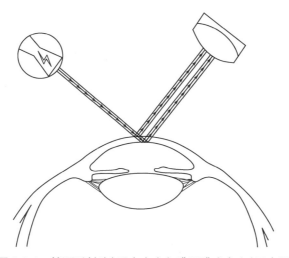

图 2-6-1 镜面反射法（观察中央角膜泪膜或内皮）示意图

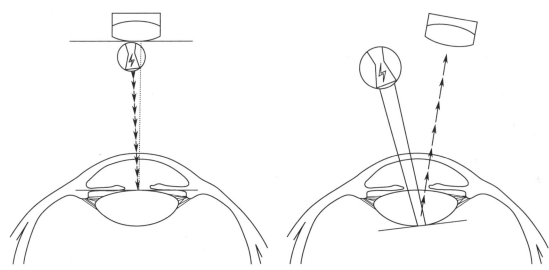

图 2-6-2　镜面反射法（观察晶状体前表面）示意图　　图 2-6-3　镜面反射法（观察晶状体后表面）示意图

理解镜面反射的原理和条件，是顺利观察和拍摄的前提。可充分利用镜面反射原理辅助裂隙灯查体，如观察晶状体前囊（图 2-6-4）、结膜乳头（图 2-6-5）、角膜溃疡灶表面（图 2-6-6）、人工晶状体轮廓（图 2-6-7）等。如果用镜面成像的例子形象地比喻裂隙灯镜面反射图像，那

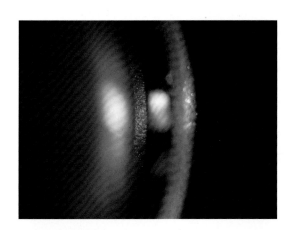

图 2-6-4　正常晶状体前囊的镜面反射，类似粗糙的毛玻璃材质镜面，40×

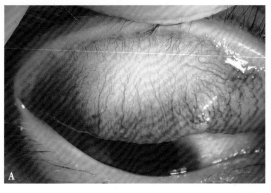

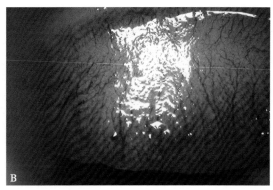

图 2-6-5　过敏性结膜炎，结膜乳头
A. 弥散光大体照明，10×；B. 镜面反射法显示隆起的细小乳头，16×。

么平整、皱褶、粗糙的内皮层，可分别形象地比喻成光滑、破碎、毛玻璃材质镜面。皱褶及粗糙的内皮层不易形成均匀的、完整的镜面反射，呈现出不同的镜面反射效果，即典型的明暗差异。此时，拍摄时要适当提高亮度（如提高感光度值和曝光强度），避免因不均匀镜面反射引起的局部曝光较弱。

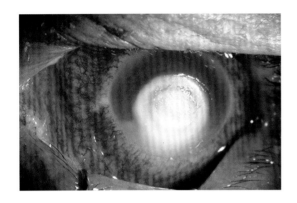

图 2-6-6　真菌性角膜炎，镜面反射法下可见溃疡表面粗糙，10×

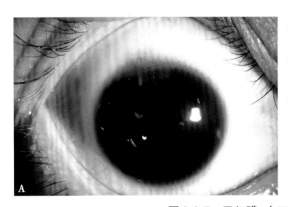
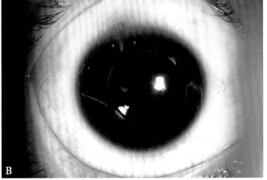

图 2-6-7　无虹膜，人工晶状体悬吊术后，10×
A. 弥散光大体照明，入射光线角度 40°；B. 减小入射光线角度至 5°，人工晶状体边缘出现镜面反射现象。

不同角膜区域的内皮层观察，尤其是周边部角膜内皮细胞观察，可辅助判断内皮细胞的生理性储备情况（图 2-6-8A）。增加入射光线角度后可进一步增加内皮镜面反射带宽度（图 2-6-8B）。镜面反射法下，可从中央至周边进行连续观察。由于角膜表面为弧形，常规裂隙灯观察时（裂隙灯目镜垂直于虹膜表面），不易观察中央角膜内皮层的镜面影像，此时需要改变患者眼位或同时调整观察轴角度，从而调整反射角度（通常大于 45°）（图 2-6-1、图 2-6-9）。而观察周边角膜内皮层相对容易，原理示意图见图 2-6-8。特殊病例，当中央角膜后弹力层皱褶（图 2-6-10）、周边前房消失（图 2-6-11）后，可直接改变局部内皮层的角度，产生镜面反射现象。

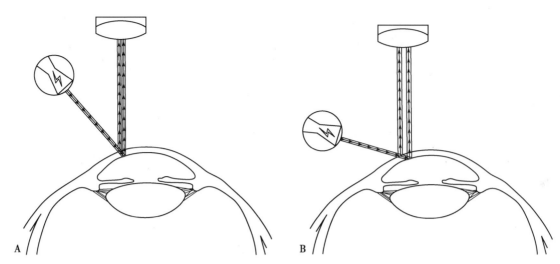

图2-6-8 入射角度与镜面反射观察位置的关系

A. 常规裂隙灯观察角度（裂隙灯目镜垂直于虹膜表面）主要观察周边角膜内皮；B. 增加入射光线角度可增加内皮层镜面反射带宽度，并利于泪膜与内皮镜面反射带的分离。

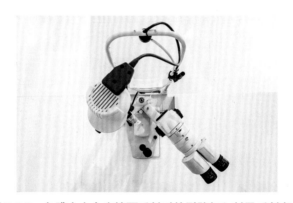

图2-6-9 角膜中央内皮镜面反射时的裂隙灯入射及反射角度

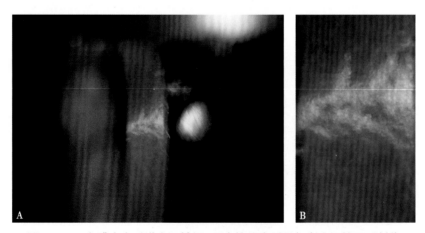

图2-6-10 角膜中央后弹力层皱褶，可直接观察到局部内皮层镜面反射像

A. 镜面反射法，40×；B. A图局部放大。

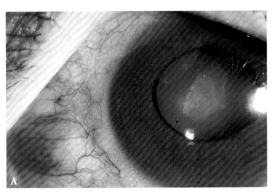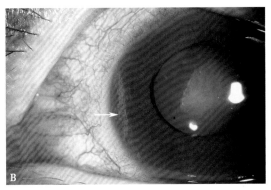

图2-6-11　急性闭角型青光眼,周边房角关闭导致内皮面角度改变,出现镜面反射现象

A. 入射角度45°,16×;B. 入射角度15°,房角关闭区域出现镜面反射现象(箭头所示),16×。

二、拍摄技巧解析

(一)是否应用背景光

应用镜面反射法时应关闭背景光源,保证光线相对集中,提高镜面反射时较高的对比度,利于镜面反射处清晰成像(图2-6-12)。

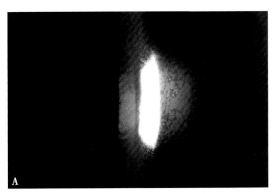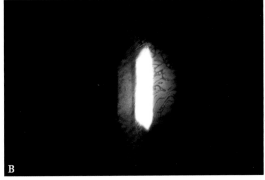

图2-6-12　角膜内皮层镜面反射像,40×

A. 开启背景光;B. 关闭背景光后,镜面反射图像更为清晰,对比度更高。

(二)如何调整入射角度

1. 观察晶状体表面　观察人工晶状体、ICL 前后表面的镜面反射时,需要依据晶状体表面的弧度确定入射光线角度,入射角度通常不宜过大(图2-6-13~图2-6-15),有时甚至需要调整为0°(图2-6-16)。

2. 观察角膜内皮层　角膜内皮层与泪膜层的镜面反射光带距离较近,两层光带无重叠后才能清晰观察内皮层镜面反射图像(图2-6-17)。较窄的裂隙光带下,虽然两层光带无重叠,但观察区域有限。为增大角膜内皮层可观察的区域范围,可加大入射角度并提高裂隙宽度,尽可能减少泪膜层与内皮层反射界面的重叠区域(图2-6-18)。

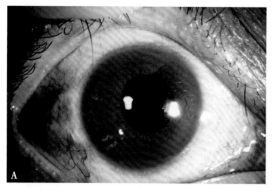 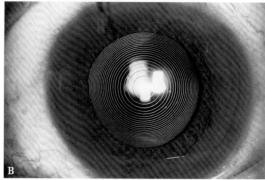

图2-6-13　多焦点人工晶状体植入术后

A．入射角度为15°左右无法显示晶状体上的衍射环，10×；B．入射角度减小为3°，衍射环出现镜面反射现象，产生强烈反光后各环清晰，16×。

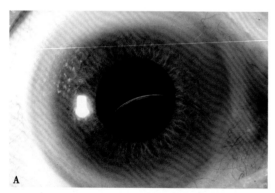 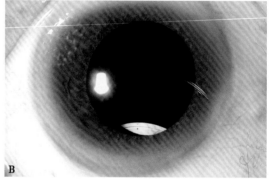

图2-6-14　人工晶状体偏位，16×

A．入射角度为15°左右无法显示晶状体光学区位置；B．入射角度减小为10°，光学区出现镜面反射现象时可清晰观察其位置。

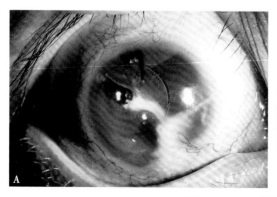 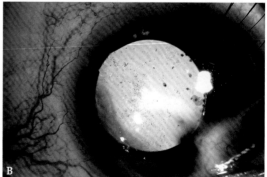

图2-6-15　前房型人工晶状体，10×

A．入射角度45°，晶状体表面未形成镜面反射条件；B．减小入射角度并嘱患者向鼻侧注视，可见镜面反射现象下人工晶状体表面的虹膜色素细胞，16×。

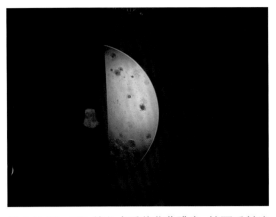

图 2-6-16 ICL 植入术后前葡萄膜炎，镜面反射法显示晶状体光学区表面的沉积物，此时入射光线角度为 0°，25×

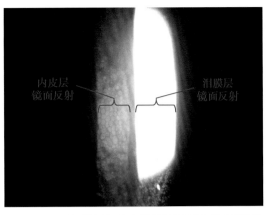

图 2-6-17 泪膜层与内皮层镜面反射光带分离（结合图 2-6-8 理解光带分离原理），40× 局部截图

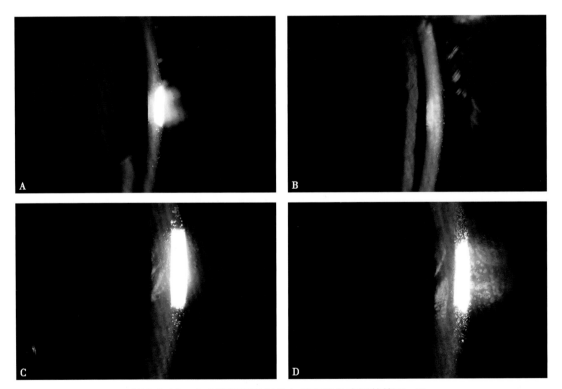

图 2-6-18 内皮层镜面反射的入射光线角度调整技巧，40×

A. 裂隙光带宽度适中，但泪膜反光光带与内皮反光光带存在交叉；B. 增加入射角度后，泪膜反光光带与内皮反光光带无交叉；C. 泪膜反光光带与内皮反光光带虽无交叉，但泪膜反光光带附近的脂质层反光干扰内皮反光光带；D. 适当增加入射角度后，脂质层反光干扰消失。

除了观察内皮细胞结构，镜面反射法还可用于观察后弹力层的完整性。合适的入射角度下，破裂的后弹力层边缘出现镜面反射现象（图2-6-19）。

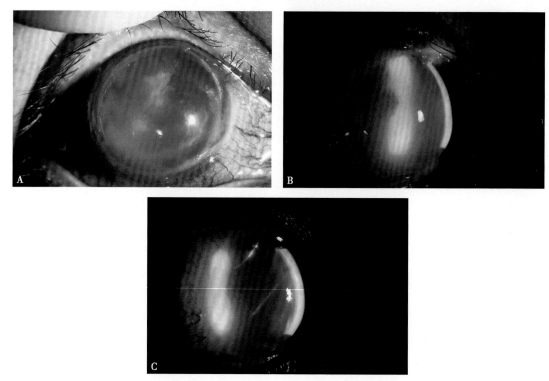

图2-6-19 球形角膜后弹力层破裂，内皮层镜面反射的特殊应用，10×
A. 弥散光大体照明法；B. 虹膜反光后照法联合侧照法，可见破裂的后弹力层；C. 增加入射角度，直至破裂的后弹力层边缘出现镜面反射现象。

（三）如何顺利寻找镜面反射点

观察角膜内皮层为镜面反射法的主要用途，以角膜内皮层镜面反射观察为例，建议从16倍、25倍、40倍逐渐过渡，便于顺利寻找反射界面，这一点对初学者尤为重要（图2-6-20）。镜面反射现象出现的位置为裂隙灯反光镜的映光点，反光镜的镜面投影在不同组织界面，就形成了镜面反射的反射面。在观察角膜内皮层的镜面反射图像时，裂隙光带要向反光镜映光点移动，映光点附近即可找到镜面反射的反射面（图2-6-21）。

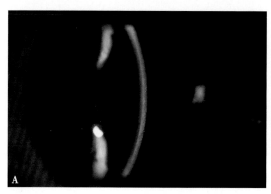
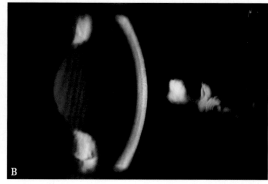

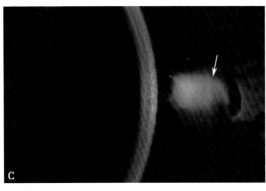 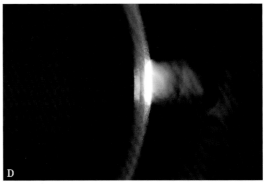

图 2-6-20 寻找镜面反射点的操作过程

A. 中央角膜中等宽度裂隙光, 16×; B. 中央角膜裂隙向角膜表面反光镜映光点移动, 16×; C. 接近反光镜映光点(白色箭头)时提高放大倍数, 40×; D. 内皮层镜面反射点位于角膜表面反光镜映光点左侧, 准确对焦即可, 40×。

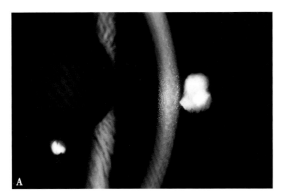 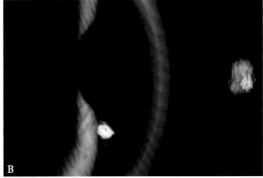

图 2-6-21 ICE 综合征, 内皮层金箔样反光, 25×

A. 反光镜映光点附近镜面反射现象明显, 利于观察内皮层金箔样反光; B. 远离反光镜映光点后, 难以观察到金箔样反光。

(四)如何调整相机参数

观察到内皮细胞的轮廓需要裂隙灯 40 倍放大, 对于参数可调节的裂隙灯数码相机, 其具体调整步骤如下: ①为避免高倍下任意微小抖动, 需要先提高快门速度至 1/80 秒或更快, 建议快门速度为 1/100 秒。②镜面反射法所需亮度通常较低, 应用闪光灯作为拍摄光源时, 裂隙光带最大亮度较大, 易出现内皮镜面过曝光, 此时可应用减光滤光片或开启闪光单元的"小闪光"模式, 从而降低亮度最大值。③在前两步的基础上, 提高感光度值至适宜大小, 常为 200 或 400。④光圈值为默认值 3, 通常不需调节。值得注意的是, 具体参数因不同裂隙灯机型而各异, 部分无法调节感光度及快门速度的机型, 尝试自动曝光模式拍摄即可。

三、临床拍摄应用及实例解析

学会观察泪膜层、内皮层的镜面反射图像, 有助于眼表疾病、角膜内皮疾病的详细查体, 可在常规裂隙灯查体的基础上获取更多微观的体征, 指导临床诊治。

(一)如何拍摄泪膜层

泪膜镜面反射时, 可因光干涉原理, 产生脂质层的干涉条纹。泪膜脂质层分布不均(黄色或彩色条纹)、泪膜干斑、泪膜内碎屑、泪膜流动均可通过此法观察(图2-6-22、图2-6-23)。其判别方法似KOWA DR-1泪膜镜,但观察区域有限。临床仅可将其用作泪膜层的大体观察。对脂质层条纹的判断有一定临床辅助诊断价值,但详细判别、分类仍然需要依靠泪膜镜、眼表综合分析仪、Lipiview等专业眼表检查设备。

观察泪膜镜面反射时,除了关闭背景光源外,还要将裂隙长度降低至2~3mm,并将亮度调低,此时通过反光镜的泪膜投影,可进行泪膜脂质层干涉条纹的观察。桨镜(或称为长镜)与方镜(或称为短镜)的光斑形状不同。使用以LED灯为光源的裂隙灯,易于拍摄出泪膜脂质层干涉图像。

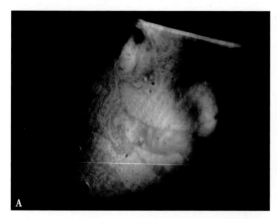
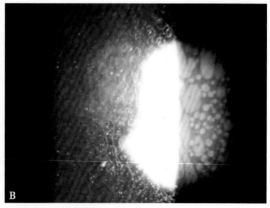

图2-6-22　泪膜层镜面反射,40×局部放大

A.裂隙灯下泪膜脂质层干涉条纹(4级:彩色条纹);B.裂隙灯反光镜镜面的角膜投影可用于观察泪膜脂质层的局部分布及流动特征。

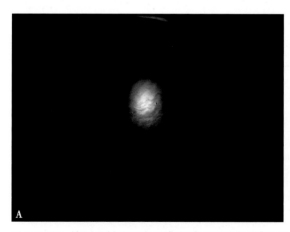
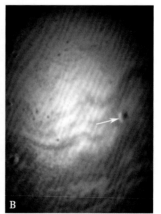

图2-6-23　镜面反射法观察泪膜脂质层干涉条纹[可见干燥斑(B图中箭头)及分布不均的中央角膜泪膜脂质层]

A.镜面反射法,40×;B.A图局部放大。

(二)如何拍摄角膜内皮层

镜面反射法是裂隙灯查体时不易掌握的技巧,但对于角膜内皮层的查体,镜面反射法可提供细胞水平的疾病体征,可对不同类型的继发性、原发性或不明原因的角膜内皮病变进行初步的鉴别诊断。

1. 继发性角膜内皮病变

（1）细胞密度低：感染、炎症及免疫反应、术中机械操作、药物、接触镜长期配戴、慢性或急性眼压升高等多种继发性因素，均可导致内皮层细胞密度下降。40 倍下观察，可对角膜内皮细胞密度进行粗略判断，估计大致内皮细胞密度范围（图 2-6-24）。

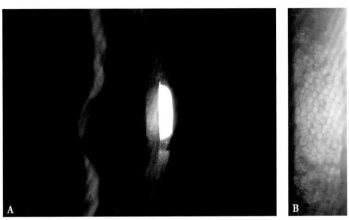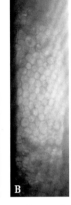

图 2-6-24　内皮层镜面反射法测量角膜内皮细胞密度为 1 000 个 /mm² 左右
A. 镜面反射法，40×；B. A 图局部放大。

随着角膜内皮细胞密度出现生理性或病理性下降，角膜内皮的屏障及泵功能减弱，角膜可能出现水肿，1 级薄雾样水肿对内皮层镜面反射影响不大，仅图像清晰度稍有下降（图 2-6-25）。

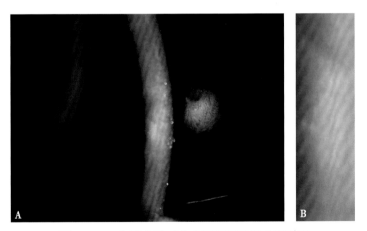

图 2-6-25　角膜水肿时内皮层镜面反射成像不清
A. 镜面反射法，40×；B. A 图局部放大可见大致角膜内皮细胞轮廓。

角膜内皮镜的成像原理同为镜面反射，裂隙灯下熟练使用镜面反射法是角膜内皮镜结果质量的保证（图 2-6-26）。尤其当内皮镜拍摄有难度时（如后弹力层皱褶、局灶性角膜混浊、角膜水肿等），裂隙灯下预先观察到内皮镜面反射是确定最佳成像位置、指导内皮镜定位拍摄、预估拍摄质量及细胞密度的重要步骤。

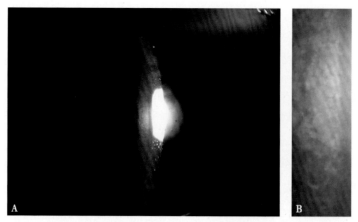

图 2-6-26　急性闭角型青光眼，角膜内皮细胞密度下降，并可见细胞大小不一
A. 镜面反射法，40×；B. A 图局部放大。

　　（2）细胞形态异常：多形性与多型性为两种内皮细胞的形态特征，前者为细胞边数（形状）特征，后者为细胞大小（面积）的变异程度。两者在角膜内皮镜报告中，分别为六边形细胞比例或细胞边数分布，与细胞面积标准差或变异系数。裂隙灯镜面反射法下也可观察到明显的细胞边数或大小变异（图 2-6-27、图 2-6-28）。

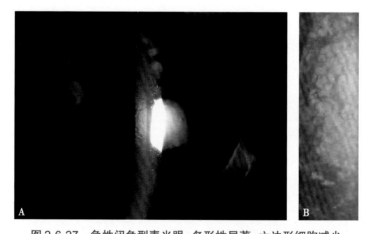

图 2-6-27　急性闭角型青光眼，多形性显著，六边形细胞减少
A. 镜面反射法，40×；B. A 图局部放大可见 3～5 边形细胞，内皮细胞密度为 500 个 /mm² 左右。

　　（3）角膜滴状赘疣（corneal guttata）：散在的角膜滴状赘疣主要与年龄相关，高龄患者常见，可单眼或双眼出现，赘疣的数量及分布双眼常不对称（图 2-6-29）。
　　（4）角膜后表面沉积物（keratic precipitates，KP）：KP 种类众多，多位于内皮层后，因此形成内皮层镜面反射条件时，多数沉积物难以反射光线。多数 KP 在内皮上无形态轮廓清晰的镜面反射图像，其出现不影响内皮层的平整度，因此不影响镜面反射法的成像。但对于较大的色素性 KP，其附着会增加内皮细胞后的反射光线，但裂隙灯由于光源最大亮度的限制，通常不易观察到这一现象。由于角膜内皮镜采用氙灯闪光灯作为入射光源，与裂隙灯相机相比，在图像分辨率上具有绝对优势，因此此现象在角膜内皮镜图像上尤为显著。

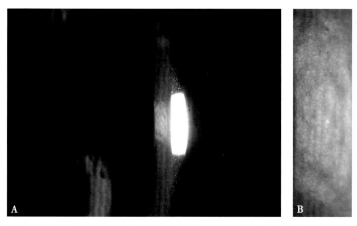

图 2-6-28　长期配戴角膜接触镜，多型性显著，内皮细胞大小不一
A. 镜面反射法，40×；B. A 图局部放大。

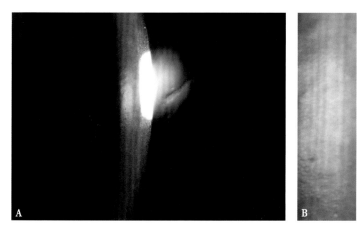

图 2-6-29　角膜滴状赘疣
A. 镜面反射法，40×；B. A 图局部放大，见图像左下方一处暗区。

　　此外，可影响角膜内皮层平整度的 KP，多为羊脂状 KP，常出现于葡萄膜炎、病毒性角膜炎（尤其是内皮炎）患者。其镜面反射特点似角膜小滴。

　　（5）后弹力层及内皮层皱褶：外伤、感染、炎症、水肿、手术等因素，均可导致角膜后弹力层及内皮层出现皱褶。镜面反射下可观察到皱褶条纹的形态，及其周边内皮细胞的大体形态（图 2-6-30），但角膜水肿常影响皱褶的观察。

　　（6）细胞排列异常：细胞排列异常对内皮细胞丢失位置具有指向性，这一特征易被忽略（图 2-6-31、图 2-6-32）。圆锥角膜患者中这一特征相对常见，且易被观察到。由于角膜形态及中央角膜内皮细胞的改变，周边角膜内皮会出现移行和/或拉长，称之为方向性延长（longitude elongation）。延长方向的向心端，多指向病变区（即圆锥角膜的锥顶）。

　　（7）硅油所致的角膜内皮毒性反应：当硅油乳化进入前房后，长期停留在前房甚或接触到角膜内皮层会引起角膜内皮的慢性毒性反应，镜面反射下内皮层失去正常结构，局部可见暗区（图 2-6-33）。

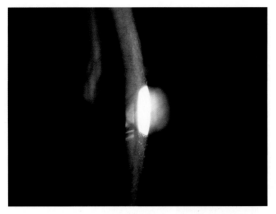

图 2-6-30　角膜水肿区周边的后弹力层皱褶,25×

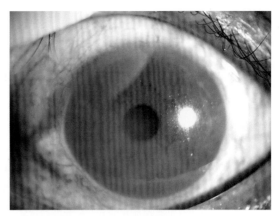

图 2-6-31　下方角膜水肿,16×

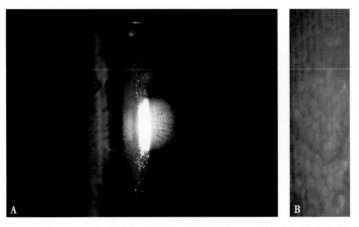

图 2-6-32　图 2-6-31 患者的内皮层镜面反射图像,可见内皮细胞方向性延长
A. 镜面反射法,40×;B. A 图局部放大,可见内皮细胞垂直方向上延长。

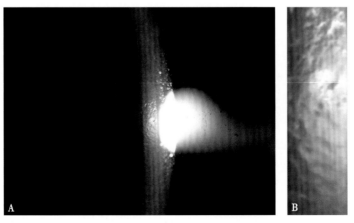

图 2-6-33　硅油所致的角膜内皮毒性反应
A. 镜面反射法,40×;B. A 图局部放大。

2. 原发性角膜内皮病变

（1）Fuchs角膜内皮营养不良：Fuchs角膜营养不良（Fuchs endothelial corneal dystrophy，FECD）是一种以角膜滴状赘疣、后弹力层增厚、角膜内皮细胞密度进行性下降为特征的双眼遗传性角膜病变，目前认为它是常染色体显性遗传疾病。临床上FECD分为两型：早发型与晚发型，其差异主要在于发病的早与晚。据笔者的观察，两者的影像学及裂隙灯下表现相似。

FECD相对常用的观察手段，是通过窄裂隙光或宽裂隙光观察内皮层的金属锤击样外观，即金箔或银箔样反光。根据成像原理进行推测，出现金箔样反光的位置，实际上是裂隙光下局部形成镜面反射条件而产生的点状强反光。这也就不难解释在虹膜角膜内皮综合征（iridocorneal endothelial syndrome，ICE syndrome）时，由于细胞形态的改变，内皮层病变区域会出现弥漫的、细小的金箔样反光（详见本节虹膜角膜内皮综合征）。

除了上述方法，镜面反射法对于观察滴状赘疣具有明显优势，并可鉴别宽裂隙光下表现类似的内皮层金箔样反光，如角膜内皮细胞水肿、FECD与ICE综合征等（图2-6-34）。滴状赘疣在角膜内皮层镜面反射图像上的特征为大小不一的、近圆形的暗区。滴状赘疣的形成，多为后弹力层局部的异常增厚，增厚的后弹力层会使局部的内皮细胞凸向前房，改变了反射角度，使滴状赘疣区域失去了镜面反射条件，因此出现暗区（图2-6-35）。这一理论同样可以解释为何ICE综合征的内皮层镜面反射法下不可见类似FECD的暗区（详见本节虹膜角膜内皮综合征）。

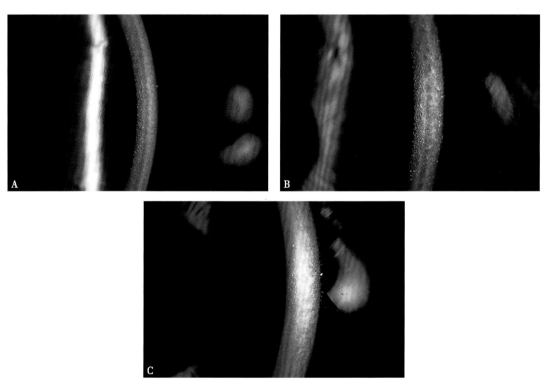

图2-6-34　角膜内皮金箔样反光，不同疾病的金箔样反光相似，40×
A. FECD；B. ICE综合征；C. 角膜内皮细胞水肿。

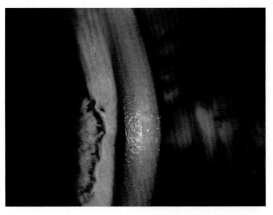

图 2-6-35　FECD 镜面反射法下滴状赘疣形成的暗区,40×

当裂隙灯下观察到双眼相对对称、多发、中央角膜首先受累的滴状赘疣时,对临床诊断 FECD 具有明确的辅助价值。因此,熟练掌握镜面反射法,对 FECD 的诊断,尤其是早期临床拟诊,有很大帮助。当镜面反射点靠近角巩膜缘的内皮层时,可适当加大裂隙光宽度,增加镜面反射面的范围(图 2-6-36)。

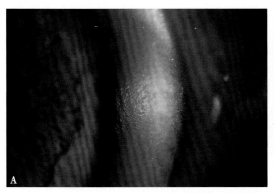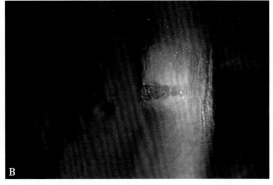

图 2-6-36　镜面反射法拍摄靠近角巩膜缘的内皮时,可适当加大裂隙光宽度,增加镜面反射面的范围,40×
A. FECD; B. 后部多形性角膜营养不良。

FECD 早期为双眼中央角膜相对对称的滴状赘疣。随着 FECD 的进展,滴状赘疣的大小、数量、融合程度均不断上升(图 2-6-37)。由于成像原理基本一致,裂隙灯镜面反射法图像与角膜内皮镜图像相似,均表现为大小不一、近圆形的暗区。随着滴状赘疣的增多,出现融合时可见片状不规则暗区,但局部尚可拍摄到正常的角膜内皮细胞结构。当某一观察视野内出现弥漫性小滴及其融合时,内皮层镜面反射通常观察不到正常的内皮细胞轮廓。

FECD 的鉴别诊断包括任何出现滴状赘疣的疾病。此外,同样需要与角膜假性赘疣(或称为假小滴)进行鉴别。假性赘疣较为细小,大小相对均一(图 2-6-38)。

(2)后部多形性角膜营养不良:后部多形性角膜营养不良(posterior polymorphous corneal dystrophy, PPCD)是一种多累及双眼,可无症状的角膜内皮营养不良,多数患者可无主诉,且视力稳定。患者常通过体检、验光配镜等被筛查出来。

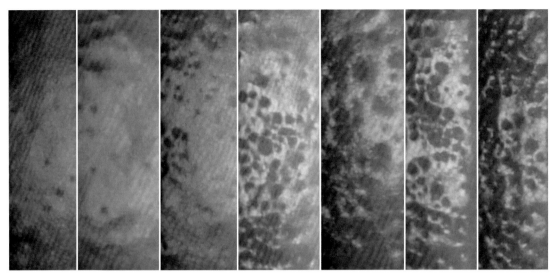

图 2-6-37　FECD 不同程度的滴状赘疣，从左至右赘疣数量及融合程度均增加，40× 截图

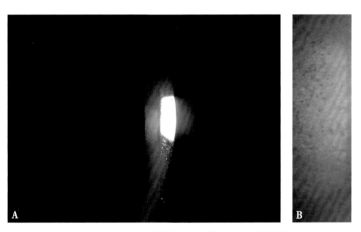

图 2-6-38　虹膜睫状体炎，角膜内皮层假性赘疣
A. 镜面反射法，40×；B. A 图局部放大。

　　PPCD 的病变主要位于角膜后表面，即后弹力层及内皮层。由于后弹力层会出现形态各异的增厚，裂隙灯下可表现为囊泡样、条带样或弥漫性病变。囊泡样改变是 PPCD 的标志性体征，裂隙灯检查可进行明确诊断。

　　PPCD 相对常用的观察手段，是通过宽裂隙光观察角膜后表面的囊泡、条带或 / 和弥漫性病变。部分病变需要同时使用切向照明法（常需要宽度值大于 10 的裂隙光），以增加病变的立体感及对比度（详见第二章第三节"切向照明法"）。

　　除了上述方法，镜面反射法同样可以用于 PPCD 的观察。其主要目的是显示病变区后弹力层病变与内皮细胞层的关系，同时辅助判断病变边缘处内皮细胞受累情况（图 2-6-39、图 2-6-40）。部分 PPCD 病例可同时观察到类似 ICE 细胞的镜面反射影像（图 2-6-41）。

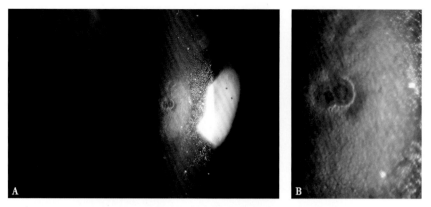

图 2-6-39　PPCD,镜面反射法下可见囊泡样病变

A. 镜面反射法,40×;B. A 图局部放大。

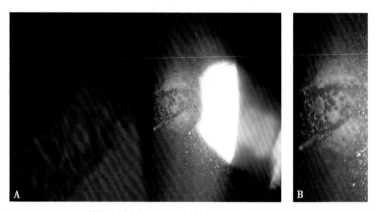

图 2-6-40　PPCD,镜面反射法下可见条带样病变,条带内可见滴状赘疣样暗区

A. 镜面反射法,40×;B. A 图局部放大。

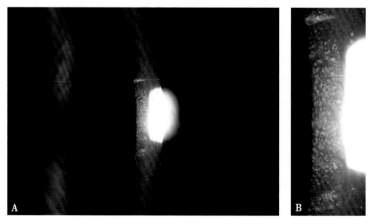

图 2-6-41　PPCD,镜面反射法下可见条带样病灶区细胞似 ICE 细胞

A. 镜面反射法,40×;B. A 图局部放大。

　　PPCD 的活体激光共聚焦显微镜（in vivo confocal microscopy，IVCM）影像特征，可以辅助理解裂隙灯下镜面反射法的影像特征（二维码 2-6-1 图 1）。囊泡样病变中央或条带样病变的条带间，宽裂隙光下显示为相对透明区，无明显混浊，而囊泡样病变边缘及条带样病变的条带本身，在 IVCM 上表现为后弹力层增厚。增厚的后弹力层导致其后的内皮层突向前房，局部失去镜面反射条件，从而在裂隙灯镜面反射图像上显示为暗区。

　　（3）虹膜角膜内皮综合征：虹膜角膜内皮综合征（iridocorneal endothelial syndrome，ICE syndrome），即 ICE 综合征，是一组可累及角膜、前房角及虹膜的疾病，分为原发性进行性虹膜萎缩、Chandler 综合征和 Cogan-Reese 综合征。其病因目前尚不清，主要病变位于后弹力层及角膜内皮细胞层，目前尚有学者将 ICE 综合征归类为原发性角膜内皮疾病。

　　ICE 综合征除了弥散光大体照相法显示角膜及虹膜病变、宽裂隙光直接焦点照明法显示内皮层弥漫且细小的金箔样反光之外，镜面反射法可以对内皮层的细胞形态及结构进行拍摄，观察细胞水平改变。值得注意的是，早期 ICE 综合征患者的金箔样反光较为散在或分布不均，易被漏诊，且金箔样反光特征同时取决于光线角度（图 2-6-42）。

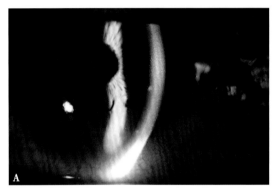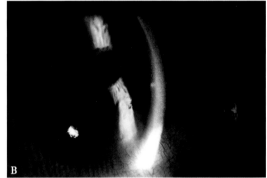

图 2-6-42　ICE 综合征患者发病 3 个月，内皮层金箔样反光较少，16×
A. 裂隙光带仅中央可见少量金箔样反光；B. 随着右眼眼位向颞上方调整，鼻下方内皮层也出现金箔样反光。

　　各类型的 ICE 综合征患者，其内皮层均会出现特征性的 ICE 细胞，是 ICE 综合征影像诊断的主要依据。正常的内皮细胞为单层扁平的六边形细胞，而 ICE 细胞则为肿胀、圆化的细胞形态，缺少正常细胞的镜面反射特征（图 2-6-43）。

　　镜面反射法下，ICE 细胞为单细胞水平的明暗反转，呈现"底片样"外观，即细胞周边高反光、细胞中央低反光的影像特征（图 2-6-44）。部分病例，大量 ICE 细胞排列成片时，可呈现出特征性的"鱼鳞样"外观（图 2-6-45）。根据镜面反射原理及 ICE 综合征的病理特点，笔者推断，因 ICE 细胞肿胀、细胞中央隆起，所以局部失去镜面反射条件，显示为暗区。同理可推测并解释"鱼鳞样"外观的形成原因，即内皮细胞肿胀。除了典型 ICE 细胞出现的"底片样"外观，病理结果同样提示 ICE 细胞具有细胞边界宽的特点，镜面反射下也可观察到这一现象（图 2-6-43）。

　　镜面反射法除了可观察 ICE 综合征的细胞水平改变，部分类型的 ICE 综合征，如 Subtotal type（ICE 细胞分布不均），其内皮层可观察到正常及异常内皮的分界线（图 2-6-46）。综上，裂隙灯镜面反射法不仅可指导临床对 ICE 综合征进行分型，还可辅助寻找 ICE 细胞可能出现的位置，指导角膜内皮镜及 IVCM 检查定位，避免漏诊。

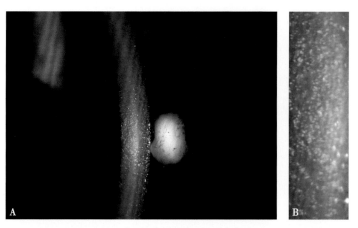

图 2-6-43　ICE 综合征角膜内皮细胞间隙增宽，缺乏正常内皮细胞的镜面反射特征
A. 40×；B. A 图局部放大。

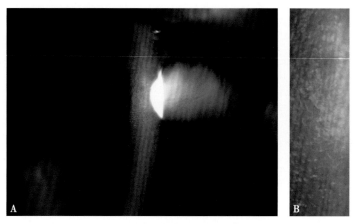

图 2-6-44　ICE 综合征可见典型的"底片样"细胞，即 ICE 细胞
A. 40×；B. A 图局部放大。

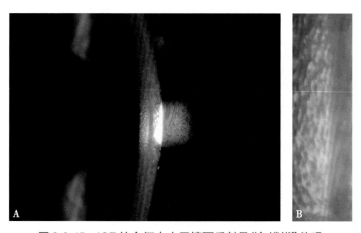

图 2-6-45　ICE 综合征内皮层镜面反射呈"鱼鳞样"外观
A. 40×；B. A 图局部放大。

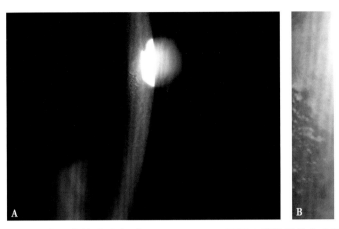

图 2-6-46　ICE 综合征中的特殊类型：Subtotal type，可见正常及异常内皮细胞分界线
A. 40×；B. A 图局部放大。

（4）先天性遗传性角膜内皮营养不良：先天性遗传性角膜内皮营养不良（congenital hereditary endothelial dystrophy，CHED）是一种出生或出生后早期即表现出的双眼角膜对称性混浊。多数患者因角膜明显水肿增厚、弥漫混浊，且年幼、视力差，导致镜面反射法无法拍摄。通常仅采用弥散及裂隙光等常用方法拍摄（图 2-6-47）。

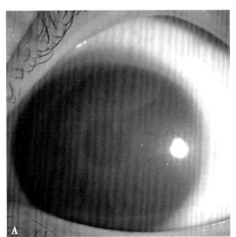
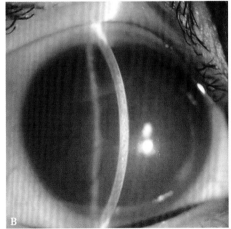

图 2-6-47　CHED，16×
A. 弥散光大体照明；B. 光学切面法。

3. 不明原因的角膜内皮异常（图 2-6-48）。

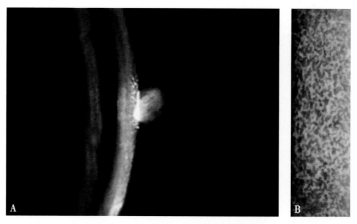

图 2-6-48　白内障术前检查，角膜内皮细胞弥漫的点状暗区，原因不详
A. 镜面反射法，40×；B. A 图局部放大。

第七节　近端照明法

　　近端照明法是间接照明法的一种，可以简单地将其理解为一种特殊的角巩膜缘散射法或后照法。近端照明法的应用场景较少，主要应用于拍摄表面反光较强的病变或组织。通过适当的离焦，光线照射于病变或组织边缘，光线在其内部折射，并在其后部映衬出背景光线。折射光线与映衬的背景光线将病变或组织照亮，从而显示其范围、形态、致密程度。

二维码 2-7-1　扫一扫，查看近端照明法更多精彩图片

一、原理

　　近端照明法的名称提示了光线的运用方法，即光线照射在病变的近周边部，原理详见图 2-7-1。作为间接照明法的一种，近端照明法需要适当松动离焦旋钮并进行适度离焦。虽然不离焦也可进行观察和拍摄，但此时被拍摄病变常不位于视野或图像中央。

　　近端照明法可被理解为一种用于拍摄不透光组织中病变的间接照明法。当需要显示屈光间质（角膜、房水、晶状体、玻璃体等透光组织）中病变的轮廓或内部特征时，可通过病变内部散射光线或后部反射的光线将病变间接照亮，通常无须使用近端照明法。但对于不透光组织中的病变，例如完整

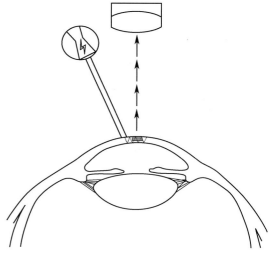

图 2-7-1　近端照明法观察角膜病变示意图，红框为目标病变

虹膜、全角膜混浊、巩膜、睑缘、眼睑皮肤、混浊晶状体等，有时无法通过直接焦点照明清晰拍摄病变的大小、形态、致密程度或内部结构（通常由于表面的反射光线过强），此时需要采用近端照明法。如果将光线照射在病变的边缘或近周边部，裂隙灯光带的分光光线会在病变内部散射（似角巩膜缘散射法），并同时在病变后部反射形成映衬的背景光（似后照法），从而显示病变表面特征、轮廓、内部结构等细节信息。

二、拍摄技巧解析

近端照明法的成像效果优劣主要取决于光线的投射位置。不同位置会产生不同效果的病变内光线折射和病变后光线反射。通常，光带需要投射在病变近周边相对透光的部位（图2-7-2）。

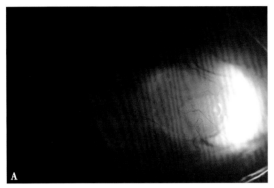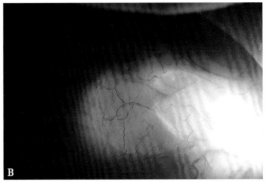

图 2-7-2　结膜囊肿，近端照明法的光带照射位置，25×
A. 光线投射位置离囊肿过远，无法实现近端照明；B. 光线投射位置适中。

三、临床拍摄应用及病例解析

近端照明法的应用场景较少，常用于观察与拍摄相对透明的组织。这类组织结构表面反光较强，且与周边组织界限不清，常规照明方法难以显示其范围、形态、致密程度。此外，近端照明法也可用于初步显示肿物或病变组织内部结构（图2-7-3～图2-7-8，二维码2-7-1图1～图5）。

1. 睑缘病变（图2-7-3～图2-7-5）。

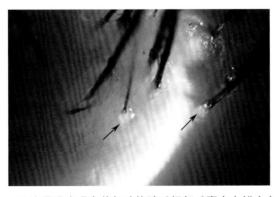

图 2-7-3　近端照明法观察前部睑缘睫毛根部毛囊内有螨虫存在，40×

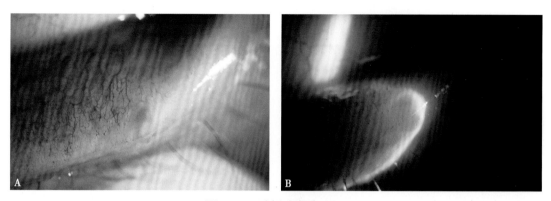

图 2-7-4　睑板腺囊肿,25×
A. 弥散光大体照明;B. 近端照明法显示囊肿的范围。

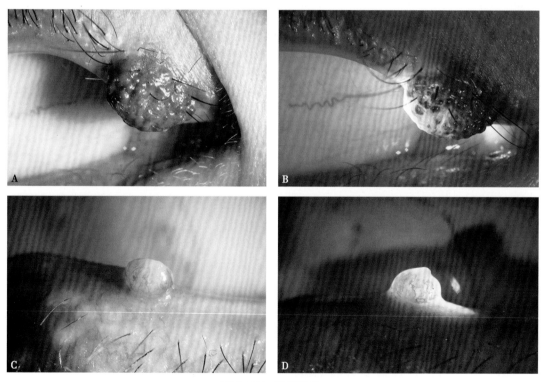

图 2-7-5　睑缘肿物
A. 色素痣,弥散光大体照明,16×;B. 近端照明法显示色素痣内血管,16×;C. 睑缘肿物,弥散光大体照明,25×;D. 近端照明法显示肿物轮廓及内部血管,25×。

2．球结膜病变（图 2-7-6，二维码 2-7-1 图 1）。

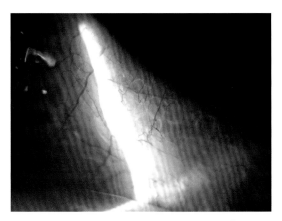

图 2-7-6　近端照明法显示硅油异位至球结膜下，40×

3．角膜病变（图 2-7-7，二维码 2-7-1 图 2、图 3）。

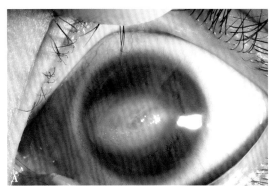
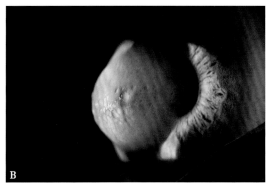

图 2-7-7　圆锥角膜，急性角膜水肿
A．弥散光大体照明，10×；B．近端照明法显示后弹力层破裂后角膜水肿区，16×。

4．虹膜病变（图 2-7-8，二维码 2-7-1 图 4、图 5）。

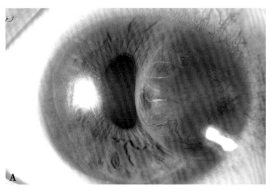
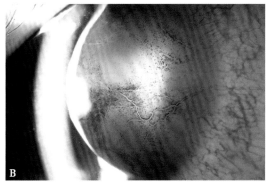

图 2-7-8　虹膜囊肿
A．弥散光大体照明不易区分肿物表面血管是否有血流，16×；B．近端照明法显示肿物内血管及影子血管，25×。

第八节　角巩膜缘散射法

角巩膜缘散射法是一种临床中应用较少的方法，作为一种非常规的操作，裂隙灯查体时通常很少应用，眼科学教科书也鲜有大篇幅的介绍。从照明方法的大分类上看，角巩膜缘散射法或称为角巩膜缘分光照明法，属于间接照明法的一种，可用于观察弥散光大体照明下不易观察到的体征。其主要的应用场景包括：①确定病变范围；②利于病变亮度均一；③同时显示同一眼上、不同类型的角膜病变；④观察细小的角膜病变；⑤躲避病变前方的遮挡。

二维码 2-8-1　扫一扫，查看角巩膜缘散射法更多精彩图片

一、原理

角巩膜缘散射法的原理，从其命名即可看出，即入射光线需要投射到角巩膜缘，并且最终通过光线散射产生成像。笔者认为，"角巩膜缘散射法"的叫法优于"角巩膜缘分光照明法"，一来更贴合英文原意"scatter，散射"，二来直接体现最重要的成像原理，即全反射光线遇到病变时的散射。

此种方法中用于照明的光线，并非角巩膜缘处直接反射产生的强烈反光，而是采用从角巩膜缘透明角膜处射入的部分分光光线，这也是部分学者或专业书籍称之为"角巩膜缘分光照明法"的原因。分光光线并非直射入透明角膜处，而是需要斜向进入角膜内。斜向入射的分光光线，通过在角膜前后表面进行连续的全反射，最终主要投射到对侧的角巩膜缘处，并将其照亮。调节过程见图2-8-1～图2-8-3。

当连续全反射的光线在角膜内传播遇到角膜神经、基质细胞核等结构时，少量全反射光线会被衰减，并产生微弱的散射光线，从而形成了角巩膜缘散射法下角膜病变的观察背景。

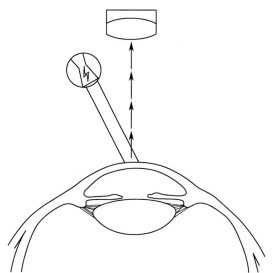

图 2-8-1　角巩膜缘散射法操作示意图（一）
目镜焦点与裂隙光焦点均位于角膜中央。

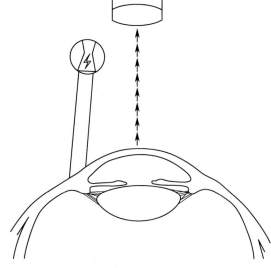

图 2-8-2　角巩膜缘散射法操作示意图（二）
目镜焦点位于角膜中央，松动离焦旋钮，将裂隙光焦点调整至角巩膜缘。

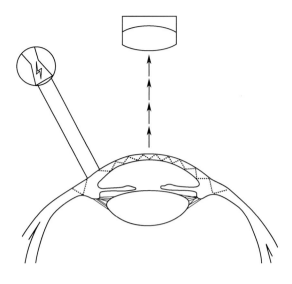

图 2-8-3　角巩膜缘散射法操作示意图(三)
进一步增加入射光线角度,目镜焦点位于角膜中央,裂隙光焦点位于角巩膜缘。

当角膜出现病变时,全反射光线会出现显著衰减。角膜内病变可降低光线的强度(如角膜混浊、角膜水肿等)或/和改变全反射分光光线的光路(如后弹力层皱褶等),从而产生较强的散射或/和反射光线,使得病变可从观察背景中突显出来。

二、拍摄技巧解析

(一)如何应用离焦旋钮

离焦,常用英文名称为"decentered",是间接照明法里十分常用的裂隙灯操作之一,这一点在角巩膜缘散射法中更为显著。这一效果的产生主要依靠松动裂隙灯灯塔上的离焦旋钮(图 2-8-4)。作为角巩膜缘散射法中最主要的操作步骤之一,离焦的主要目的是分离光线与目镜的焦点。同焦的状态下(即裂隙灯的基本状态),入射光线照射到角巩膜缘进行分光时,目镜焦点同样在角巩膜缘上,因此无法聚焦到角膜中央区域。离焦状态下,目镜焦点与光线焦点才可以产生分离效果:目镜焦点不动(裂隙灯底座位置不变),光线焦点向颞侧角巩膜缘偏离(松动离焦旋钮后,灯塔向外侧旋转,直至光线照射到角巩膜缘的位置)。离焦旋钮可松动至不同程度,离焦角度的最大值不同(离焦程度不同)。

(二)如何调整入射光线角度

角膜专著或数码裂隙灯设备说明书上,角巩膜缘散射法示意图中通常显示的入射光线角度较小,大致在 10°左右。然而,在实际应用过程中,小角度的入射光线会增加分光光线在角膜前后表面进行全反射的光程,不利于分光光线传导至对侧的角巩膜缘。因此,实际应用中常采用大于 45°的入射光线,50°～60°为最佳。虽然增加入射角度可尝试避免反光镜映光点在角膜上的投影(图 2-8-5),但有可能会增加角膜

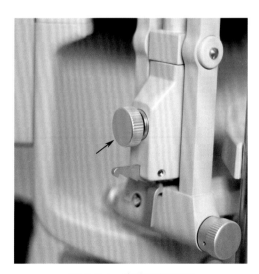

图 2-8-4　离焦旋钮位置

表面的反射光线，出现不必要的曝光，从而降低图像的对比度（图 2-8-6）。

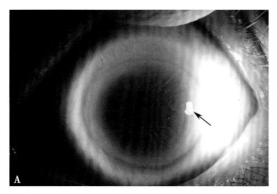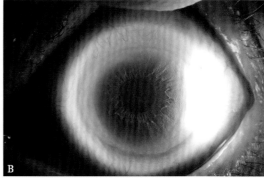

图 2-8-5　角巩膜缘散射法，增加入射光线角度可避免反光镜投影，10×
A. 增加前；B. 增加后。

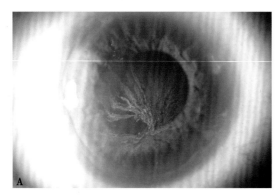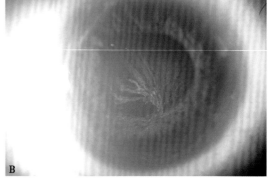

图 2-8-6　双眼药源性角膜病变（胺碘酮），角巩膜缘散射法，过度增加入射光线角度会降低图像对比度，10×
A. 增加入射角度前；B. 过多地增加入射角度后，漩涡状角膜上皮病变的清晰度下降。

　　由于患者鼻梁的阻挡，大角度的入射光线通常均从颞侧射入，因此从角巩膜缘散射法的光带位置通常能判断出眼别。若病变邻近颞侧角巩膜缘，为避免光带处病变区过曝光，可选择光线从鼻侧射入（图 2-8-7）。

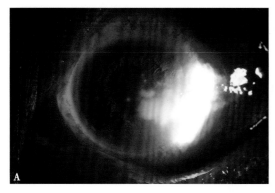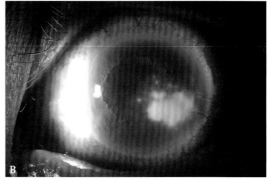

图 2-8-7　左眼真菌性角膜炎，角巩膜缘散射法显示卫星灶，10×
A. 颞侧入射光线，光带附近病变过曝光；B. 改为鼻侧射入光线。

角巩膜缘散射法的实际拍摄时会遇到三种干扰因素。第一,对于睑裂较小或球结膜水肿的患者,角巩膜缘散射法常因角巩膜缘难以充分暴露,无法顺利进行分光照明(图 2-8-8A 与图 2-8-8B)。第二,佩戴角膜绷带镜后,绷带镜将光线散射,产生类似开启背景光源的效果,会降低图像对比度(图 2-8-8C 与图 2-8-8D)。第三,当球结膜及角巩膜缘充血明显时,散射光线偏红,影响成像清晰度(图 2-8-8E 与图 2-8-8F)。

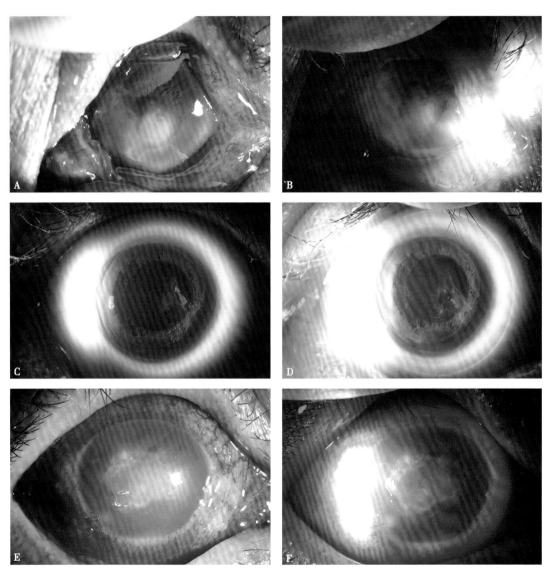

图 2-8-8　实现角巩膜缘散射法过程中的干扰因素,10×

A. 真菌性角膜炎,球结膜水肿,弥散光大体照明;B. 球结膜水肿时角巩膜缘难以充分暴露,无法实现角巩膜缘散射法照明;C. LASIK 术后角膜上皮植入;D. 佩戴绷带镜降低图像对比度;E. 脓肿分枝杆菌感染性角膜炎,弥散光大体照明;F. 球结膜及角巩膜缘充血明显,散射光线偏红,影响成像清晰度。

（三）如何调整裂隙光带大小

光线形状常选用宽度为10，长度为6mm的宽裂隙光带。由于分光光线常较弱，初始观察时，即可将裂隙光强度调至最大。①过宽（图2-8-9E）或过长（图2-8-9C）的光带，首先可能会增加巩膜的强反光范围，降低观察时的分辨率，其次可能会出现无法避免的虹膜光带，影响分光光线的观察效果；②过窄（图2-8-9D）或过短（图2-8-9A）的光带，会减少分光光线的强度；③宽度、长度、亮度、角度均适合的条件下，角巩膜缘会出现清晰、完整的环形光带（图2-8-9B）；④若光线距离角巩膜缘过远，同样无法形成完整的环形光带（图2-8-9F）。

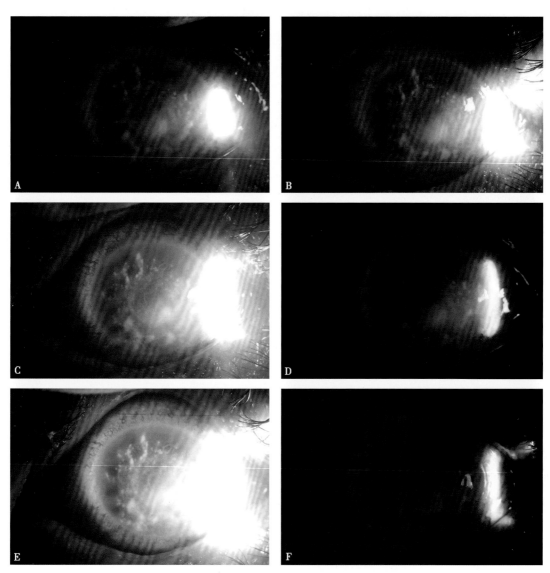

图2-8-9　角巩膜缘散射法时光带大小及位置对成像的影响，10×

A. 过短，长度3mm；B. 适中，长度6mm；C. 过长，长度8mm；D. 过窄，宽度值5；E. 过宽，宽度值15；F. 光带距离角巩膜缘较远，无法实现角巩膜缘散射。

（四）何时联合侧照法

应用角巩膜缘散射法显示周边角膜病灶时，有时需要放大拍摄病灶细节，此时需要联合侧照法。范围较大的周边角膜病灶焦点可能不统一，联合侧照法后可改善此问题（图2-8-10）。

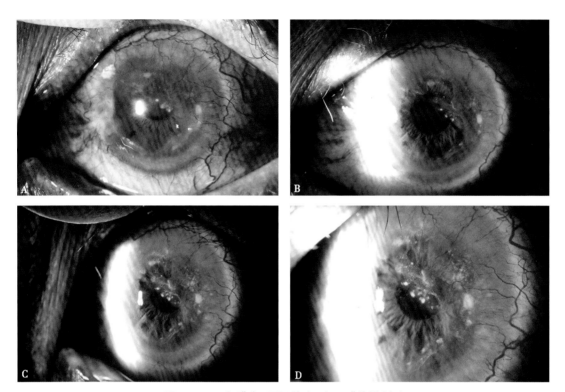

图 2-8-10　角膜炎，原因待查，角巩膜缘散射法

A. 弥散光大体照明，点状变性病灶不清楚，10×；B. 病灶范围大，角巩膜缘散射法随可观察白色点状变性病灶，但焦点难以统一，10×；C. 联合侧照法，病灶焦点趋于统一，对焦清晰，10×；D. 联合侧照法后可进一步提高放大倍数，16×。

（五）如何调节相机参数

由于分光光线较弱，即便将入射光线强度调至最大，有时也难以清晰显示角膜病变，这一点在单纯应用卤素或 LED 光源观察时更为明显。即便使用氙灯闪光灯作用拍摄光源，也仍需要在拍摄时进行软件端或相机端的参数调节。不同机型可调节的参数种类不同，包括快门速度、感光度、光圈，通常需要依据病变的特征进行各类参数的组合、搭配，从而提高亮度。

参数调节顺序包括三步：①优先调慢快门速度。但为了避免眼球抖动出现的清晰度下降，快门速度通常最慢为 1/30 秒，常用的快门速度为 1/100～1/60 秒。②根据角膜病变的实际范围调整光圈，常用光圈值为 3，对于景深范围较小的病变，可适当加大光圈至 2。③快门及光圈调节完毕后，根据欠曝光程度，提高感光度，通常调至 800 左右。过高的感光度会增加角巩膜缘光带处的曝光，降低角膜病变的对比度，感光度通常不建议高于 1 600。

三、临床拍摄应用及病例解析

角巩膜缘散射法并非常规照明方法，但在裂隙灯查体时可观察并记录常规方法下无法捕捉到的临床体征，值得读者们一学。其主要的应用场景包括：①确定病变范围；②利于病变亮度均一；③同时显示同一眼、不同类型的角膜病变；④观察细小、不致密的角膜病变；⑤躲避病变前方的遮挡。

（一）如何确定病变范围

范围较大的角膜病变，弥散光大体照明及宽裂隙光下难以显示完整的病变范围，此时是应用角巩膜缘散射法的最佳时机。尤其当病变不太致密或散在分布时，角巩膜缘散射法可直接观察到全部病变特征及其分布范围。由于角巩膜缘散射法避免了弥散光大体照明时光线直接照射角膜病变时的反射光线，因此此法可清晰显示病变边界。例如，此法在真菌性角膜炎的查体时有助于识别病变边缘的羽毛状边界。

1. 角膜上皮层病变（图 2-8-11～图 2-8-13，二维码 2-8-1 图 1～图 6）　包括角膜上皮营养不良（图 2-8-11）、药物沉积（图 2-8-12）、Thygeson 浅层点状角膜病变（图 2-8-13）、角膜上皮层肿物（二维码 2-8-1 图 1、图 2）、上皮糜烂（二维码 2-8-1 图 3）、角膜水肿及上皮水泡（二维码 2-8-1 图 4～图 6）。

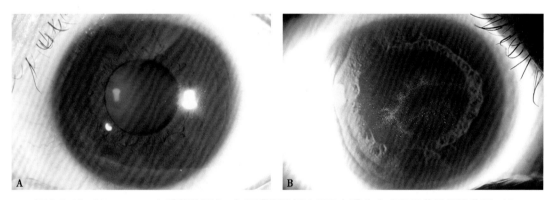

图 2-8-11　Meesmann 角膜营养不良，角巩膜缘散射法显示角膜上皮病变细节特征及范围，16×
A. 弥散光大体照明；B. 角巩膜缘散射法。

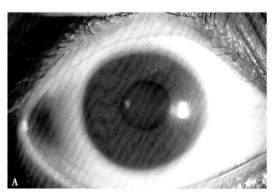
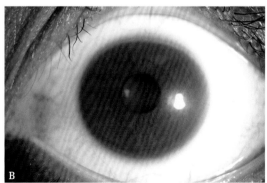

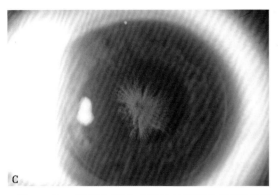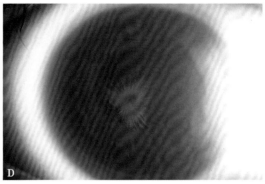

图 2-8-12 双眼角膜上皮层抗结核药物沉积（氯法齐明），角巩膜缘散射法清晰显示受累角膜上皮范围
A. 右眼弥散光大体照明，10×；B. 左眼弥散光大体照明，10×；C. 右眼角巩膜缘散射法，16×；D. 左眼角巩膜缘散射法，16×。

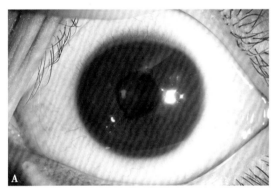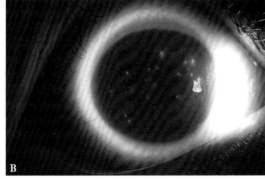

图 2-8-13 Thygeson 浅层点状角膜病变，角巩膜缘散射法显示全部角膜上皮层病变的分布，10×
A. 弥散光大体照明；B. 角巩膜缘散射法。

2. 角膜基质层病变（图 2-8-14～图 2-8-16，二维码 2-8-1 图 7～图 12） 包括上皮下浸润（图 2-8-14），上皮植入（图 2-8-15，二维码 2-8-1 图 7），角膜瓣水肿（二维码 2-8-1 图 8），脂质变性（二维码 2-8-1 图 9），真菌性角膜炎（二维码 2-8-1 图 10）、角膜云翳（二维码 2-8-1 图 11）、角膜营养不良（图 2-8-16）、铁锈环（二维码 2-8-1 图 12）。

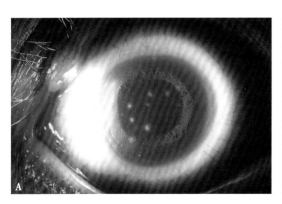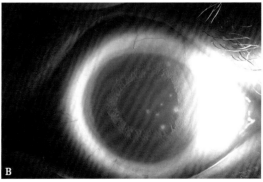

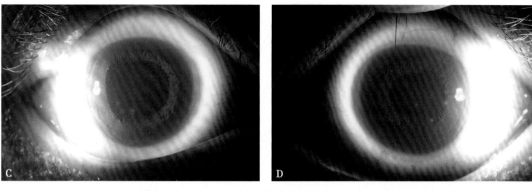

图 2-8-14 流行性角结膜炎,上皮下浸润,角巩膜缘散射法用于清晰记录患者治疗前后变化,10×
A. 右眼,初诊;B. 左眼,初诊;C. 右眼,治疗 1 个月后;D. 左眼,治疗 1 个月后。

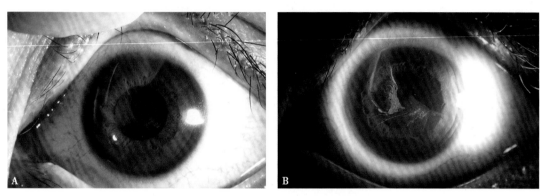

图 2-8-15 重睑术后角膜上皮植入及角膜瓣翻转,10×
A. 弥散光大体照明;B. 角巩膜缘散射法。

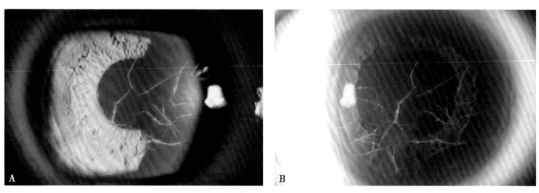

图 2-8-16 格子状角膜营养不良,16×
A. 直接焦点照明法(宽裂隙光);B. 角巩膜缘散射法。

3. 后弹力层及内皮层病变（图 2-8-17，二维码 2-8-1 图 13～图 16）　包括 PPCD（二维码 2-8-1 图 13）、Haab 纹（图 2-8-17）、Krukenberg 梭（二维码 2-8-1 图 14）、KP（二维码 2-8-1 图 15、图 16）。

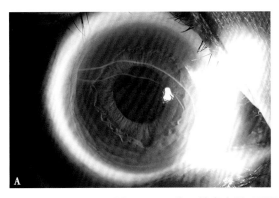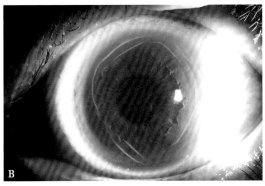

图 2-8-17　先天性青光眼，双眼 Haab 纹，角巩膜缘散射法，16×
A. 右眼；B. 左眼。

（二）如何使病变亮度均一

对于角膜病变致密程度的描述，是临床查体的重要体征，但弥散光大体照明时的观察背景（虹膜或晶状体）、光线射入方向（鼻侧或颞侧）等参数均会影响目镜下所见。一方面，弥散光大体照明下，当晶状体和虹膜作为角膜病变的背景时，同一致密程度的病变会因不同背景映衬出现不同表现。改用角巩膜缘散射法后，虹膜和瞳孔的直射光线均减少，可适当改善这一问题。另一方面，反光镜映光点一侧光线较亮，观察及拍摄时映光点侧的角膜病变会显得相对致密，为避免这一问题，可尝试角巩膜缘散射法（图 2-8-18，二维码 2-8-1 图 17、图 18）。

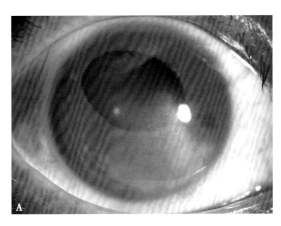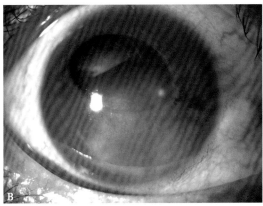

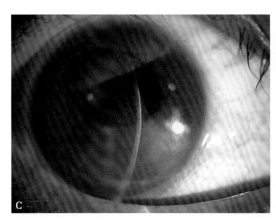
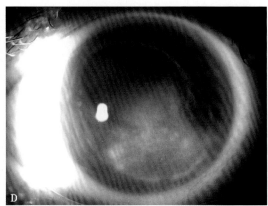

图 2-8-18　右眼角膜基质炎，16×

A. 弥散光大体照明，光线从鼻侧入射；B. 光线从颞侧入射；C. 光学切面法显示病变位于前、中部基质层；D. 由于弥散光大体照明时反光镜投影附近的病变会较为致密，采用角巩膜缘散射法时可避免这一问题。

（三）如何同时显示同一眼不同类型角膜病变

同一眼可能会出现不同类型的角膜病变，如水肿、浸润、溃疡、斑翳、云翳、KP 等。弥散光大体照明下，虹膜反光较强，难以显示或突出水肿、浸润、云翳等不太致密的病变时，可能会造成查体的体征遗漏，此时可尝试使用角巩膜缘散射法（图 2-8-19～图 2-8-22，二维码 2-8-1 图 19～图 21）。

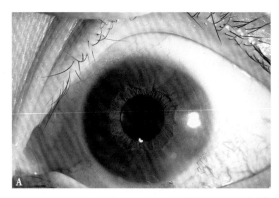
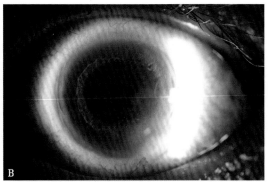

图 2-8-19　角膜内皮炎（扇形），10×

A. 弥散光大体照明；B. 角巩膜缘散射法显示扇形角膜水肿区域及附近的 KP。

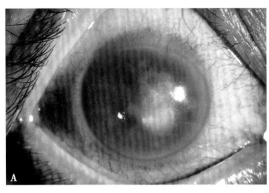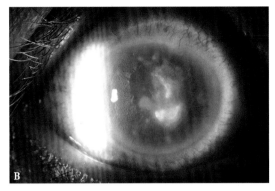

图 2-8-20　反复发作的单纯疱疹病毒性角膜炎，10×

A. 弥散光大体照明下溃疡与浸润不易分辨；B. 角巩膜缘散射法下溃疡与周边浸润相对清晰，且可避免反光镜映光点对病灶的遮挡。

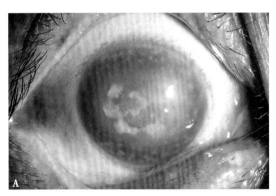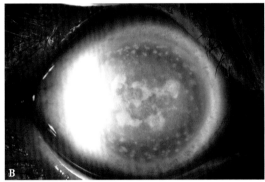

图 2-8-21　斑状角膜营养不良，10×

A. 弥散光大体照明法；B. 角巩膜缘散射法下不同位置及深度的病灶均可清晰显示。

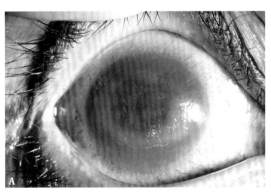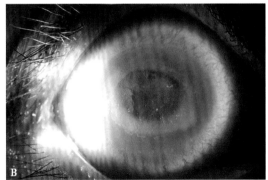

图 2-8-22　药源性角膜病变，丝状角膜炎，10×

A. 弥散光大体照明可免疫环及病灶表面的丝状物；B. 角巩膜缘散射法免疫环及丝状物均更清晰。

（四）显示细小、不致密的角膜病变

　　部分细小的角膜病变，弥散光大体照明或宽裂隙光的直接焦点照明法均不能清晰显示病变范围及特征时，可采用角巩膜缘散射法。

1. 上皮层病变（图2-8-23、图2-8-24，二维码2-8-1图22～图26）　包括药物沉积（图2-8-23）、Thygeson浅层点状角膜病变（二维码2-8-1图22）、药源性角膜上皮病变（二维码2-8-1图23）、上皮铁质沉积线（二维码2-8-1图24、图25）、上皮基底膜异常（图2-8-24，二维码2-8-1图26）。

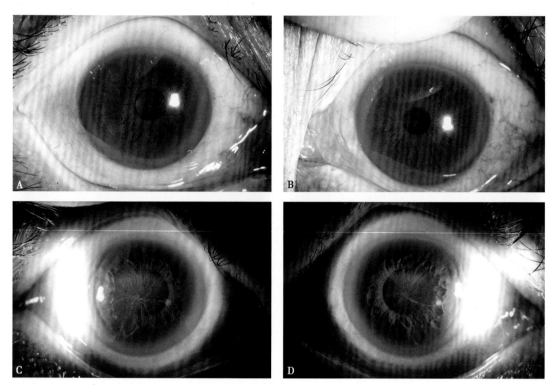

图2-8-23　双眼药源性角膜病变（胺碘酮，抗心律失常药），主要表现为上皮层的药物沉积，角巩膜缘散射法清晰显示上皮沉积物，10×
A、B. 双眼弥散光大体照明；C、D. 双眼角巩膜缘散射法。

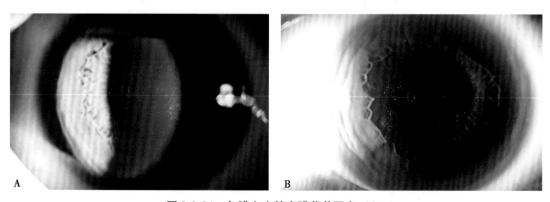

图2-8-24　角膜上皮基底膜营养不良，16×
A. 直接焦点照明法（宽裂隙光）；B. 角巩膜缘散射法清晰显示异常的基底膜及其范围。

2. 角膜基质层病变（图2-8-25～图2-8-27，二维码2-8-1图27～图30）　包括栗子刺伤道（图2-8-25）、基质神经纤维（二维码2-8-1图27）、免疫环（二维码2-8-1图28）、屈光术后层间混浊（二维码 2-8-1 图 29）、弥漫性板层角膜炎（图 2-8-26）、巨细胞病毒性角膜内皮炎（图 2-8-27）、角膜基质炎（二维码 2-8-1 图 30）。

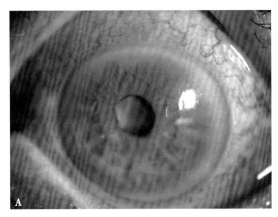
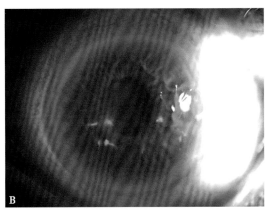

图 2-8-25　栗子刺外伤后的多处角膜基质层伤道，16×
A. 弥散光大体照明；B. 角巩膜缘散射法下清晰显示伤道位置。

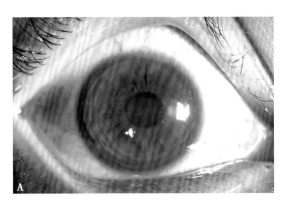
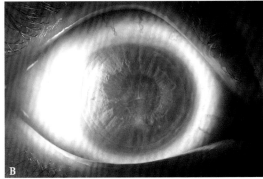

图 2-8-26　FS-LASIK 术后弥漫性板层角膜炎治疗后，10×
A. 弥散光大体照明；B. 角巩膜缘散射可清晰显示细小的层间混浊病变，也可避免反光镜投影对病变局部的遮挡。

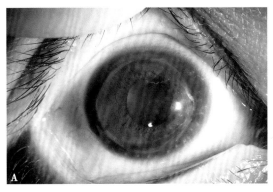
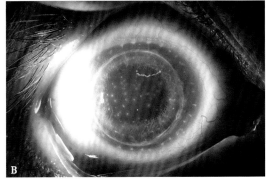

图 2-8-27　穿透性角膜移植术后流行性角结膜炎合并巨细胞病毒性角膜内皮炎治疗后，10×
A. 弥散光大体照明；B. 角巩膜缘散射可清晰显示上皮下浸润灶，且可见一处钱币纹状 KP 形成的环形区域。

3. 后弹力层及内皮层病变（图 2-8-28，二维码 2-8-1 图 31）。

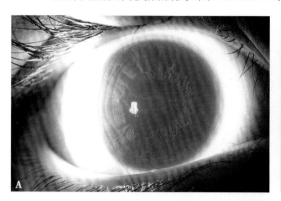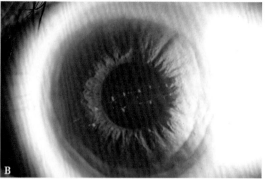

图 2-8-28　PPCD，角巩膜缘散射法
A. 角膜后表面带状病变，10×；B. 带状病变边缘的点片状后弹力层增厚病变，16×。

（五）如何躲避病变前、后方的干扰

弥散光大体照明时，角膜浅层病变对光线的阻隔作用会影响深层病变的观察，深层病灶的反光同样会干扰表层病灶的观察。角巩膜缘散射法下可减少光线直接照射角膜病变，从而使目标病变相对突出（图 2-8-29～图 2-8-31，二维码 2-8-1 图 32～图 34）。

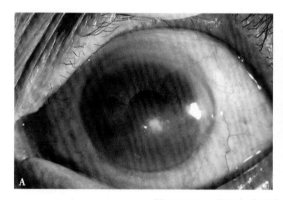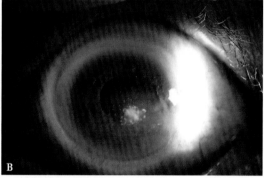

图 2-8-29　单纯疱疹病毒性角膜炎（内皮炎），10×
A. 弥散光大体照明，角膜水肿会干扰 KP 的观察；B. 角巩膜缘散射法有利于清晰显示 KP 数量和范围。

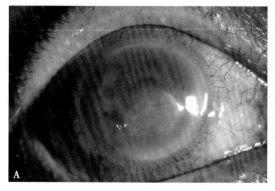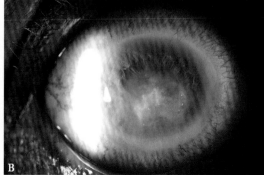

图 2-8-30　免疫性角膜基质炎合并内皮炎（盘状），10×
A. 弥散光大体照明无法看清角膜后的灰白 KP；B. 角巩膜缘散射法下可突出盘状水肿范围及 KP 特征。

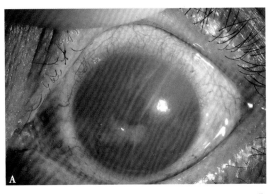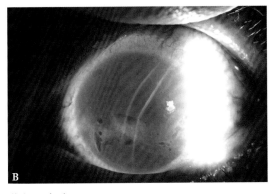

图 2-8-31　角膜后弹力层破裂，10×

A.弥散光大体照明；B.角巩膜缘散射法显示后弹力层破裂范围，避免了弥散光大体照明时角膜水肿对光线的散射。

第九节　后　照　法

　　后照法，是后部反光照明法的简称，是间接照明法中应用极为广泛的一类方法。与直接照明法相比，后照法的主要特点是利用反射光线作为背景光，使相对透明、细小或边界欠清晰的组织或病变产生被光线映衬的效果，就像观察玻璃上的一滴水珠（图 2-9-1A），或像夕阳背景下拍摄的"剪影"效果（图 2-9-1B）。

二维码 2-9-1　扫一扫，查看后照法更多精彩图片

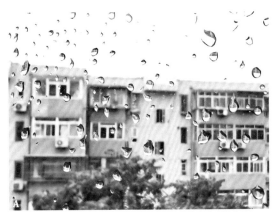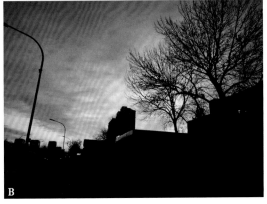

图 2-9-1　生活中的后照法

A.玻璃上的水珠，原理似虹膜反光后照法、视网膜反光后照法、晶状体反光后照法；B.夕阳映衬下路灯、建筑及树木的清晰轮廓，原理似虹膜透照法。

　　后照法作为一类方法，目前有两种分类方法。第一种，依据其反射光线的来源（即光线反射的界面）与观察目的进行进一步分类，具体包括四种：虹膜反光后照法、虹膜透照法、晶状体反光后照法、视网膜反光后照法；第二种，依据反射光线所映衬的位置，即病变上或病变旁，又可分为直接后照法或间接后照法。不同方法的应用场景不同，但稍有交叉。

目前,部分后照法的中文命名不统一,例如"虹膜后部反光照明法""虹膜后照法""眼底红光反射照明法"等。本书中,笔者推荐"虹膜反光后照法"及"视网膜反光后照法"的命名,有两个原因:其一,能相对明确地体现成像过程,即虹膜或视网膜的反光,从后部照亮前部组织或病变;其二,能明确产生反光的部位,便于理解与操作。

一、原理

后照法的原理是利用反射光线映衬组织或病变,产生透光、反光或光线散射的效果,从而判断组织或病变的位置、范围、轮廓、致密程度等。由于裂隙灯的目镜焦点与入射光带焦点相一致,若希望目镜焦点位于反射光带前方映衬的组织或病变,则需要目镜焦点与入射光带焦点分离,即后照法中的核心原理:离焦。各种类型的间接照明法均需要应用离焦原理,如近端照明法、角巩膜缘散射法。

(一)虹膜反光后照法原理

使用虹膜反光后照法观察角膜病变时,仅需要虹膜反射光带作为背景光线,而目镜焦点停留在角膜病变上,虹膜仅仅呈现出一个虚像,原理示意图见图2-9-2。虹膜反光后照法下又可进一步分为直接与间接虹膜反光后照法,原理示意图见图2-9-3。作为间接照明法的一种,虹膜反光后照法通常需要离焦。如果不进行离焦调整,清晰的角膜光带位于目镜的视野中央,而要拍摄的病变通常会在虹膜光带上,也就是位于目镜的视野周边(图2-9-4A)。虽然此时也可以进行拍摄,但不离焦的虹膜反光后照法,病变往往位于图片的周边部,不利于构图。为了使病变位于视野中央(即目镜焦点固定)从而利于观察和拍摄,此时需要松动离焦旋钮,在目镜焦点不变的情况下将虹膜反射光带旋转至视野中央(图2-9-4B)。当然,随着入射角度的增加,离焦程度也需要相应增加。

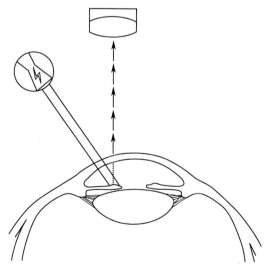

图2-9-2 虹膜反光后照法观察角膜前后表面示意图

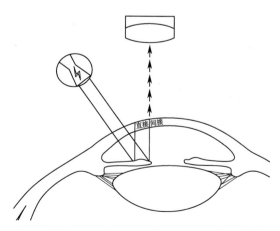

图2-9-3 直接与间接虹膜反光后照法观察角膜示意图

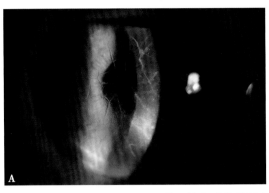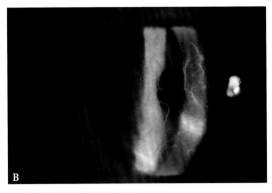

图 2-9-4　格子状角膜营养不良，虹膜反光后照法典型应用，16×
A. 不离焦，宽裂隙光带位于视野中央；B. 离焦，虹膜反光光带位于图像中央。

（二）视网膜反光后照法原理

视网膜反光后照法应用视网膜或视神经乳头区域的反射光线作为背景，映衬角膜、前房、晶状体及前部玻璃体的组织或病变，原理示意图见图 2-9-5。由于入射光线不在瞳孔区中央，而目镜焦点中心通常保留在瞳孔区中央，此时则均需要进行离焦。进行离焦调整会避免"病变不居中"的问题（图 2-9-6）。

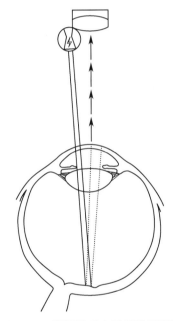

图 2-9-5　视网膜反光后照法示意图

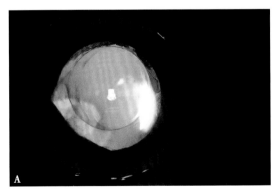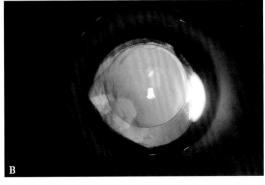

图 2-9-6　人工晶状体偏位，离焦对于视网膜反光后照法的影响，10×
A. 不离焦，光斑居中而人工晶状体不居中；B. 离焦后，人工晶状体居中。

（三）虹膜透照法原理

虹膜透照法与视网膜反光后照法的用光方法类似，但原理稍有不同。虹膜透照法通过利用视网膜反光对虹膜组织的穿透效果，判断虹膜缺损或萎缩的区域，原理示意图及典型应用见图2-9-7、图2-9-8。虽然从成像原理上，0°的入射光线可实现最佳的视网膜反射光线，但实际拍摄时会出现瞳孔中央的强反光，干扰成像。因此，虹膜透照法下同样需要适度的离焦，入射光线需要稍向两侧瞳孔缘离焦，当然也可根据实际虹膜特征选择光线入射点。

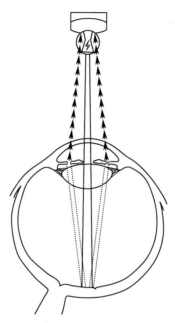

图2-9-7　虹膜透照法示意图

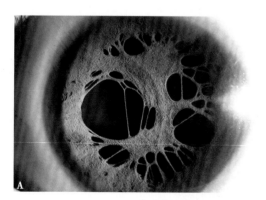 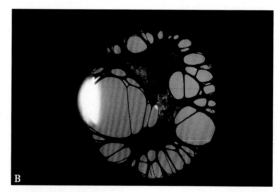

图2-9-8　永存瞳孔膜，虹膜透照法典型应用，16×
A. 弥散光大体照明；B. 虹膜透照法。

（四）晶状体反光后照法原理

晶状体反光后照法原理与虹膜反光后照法及视网膜反光后照法相似，但稍有不同，其可被理解为一种特殊的虹膜反光后照法。晶状体反光后照法利用光线在晶状体内的散射光线、晶状体表面的反射光带（镜面反射光带）、反光镜在晶状体内或其附近的映光点等作为观察的背景,从而映衬出晶状体前组织结构的细微特征,通常需要适度离焦。利用晶状体后囊反射光带作为背景光带的晶状体反光后照法,原理示意图见图2-9-9。

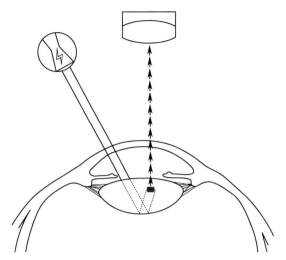

图2-9-9　晶状体反光后照法示意图,应用晶状体后囊反射光带作为背景

二、拍摄技巧解析

(一)虹膜反光后照法

虹膜反光后照法,应用虹膜光带作为背景映衬角膜病变,是最常用的后照法。此法有利于观察细小的角膜病变,但难以分辨病变位于角膜的层次,且通常单次拍摄只能拍摄局部病变。

1. 如何调整光线

(1)亮度:虹膜组织易反光(尤其是浅色虹膜的人群),使用虹膜反光后照法时光线不宜太亮。但对于间接后照法,可适当提高虹膜光带的亮度,必要时虹膜光带与角膜光带亮度可过曝光。

(2)宽度:裂隙光宽度常取决于被拍摄病变的水平范围,但对于间接后照法,裂隙光宽度常调整为窄裂隙光。窄裂隙光两侧的间接后照区相对接近,可拍下相对完整的病变区。

(3)入射光线角度:在应用虹膜光带与角膜光带之间区域作为背景的间接后照法时,入射光线的角度不宜过大。角度过大时,光带间区域过暗会影响观察。常用的虹膜反光后照法,由于增加入射光线角度仅改变虹膜光带的位置,不改变反射光线方向,因此病变或组织的立体感通常不会随入射光线角度增加而加大。

(4)光圈:当光圈可调时,在保证背景光带区角膜病变均可被清晰拍摄的前提下,尽可能加大光圈。此时可减小景深,加强虹膜背景的虚化程度,突出角膜病变。

2. 如何调整眼位　瞳孔区或瞳孔缘附近对应位置的角膜病变,应用虹膜反光后照法有时需要调整患者眼位。以鼻侧瞳孔缘病变为例,不改变眼位的情况下无法投射出完整的虹膜光带做背景(虹膜光带局部会出现晶状体光带)。此时通过向颞侧适当转动眼球,病变后的背景光带便可移至鼻侧,形成完整的虹膜光带。这种眼位调整技巧,同样适用于将瞳孔区边缘的虹膜反光后照法转为晶状体反光后照法。

3. 如何调整相机参数　虹膜反光较强，需要调整参数降低亮度。快门速度和光圈通常为默认设置，例如快门速度为 1/80 秒，光圈值为 3。感光度通常降低至 100～200，根据实际病变的致密程度选择具体的感光度。与直接照明法相比，间接照明法通常需要较高亮度。

（二）视网膜反光后照法

视网膜反光后照法，也有学者称之为"眼底红光反射照明法"，应用视网膜或视盘处的反射光线，拍摄屈光间质内（角膜至前部玻璃体）的病变。其优点为可显示细小、散在或相对透光的病变，也常用于晶状体及其囊膜的观察；缺点为仅可显示瞳孔区内的病变，且不易区分病变的深度。应用视网膜反光后照法拍摄角膜病变时（尤其是角膜上皮病变），需要嘱患者不断瞬目，从而减少泪膜破裂条纹或脂质颗粒对成像的干扰（图 2-9-10）。此外，需要尽可能避免分开眼睑时挤压出过多的睑板腺分泌物，增加泪膜中的脂质颗粒。

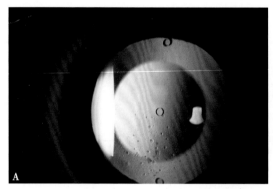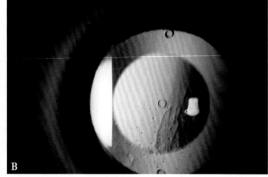

图 2-9-10　泪膜破裂条纹干扰 ICL 表面病变的观察，视网膜反光后照法，16×
A. 无泪膜干扰；B. 有泪膜干扰。

1. 如何调整光斑大小、目镜焦点及背景光

（1）长度与宽度：裂隙光长度通常不需要最大，宽度为窄裂隙或中等宽度（宽度值常小于"10"）。在保证充足光线进入眼底进行反射后，裂隙光长度和宽度要尽可能减小，避免角膜、晶状体表面的裂隙光带过亮而影响周边病变的拍摄。过长或过宽的光带投射到虹膜上会产生强烈的反光，降低后照法的对比度。

（2）焦点：由于任何屈光介质的异常均有可能出现在视网膜反光后照法的图像上，因此拍摄时的焦点控制十分重要。对于深度接近的组织或病变，例如晶状体核性混浊合并后囊下混浊，或泪膜脂质层异常合并上皮微囊泡，可通过加大光圈来降低景深，突出某一层次的病变。

（3）背景光：为了避免降低视网膜反光区图像的对比度，视网膜反光照明法通常不需要开启背景光。如果需要同时显示虹膜、前房、角膜缘等部位，可按需求适度开启 5% 或 10% 档亮度的背景光（图 2-9-11）。

2. 如何设置月牙形光斑　完美的视网膜反光后照法，需要在反射光线充足的情况下，缩小裂隙光带并使其接近瞳孔缘。由于瞳孔多为正圆形，常规的长方形光带容易出现反光较暗的一侧，或是引起虹膜、球结膜的强反光（图 2-9-12），此时需要应用特殊的月牙形光斑（图 2-9-13）。

　　月牙形光斑通常照射在瞳孔缘，一方面可以充分暴露瞳孔区病变，并使其被反光相对均匀地映衬，另一方面月牙形光斑的劣弧边缘，恰好与瞳孔缘相邻且不越过瞳孔缘，避免多余光线照射到虹膜上引起的强烈反光（图 2-9-13）。

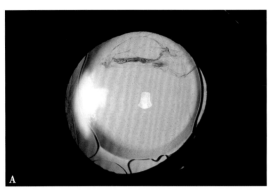
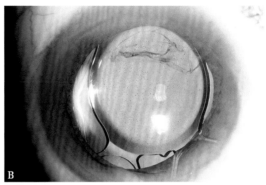

图 2-9-11　人工晶状体偏位，视网膜反光后照法，16×
A. 关闭背景光仅可显示晶状体位置上移；B. 开启背景光（10% 档）可同时拍摄到脱入前房内的晶状体襻。

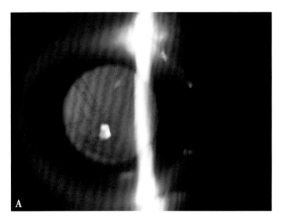
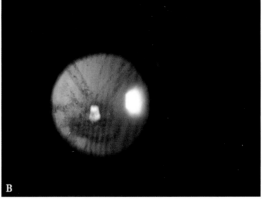

图 2-9-12　过长的光带会增加虹膜、球结膜反射光线，降低病变的对比度，视网膜反光后照法，16×
A. 长光带；B. 短光带。

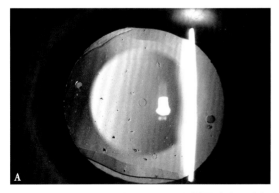
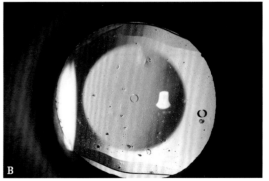

图 2-9-13　月牙形光斑利于充分暴露病变，避免光斑投射虹膜引起的反光，视网膜反光后照法，16×
A. 常规的长方形光带；B. 月牙形光斑。

设置月牙形光斑时，通常将裂隙宽度值调至"10"，再通过不完全调整裂隙长度旋钮而获得，继而微调月牙形光斑形状以满足实际需要（图2-9-14），此时裂隙长度旋钮常位于固定长度档5mm的两侧（图2-9-15）。不同方向、不同大小的月牙形光斑，需要基于瞳孔大小及病变范围按需调整，光斑停留的位置取决于被拍摄病变的位置及实际拍摄后的清晰度、对比度（二维码2-9-1图1、图2）。在不遮挡病变的前提下可适当调整月牙形光斑的大小（二维码2-9-1图3、图4）。月牙形光斑下瞳孔区视网膜反光相对均匀（图2-9-16），实际的光线入射方向取决于实际病灶位置（二维码2-9-1图5）。

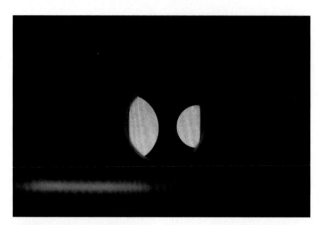

图2-9-14　通过不完全调整裂隙灯光带长度的旋钮获得月牙形光斑，10×

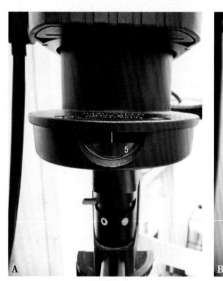
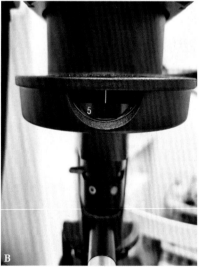

图2-9-15　裂隙长度不完全调整状态，显示窗口的刻度位于固定长度5mm附近，主要用于获得月牙形光斑

A. 接近5mm刻度左侧时，月牙弧线向左；B. 接近5mm刻度右侧时，月牙弧线向右。

3. 如何调整入射光线角度　视网膜反光后照法对光线的入射角度要求较高，通常先调整为0°，此时光线最易从眼底反射回来，但容易出现强反光现象（图2-9-17A）。同时配合适当的离焦微调入射角度，并将瞳孔中央的裂隙灯光斑投射至瞳孔缘附近，暴露瞳孔中央的病变（图 2-9-17B）。值得注意的是，0°下应用方镜时会出现镜片槽边缘的弥散光，拍摄时会影响下三分之一部分图像的清晰度（图 2-9-18、图 2-9-19）。此时可增加黑色挡板（自制）改变镜片槽边缘反光的方向（图 2-9-20）。

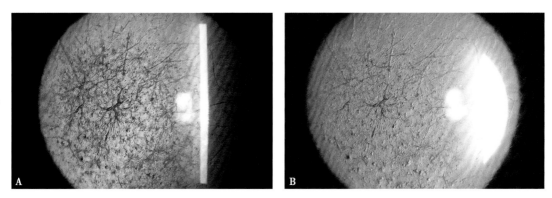

图 2-9-16 格子状角膜营养不良，窄光带与月牙形光斑的拍摄效果，视网膜反光后照法，25×
A. 窄光带；B. 月牙形光斑下瞳孔区视网膜反光相对均匀。

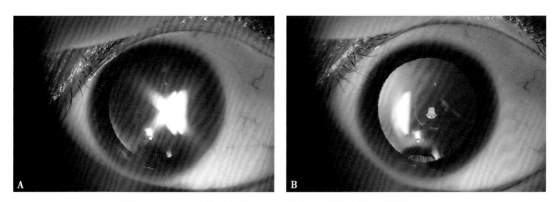

图 2-9-17 先天性晶状体局限性缺损，视网膜反光后照法，10×
A. 入射角度为 0°时出现强反光现象；B. 增加入射角度并向瞳孔缘移动月牙形光斑，可避免强反光。

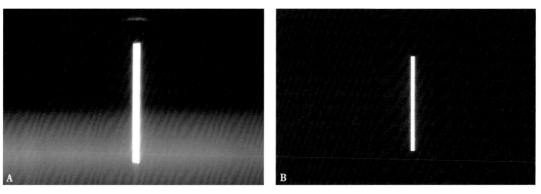

图 2-9-18 0°下应用方镜出现的镜片槽边缘的干扰光线，25×
A. 干扰光线；B. 安装自制黑色挡板后，干扰光线消失。

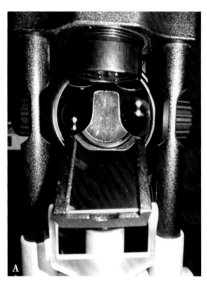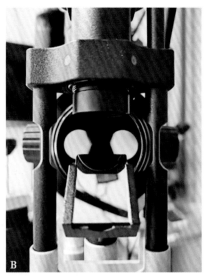

图 2-9-19 桨镜和方镜

A. 桨镜顶部会遮挡物镜的内侧边缘；B. 方镜顶部边缘会遮挡物镜下部。

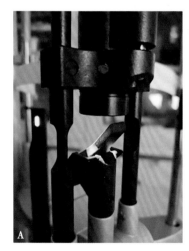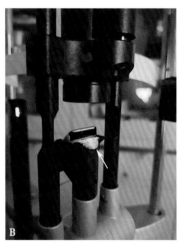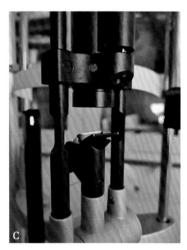

图 2-9-20 自制黑色挡板，配合入射角度为 0° 时应用方镜

A. 桨镜可遮挡镜片槽边缘的干扰光线；B. 使用方镜时会出现镜片槽边缘反光；C. 增加自制黑色挡板后，可避免镜片槽边缘反光。

4. 如何调整眼位 视网膜反光后照法时转动眼位的目的主要是为了改变视网膜的反光位置，从而改变反射光线的强度（图 2-9-21）。在眼球保持正位时，视网膜反光主要源自视网膜色素上皮对光线的反射作用。当向鼻侧转动眼球时，反光位置会从视网膜色素上皮变为视盘，从而产生更强的反射光线。这种眼位调整技巧在小瞳孔下的视网膜反光后照法时十分实用。但应注意，眼位转动后可能会不利于周边瞳孔区病变对焦，需要适当增大光圈以提高景深。

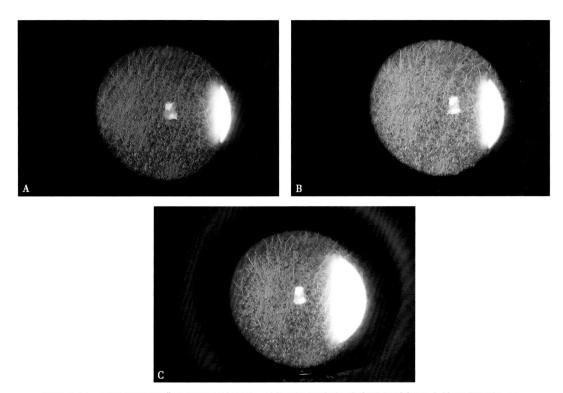

图 2-9-21 眼位对视网膜反光强度的影响,拍摄时需要根据病变特征选择适合的反光强度,16×
A. 反光弱(近似间接照明法); B. 反光适中(应用视网膜区域反光); C. 反光强(应用视盘区域反光)。

5. 如何免散瞳应用视网膜反光后照法 应用视网膜反光后照法时,充分的散瞳是保证充足视网膜反射光线及较广拍摄范围的必要条件。如因客观原因无法散瞳时,小瞳孔下的后照法可尝试应用光源在晶状体后表面产生的浦肯野像进行特殊的后照,但光线强度不宜过大。

此外,小瞳孔下的后照法可尝试在暗室内使用配备闪光单元的裂隙灯进行拍摄(图 2-9-22,二维码 2-9-1 图 6)。大致方法如下:①拍摄前应用观察光线进行准确对焦,并固定患者眼位、裂隙灯入射光线角度、离焦程度、光斑形状等;②关闭观察光线利于维持较大的瞳孔直径;③使用闪光单元瞬间完成拍摄。此种方法可在免散瞳状态下记录晶状体大致位置,可以实现"目镜不可见但相机可拍得"的效果。值得注意的是,此种方法的拍摄难度较大,需要在关闭观察光线前预判视网膜反光后照法的最佳反光点,即判断暗室下瞳孔缘的位置。

6. 如何调整相机参数 视网膜反光后照法采用小光斑实现视网膜或视盘处的光线反射,目镜下光线通常较暗,不易被观察到,拍摄时需要通过相机参数调整来弥补亮度。快门速度 1/80 秒,光圈值为 3,通常为默认参数。感光度调节是实现亮度大幅提高的重要参数,通常调整在 800~1 250 间,也可根据实际的光斑大小(即眼内进光量大小)微调感光度。

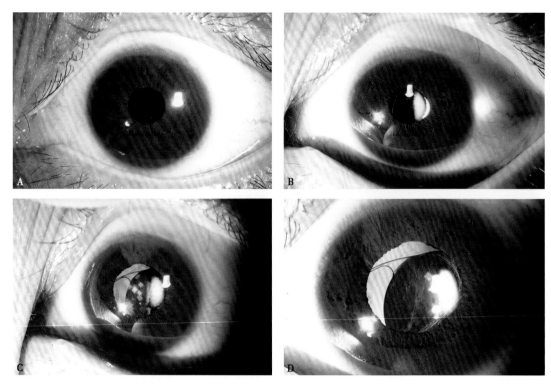

图 2-9-22 小瞳孔下应用闪光单元拍摄人工晶状体偏位

A. 弥散光大体照明,10×; B. 弥散光大体照明,调整光斑形状为月牙形,10×; C. 视网膜反光后照法合并背景光照明,10×; D. 背景光光斑躲避瞳孔区,暗室下瞳孔稍扩大时利用闪光单元瞬时完成拍摄,16×。

(三)虹膜透照法

虹膜透照法主要应用了视网膜的反射光线透过虹膜缺损或萎缩的区域,产生类似"人像剪影"的效果,可以理解为视网膜反光后照法的一种特殊用法。

1. 是否需要散瞳 虹膜透照法通常不可散瞳,散瞳后虹膜组织堆叠,影响透照效果,难以观察虹膜萎缩或缺损。但当瞳孔过小影响光线入射时,可尝试暗室下应用电子闪光灯拍摄,过程似图 2-9-22。

2. 是否需要开启背景光 为清晰拍摄虹膜缺损在虹膜上的位置,可开启较弱的背景光(图 2-9-23)。如果背景光亮度可调,选择 5%~10% 亮度档或低亮度档即可。如果背景光亮度不可调,默认亮度下背景光可能较亮,此时不建议开启背景光。

3. 如何选择入射光线角度 从周边虹膜缺损区光线射入来实现虹膜透照法时,通常不需要精确的入射角度调整。当光线从小瞳孔射入时,为了实现视网膜反光,入射角度通常接近 0°,且需要精准调整。0° 时反射光线强,通常需要增加 5° 以内的入射角度(图 2-9-24)。如果此时依然难以避免强反光的光芒,可尝试暗室下瞳孔直径稍增加后采用电子闪光灯瞬间完成拍摄,也可适当调整患者眼位从而避开反光且保留充足亮度的视网膜反射光线(图 2-9-25)。

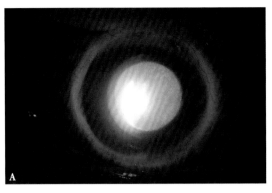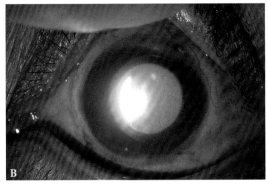

图 2-9-23　先天性无虹膜，人工虹膜植入术后，视网膜反光后照法，10×

A. 关闭背景光；B. 开启 5% 亮度档的背景光，角巩膜缘位置清晰。

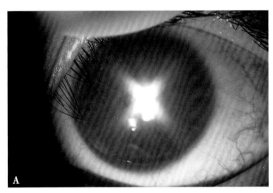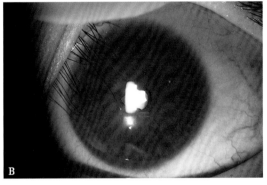

图 2-9-24　弥漫性虹膜萎缩，虹膜透照法阴性，10×

A. 小瞳孔下入射角度为 0° 时出现强反光；B. 增加入射角度至 5° 可避免强反光。

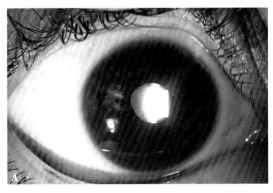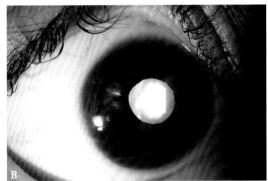

图 2-9-25　术源性虹膜损伤，10×

A. 小瞳孔下增加入射角度至 5° 可避免强反光；B. 嘱患者稍向鼻侧注视，视网膜反射光线充足，虹膜损伤明显。

　　4. 如何调整相机参数　光线从小瞳孔射入的虹膜透照法中，瞳孔区反光强，虹膜缺损区反光弱。在突出显示虹膜缺损区时，要注意平衡瞳孔区与虹膜缺损区的曝光差异。常用参数为：光圈值 3，快门速度 1/60 秒，感光度 800。

（四）晶状体反光后照法

晶状体反光后照法是以晶状体为背景映衬晶状体前的组织结构细微特征，但只可映衬位于瞳孔区的病变，且不易区分病变所在深度。与视网膜、虹膜的反光相比，晶状体反光较暗，更利于观察细小病变，例如角膜滴状赘疣、各类 KP。

1. 是否需要散瞳　晶状体反光后照法中是否散瞳主要取决于拍摄目的及具体病变特征。一方面，当瞳孔区病变无法应用虹膜作为背景进行虹膜反光后照法时，只可选择晶状体反光后照法作为替代，此时无须散瞳。另一方面，当细微病变位于近周边角膜，且虹膜反光带与病变间对比度低时，可考虑散瞳后改用晶状体反光后照法。值得注意的是，邻近角巩膜缘 1～2mm 的远周边角膜病变难以应用晶状体反光后照法。

2. 如何选择拍摄光线　不同光线产生的晶状体内反光效果不同。最常用于晶状体内反光的光线为宽裂隙光，宽裂隙光可投射于瞳孔中央或瞳孔缘，产生或明或暗的晶状体作为背景。此外，反光镜映光点在晶状体前后表面的投影也可作为背景，与宽裂隙光下的晶状体反光背景相比，反光镜投影背景更暗，可用于拍摄瞳孔区局部异常细小的病变或勾勒病灶轮廓（图 2-9-26、图 2-9-27）。

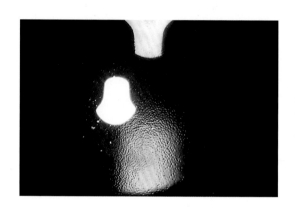

图 2-9-26　Fuchs 角膜内皮营养不良，特殊的晶状体反光后照法，采用裂隙灯反光镜在晶状体后表面的投影作为背景，突出局部角膜滴状赘疣的立体感，整体呈橘皮样外观，40×

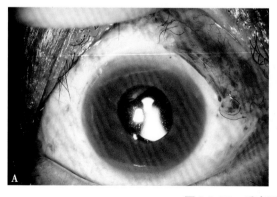
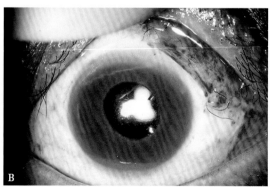

图 2-9-27　后房型房水引流管，10×

A. 裂隙灯反光镜在晶状体后表面投影位于瞳孔区下方；B. 减小入射角度并嘱患者稍向鼻下方注视，调整投影至引流管后，映衬出引流管的轮廓。

3. 如何调整相机参数　晶状体反光后照法通常为较暗的光线。快门速度和光圈通常为默认设置，例如快门速度为 1/80 秒，光圈值为 3。感光度通常降低至 100～200，也可根据实际病变的致密程度调整感光度。

三、临床拍摄应用及病例解析

（一）虹膜反光后照法

虹膜反光后照法，应用虹膜光带作为背景映衬角膜病变，是最常用的后照法。此法有以下三个应用：①清晰显示不致密的角膜病变；②判断角膜内是否有异物残留；③显示病变内部结构。

1. 如何显示不致密的病变　与宽裂隙光的直接焦点照明法相比，虹膜光带相对较暗，可突出显示不致密病变与周边组织的关系，但通常仅用于突出病变的局部特征，例如在上皮基底膜营养不良的查体时，这一方法有利于观察与拍摄上皮层的指纹样病变。

（1）上皮层及上皮基底膜病变（图 2-9-28、图 2-9-29，二维码 2-9-1 图 7～图 9）。

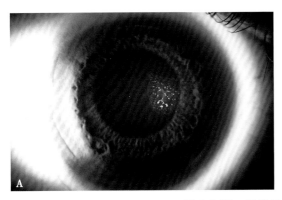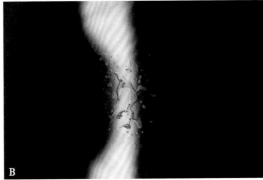

图 2-9-28　SMILE 术后角膜上皮植入
A. 角巩膜缘散射法，16×；B. 虹膜反光后照法，40×。

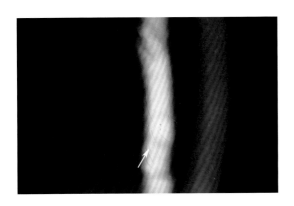

图 2-9-29　虹膜反光后照法，显示上皮基底膜营养不良患者的指纹样病变，40×

（2）基质层病变（图 2-9-30、图 2-9-31，二维码 2-9-1 图 10、图 11）。

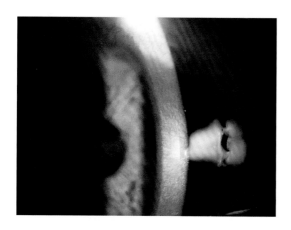

图 2-9-30　放射状神经炎，虹膜反光后照法显示明显的基质神经及其周边浸润病变，25×

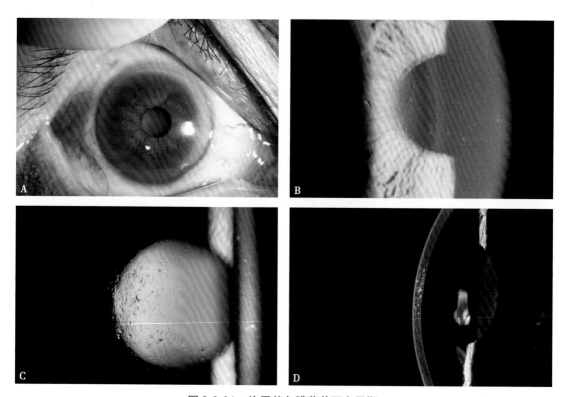

图 2-9-31　格子状角膜营养不良早期

A.弥散光大体照明，10×；B.虹膜反光后照法显示较小的病变，25×；C.晶状体反光后照法，25×；D.光学切面法联合侧照法，25×。

（3）后弹力层及内皮层病变（图2-9-32、图2-9-33）。

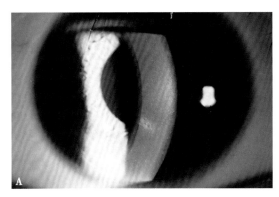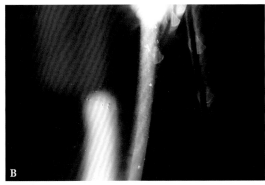

图2-9-32 PPCD，虹膜反光后照法显示多处囊泡状病变
A．直接焦点照明法（宽裂隙光），16×；B．虹膜反光后照法，40×。

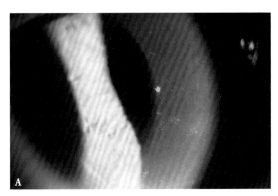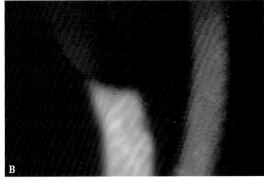

图2-9-33 巨细胞病毒性角膜内皮炎
A．直接焦点照明法（宽裂隙光），25×；B．虹膜反光后照法显示钱币纹样KP处的肿胀内皮细胞似油滴附着在内皮面，40×。

2. 如何判断角膜是否有异物残留　直接焦点照明法和弥散光大体照明下，部分角膜异物旁的组织反光会遮挡或干扰对异物的辨别。虹膜反光带下，角膜异物的"剪影"效果便于检查者明确异物的形态，推测异物性质（图2-9-34、图2-9-35，二维码2-9-1图12）。对于透明的角膜异物，可采用间接虹膜反光后照法（图2-9-36，二维码2-9-1图13）。

3. 如何拍摄病变内部结构　病变内部结构会被表层组织遮挡，例如角膜水肿会干扰后弹力层破裂的观察等，应用虹膜反光后照法产生的"剪影"效果，可显示病变内部的细节（图2-9-37，二维码2-9-1图14），包括确认角膜新生血管内是否有血液流动（图2-9-38，二维码2-9-1图15）。

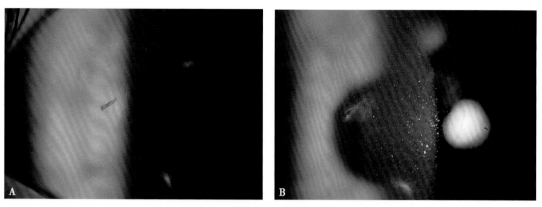

图 2-9-34　角膜层间异物（栗子刺），25×

A. 虹膜反光后照法（直接）；B. 虹膜反光后照法（间接）。

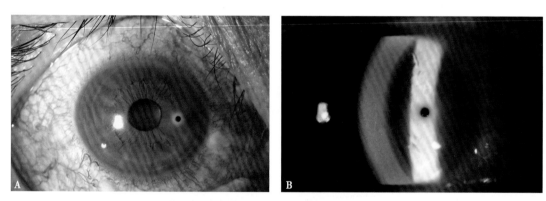

图 2-9-35　角膜金属异物，虹膜反光后照法可见基质层异物

A. 弥散光大体照明，10×；B. 虹膜反光后照法，25×。

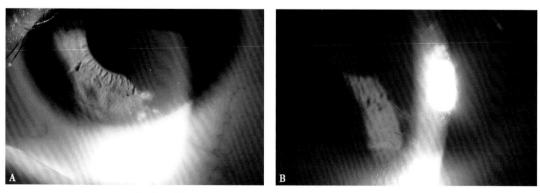

图 2-9-36　角膜玻璃纤维异物，位置邻近角巩膜缘，视网膜反光后照法不适用

A. 直接焦点照明法（宽裂隙光），异物成像不完整，16×；B. 间接虹膜反光后照法下可见完整异物轮廓，25×。

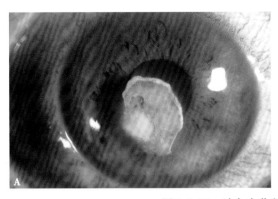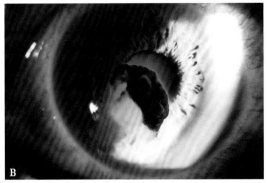

图 2-9-37 暗色真菌所致着色性角膜炎，16×

A. 弥散光大体照明显示病变表层色素不明显；B. 虹膜反光后照法清晰显示菌丝苔被内的色素。

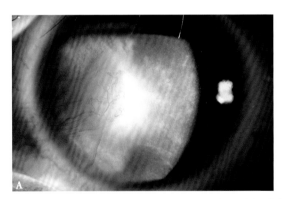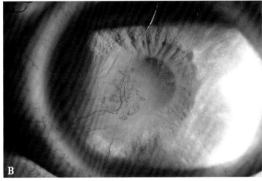

图 2-9-38 棘阿米巴性角膜炎治疗后，角膜新生血管，16×

A. 直接焦点照明法（宽裂隙光）下角膜混浊反光影响新生血管观察；B. 虹膜反光后照法清晰显示病变内血管。

（二）视网膜反光后照法

视网膜反光后照法，应用视网膜或视盘的反射光线，拍摄屈光间质内（角膜至前部玻璃体）的病变，但难以通过图像分辨出病变的层次。与虹膜反光后照法相比，视网膜反光后照法的观察范围更广。视网膜反光后照法的应用场景有五个：①显示瞳孔区病变范围；②显示不致密的病变；③判断角膜或晶状体内是否有异物残留；④判断角膜新生血管内是否有血流；⑤判断晶状体、囊膜或人工晶状体的位置或形态。

1. 如何显示瞳孔区病变范围 视网膜反光后照法下可观察的区域仅为瞳孔区，由于不散瞳状态下不易观察到较大范围的病变，因此建议散瞳（图 2-9-39～图 2-9-43，二维码 2-9-1 图 16～图 21）。即便充分散瞳后，因为后照法下邻近角巩膜缘的角膜病变也难以被囊括入瞳孔区，所以邻近角巩膜缘 1～2mm 的周边角膜病变不适用于视网膜反光后照法。

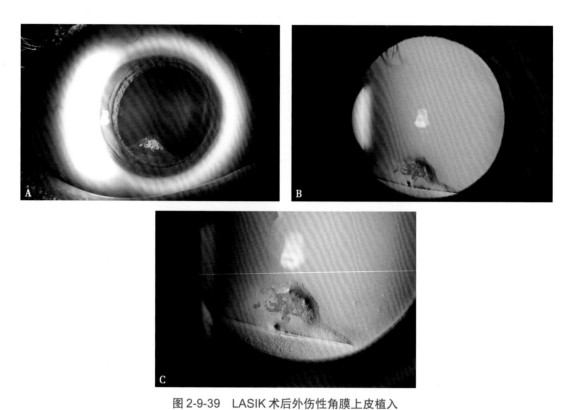

图 2-9-39　LASIK 术后外伤性角膜上皮植入

A. 角巩膜缘散射法,10×; B. 视网膜反光后照法显示卷起的角膜瓣边缘以及瓣下的上皮植入病变,16×;
C. 局部放大,25×。

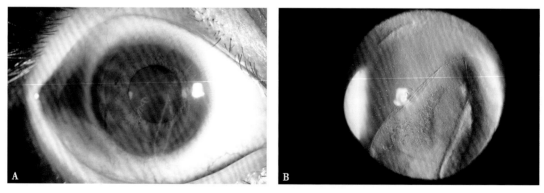

图 2-9-40　SMILE 术后外伤所致的角膜帽裂伤、上皮植入

A. 弥散光大体照明,10×; B. 视网膜反光后照法下上皮植入及裂伤范围清晰,16×。

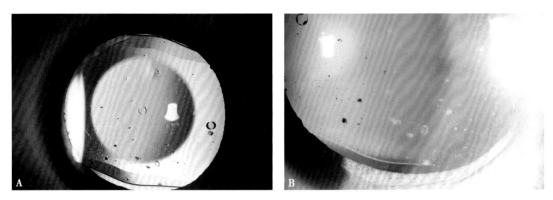

图 2-9-41　ICL 术后前葡萄膜炎

A. 视网膜反光后照法虽可显示全角膜病变特征,但无法显示病变颜色,16×;B. 对于细小的色素性病变,宽裂隙光下病变颜色清晰,40×。

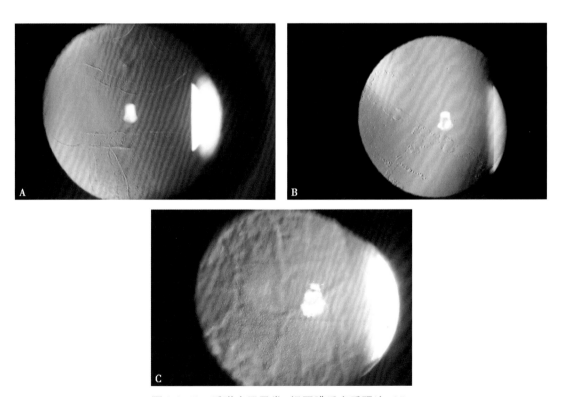

图 2-9-42　后弹力层异常,视网膜反光后照法,25×

A. 先天性青光眼,陈旧性后弹力层破裂,Haab 纹;B. PPCD,后弹力层条带样病灶位于下方角膜;C. 白内障术后角膜水肿,后弹力层弥漫皱褶,并可见上皮水泡。

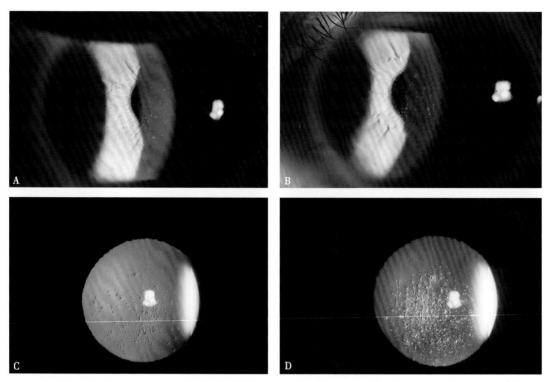

图 2-9-43　格子状角膜营养不良，视网膜反光后照法清晰显示病变范围，16×
A. 直接焦点照明法（宽裂隙光），右眼；B. 直接焦点照明法（宽裂隙光），左眼；C. 视网膜反光后照法，右眼；
D. 视网膜反光后照法，左眼。

2. 如何显示不致密的病变　与虹膜反光后照法相比，视网膜反光后照法更适用于观察与拍摄不致密的病变。例如，部分上皮基底膜营养不良的指纹样病变，直接焦点照明法的宽裂隙光与虹膜反光后照法均难以清晰拍摄时，可尝试视网膜反光后照法。

（1）上皮层及上皮基底膜病变（图 2-9-44～图 2-9-47，二维码 2-9-1 图 22、图 23）。

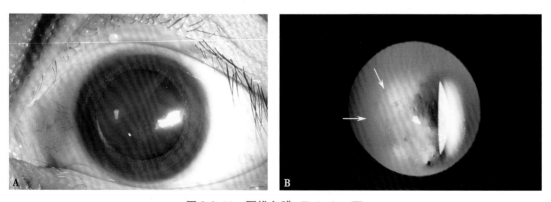

图 2-9-44　圆锥角膜，Fleischer 环
A. 弥散光大体照明，10×；B. 视网膜反光后照法下 Fleischer 环明显，16×。

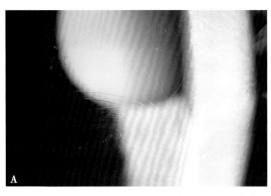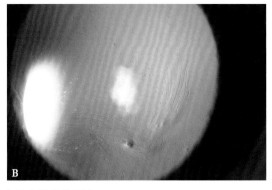

图 2-9-45 角膜上皮基底膜营养不良

A. 晶状体反光后照法结合虹膜反光后照法,显示局部的指纹样病变,40×;B. 视网膜反光后照法显示更为清晰,且可显示病变范围,25×。

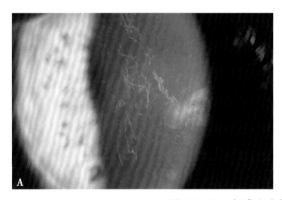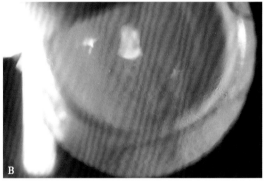

图 2-9-46 角膜上皮基底膜营养不良,40×

A. 弥散光大体照明法可见上皮下片状混浊;B. 视网膜反光后照法可见混浊病灶似异常的基底膜。

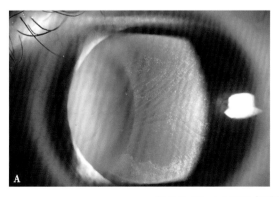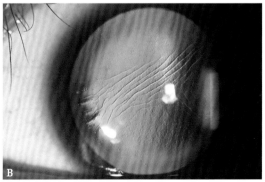

图 2-9-47 LASIK 术后外伤致角膜瓣皱褶,40×

A. 直接焦点照明法(宽裂隙光)可见角膜瓣皱褶;B. 视网膜反光后照法下皱褶清晰。

（2）基质层病变（图 2-9-48，二维码 2-9-1 图 24～图 26）。

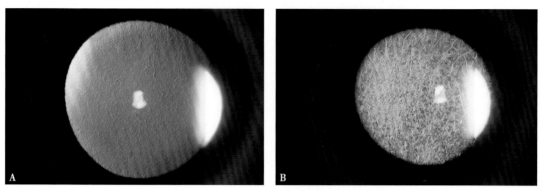

图 2-9-48　格子状角膜营养不良，16×

A. 格子状角膜营养不良早期，视网膜反光照明法下细小的病变更为清晰；B. 图 A 患者的母亲，典型格子状角膜营养不良。

（3）后弹力层及内皮层病变（图 2-9-49～图 2-9-51，二维码 2-9-1 图 27～图 30）。

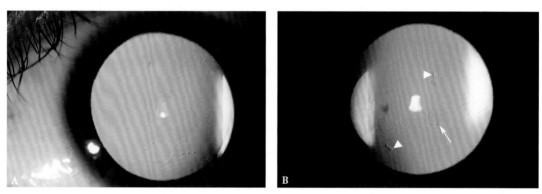

图 2-9-49　PPCD，视网膜反光后照法显示角膜囊泡样及条带样病变的数量及位置，16×
A. 囊泡样病变；B. 囊泡样（▲）及条带样病变（→）。

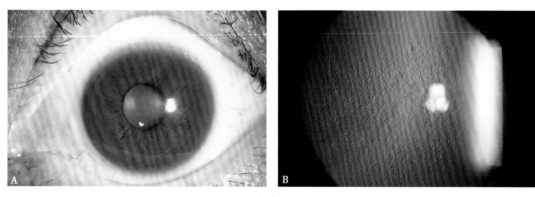

图 2-9-50　白内障术前检查，FECD
A. 弥散光大体照明隐约可见瞳孔区橘皮样外观，10×；B. 视网膜反光后照法可见滴状赘疣的分布特征，25×。

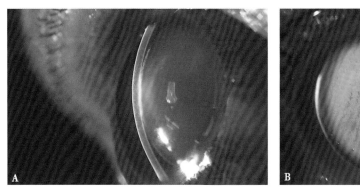
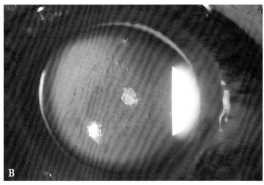

图 2-9-51　外伤晶状体脱入前房，16×

A. 光学切面法显示晶状体与角膜内皮相贴；B. 视网膜反光后照法显示内皮层混浊及晶状体前囊混浊范围。

（4）晶状体及囊膜病变（图 2-9-52～图 2-9-55，二维码 2-9-1 图 31～图 37）。

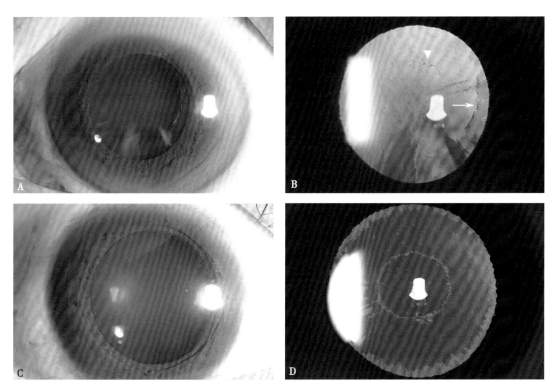

图 2-9-52　剥脱综合征

A. 弥散光大体照明，16×；B. A 图患者散瞳后采用视网膜反光后照法显示晶状体表面的颗粒状沉着物（▲）及卷边的剥脱物（→），晶状体皮质的楔形混浊干扰成像，25×；C. 散瞳后弥散光大体照明，16×；D. C 图患者应用视网膜反光后照法清晰显示晶状体前囊膜上的三区（无晶状体混浊干扰成像）：①中央盘状区；②周边颗粒区；③两者中间的透明区，25×。

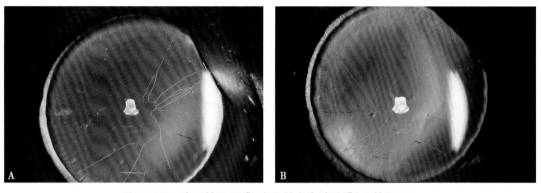

图 2-9-53 先天性无虹膜，永久性永存瞳孔膜（血管），16×
A. 右眼；B. 左眼。

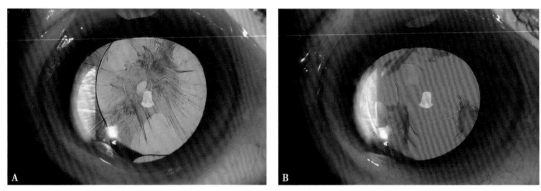

图 2-9-54 囊膜皱缩综合征，视网膜反光后照法联合背景光，16×
A. 激光囊膜切开前；B. 激光囊膜切开后，可见松解的后囊膜及位置稍恢复的人工晶状体。

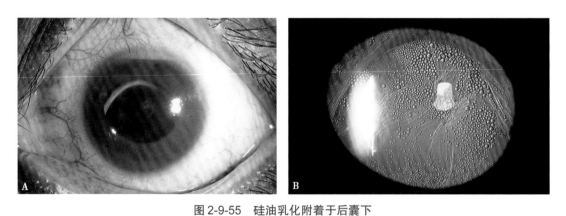

图 2-9-55 硅油乳化附着于后囊下
A. 弥散光大体照明，后囊下硅油无法清晰显示，10×；B. 视网膜反光后照法可清晰观察到乳化的硅油滴，25×。

（5）前部玻璃体病变（图 2-9-56、图 2-9-57，二维码 2-9-1 图 38、图 39）。

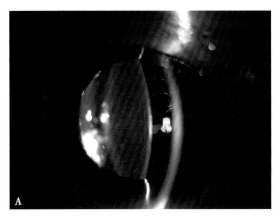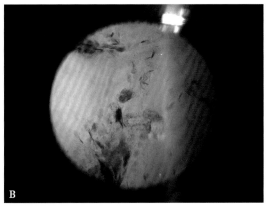

图 2-9-56　Coats 病，玻璃体结晶样混浊，片状结晶

A．光学切面法显示前部玻璃体内混浊，16×；B．视网膜反光后照法显示玻璃体内片状结晶，25×。

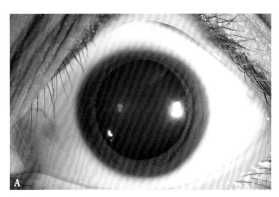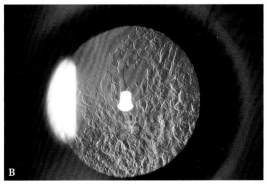

图 2-9-57　眼部整形填充物意外注射入玻璃体内

A．弥散光大体照明无法拍摄前部玻璃体病变，10×；B．视网膜反光后照法显示前部玻璃体内果冻样漂浮物，16×。

　　3．如何判断角膜或晶状体内是否有异物残留　对于角膜异物，弥散光或裂隙光直接照射角膜病变时，异物周围的角膜混浊会散射光线，遮挡异物影像。视网膜反光后照法下，角膜异物的"剪影"效果比角膜混浊明显，因此利于观察异物的形态，并推测异物的种类（图 2-9-58、图 2-9-59，二维码 2-9-1 图 40）。

　　对于晶状体异物，视网膜反光后照法可相对清晰地显示异物的性质、致密程度及轮廓，但晶状体异物合并的晶状体混浊可能会减少视网膜反光量，不利于成像（图 2-9-60）。

　　4．如何判断角膜新生血管内是否有血流　与虹膜反光后照法观察周边角膜血管内血流相似，视网膜反光后照法可观察瞳孔区角膜的血管血流情况（图 2-9-61）。

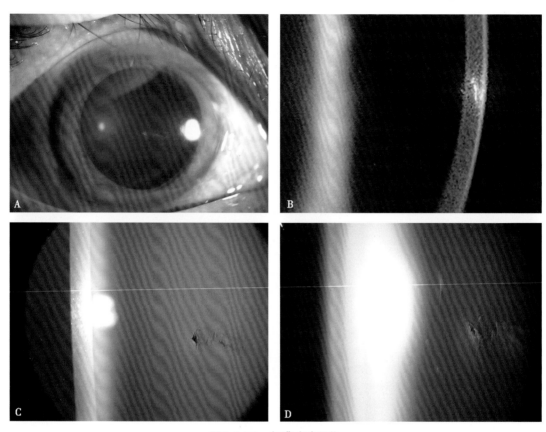

图 2-9-58　角膜玻璃异物

A．弥散光大体照明，16×；B．光学切面法，40× 局部截图；C．视网膜反光后照法显示异物斜插在角膜基质层内，40×；D．当光带靠近异物时，异物可反射角膜光带的部分光线，提示异物可能为玻璃材质，40×。

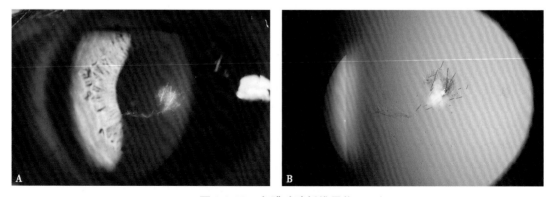

图 2-9-59　角膜玻璃纤维异物

A．直接焦点照明法（宽裂隙光），16×；B．视网膜反光后照法显示角膜基质层内长短不一的玻璃纤维异物，25×。

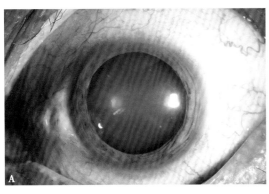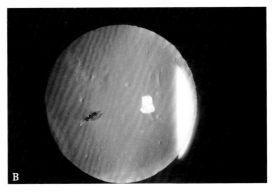

图 2-9-60 晶状体内异物

A. 弥散光大体照明可见异物位置,10×;B. 视网膜反光后照法下异物轮廓清晰,但异物旁晶状体混浊会干扰对异物的观察,25×。

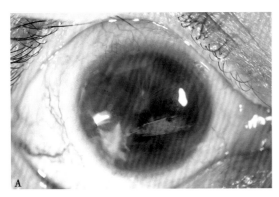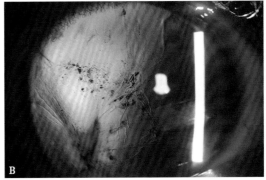

图 2-9-61 视网膜反光后照法显示角膜影子血管,血管内无血流
A. 弥散光大体照明,角膜影子血管不清晰,10×;B. 视网膜反光后照法,25×。

5. 如何判断晶状体或人工晶状体位置或形状 位于瞳孔区的晶状体囊膜皱缩、晶状体半脱位或人工晶状体偏位,可通过视网膜反光后照法进行清晰分辨。此外,视网膜反光图像的明暗变化,也可用于提示晶状体或囊膜形状的显著异常(图 2-9-62~图 2-9-65,二维码 2-9-1图 41~图 43)。

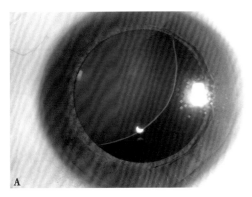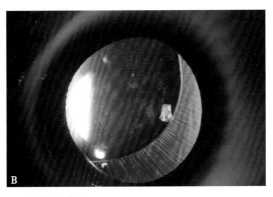

图 2-9-62 马方综合征,晶状体半脱位,16×
A. 弥散光大体照明;B. 视网膜反光后照法可见晶状体半脱位及清晰的悬韧带。

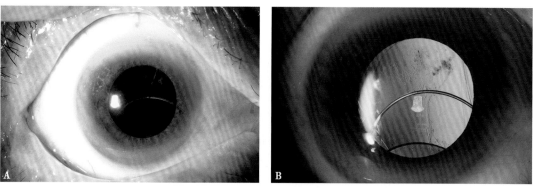

图 2-9-63 人工晶状体偏位
A. 弥散光大体照明,10×;B. 视网膜反光后照法人工晶状体轮廓清晰,10×。

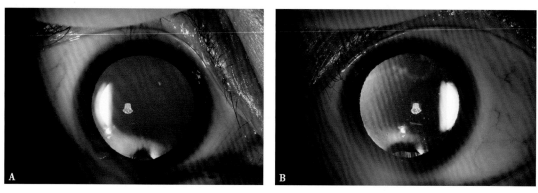

图 2-9-64 先天性晶状体局限性缺损,视网膜反光后照法,10×
A. 右眼;B. 左眼。

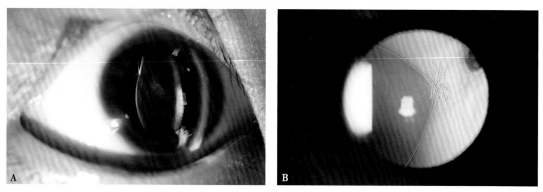

图 2-9-65 右眼永存性原始玻璃体增殖症,颞侧扇形阴影区域因晶状体后表面凸起导致视网膜反光无法聚光,颞侧图像变暗
A. 光学切面法,显示颞侧晶状体后表面不规则凸起,10×;B. 视网膜反光后照法,颞侧光线无法会聚,16×。

（三）晶状体反光后照法

晶状体反光后照法，是少见的后照法之一，可被认为是一种特殊的虹膜反光后照法，鲜有教科书介绍其应用。此法的应用场景包括：①观察晶状体前各层次的瞳孔区细小病变，包括角膜上皮层，基质层，后弹力层及内皮层，有晶状体眼人工晶状体；②观察虹膜萎缩或缺损；③判断瞳孔区角膜内是否有异物残留；④观察不致密的晶状体皮质层混浊。

1. 观察瞳孔区细小的角膜病变　应用瞳孔区附近的虹膜作为反射光带进行直接后照法时，如果入射光线角度较小，会同时出现晶状体的反光。与虹膜光带相比，晶状体反光更为柔和，利于拍摄更为透明、细小的角膜病变，但此方法只能拍摄瞳孔区的病变。当采用裂隙灯反光镜在晶状体内的投影作为背景时（可能是浦肯野像），可突出局部病变的立体感。

（1）上皮层及上皮基底膜病变（图2-9-66～图2-9-68，二维码2-9-1图44～图46）。

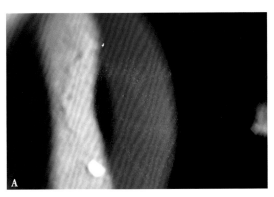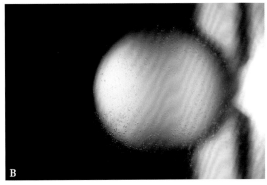

图2-9-66　Meesmann角膜营养不良

A. 直接焦点照明法（宽裂隙光）下可见上皮层点状混浊，25×；B. 晶状体反光后照法可显示瞳孔区上皮点状混浊病变为密集的微囊样病变，40×图像局部放大。

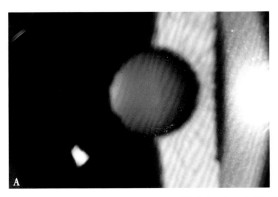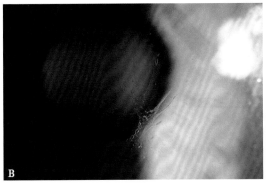

图2-9-67　左眼复发性角膜上皮糜烂

A. 晶状体反光后照法，25×；B. 嘱患者左眼适当向颞下方转动，调整病变的背景至瞳孔缘（虹膜光带与晶状体光带的交界处），利于显示病变的立体感，40×。

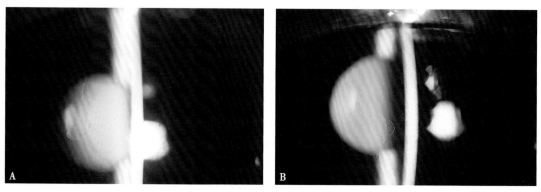

图 2-9-68 复发性角膜上皮糜烂,通过选择不同位置的晶状体反光作背景,突出不同位置病变的立体感,40×
A. 光带位置1;B. 光带位置2。

（2）基质层病变（图 2-9-69～图 2-9-71,二维码 2-9-1 图 47）。

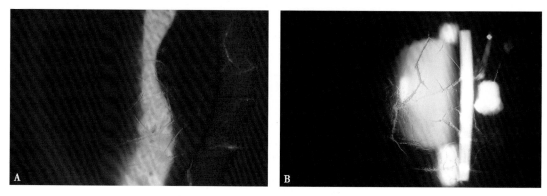

图 2-9-69 格子状角膜营养不良,25×
A. 周边角膜的病变采用虹膜反光后照法;B. 瞳孔区的格子状病变可采用晶状体反光后照法。

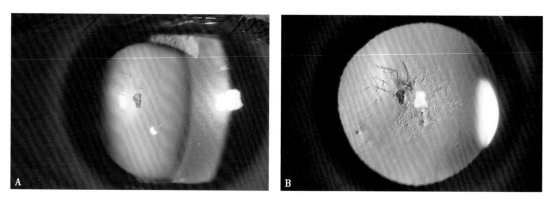

图 2-9-70 晶状体反光后照法及视网膜反光后照法比较,条件允许时尽可能选择后者,后者可兼顾病灶细节及范围的呈现,16×
A. 晶状体反光后照法;B. 视网膜反光后照法。

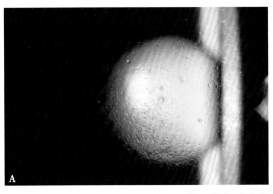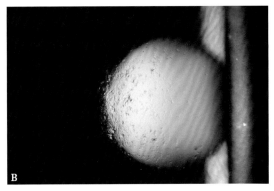

图 2-9-71　格子状角膜营养不良，晶状体反光后照法，25×
A. 右眼；B. 左眼。

（3）后弹力层及内皮层病变（图 2-9-72～图 2-9-75，二维码 2-9-1 图48）。

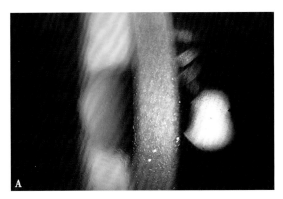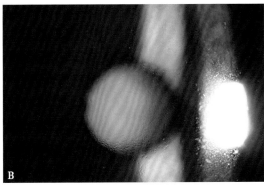

图 2-9-72　Fuchs 角膜内皮营养不良，40×
A. 虹膜反光后照法的局部为晶状体反光照明法；B. 晶状体反光后照法为主，清晰显示角膜内皮层滴状赘疣的隆起感。

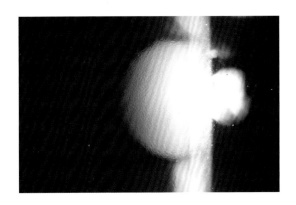

图 2-9-73　Fuchs 角膜内皮营养不良，角膜内皮层密集的滴状赘疣，呈橘皮样外观，40×

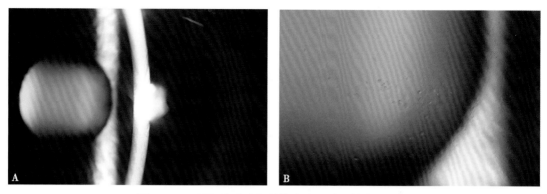

图 2-9-74　巨细胞病毒相关的青光眼睫状体炎综合征

A. 晶状体反光后照法,40×;B. A 图局部放大后,可见钱币纹样 KP,通过晶状体反光后照法显示病变处肿胀的内皮细胞,如同油滴附着在内皮面,40× 图像局部放大。

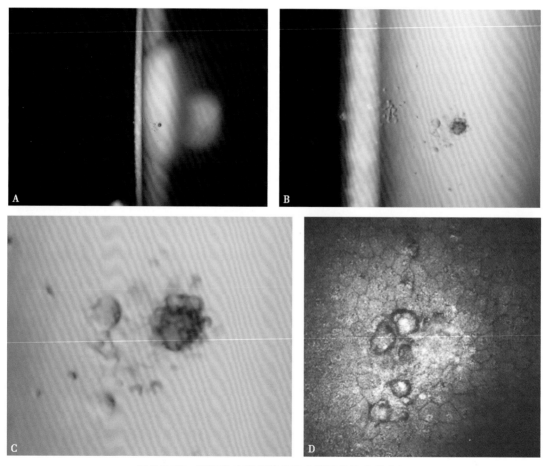

图 2-9-75　巨细胞病毒相关的青光眼睫状体炎综合征

A. 晶状体反光后照法,40×;B. A 图局部放大后,可见钱币纹样 KP,此处为肿胀的内皮细胞集落,外观似油滴状,40× 图像局部放大;C、D. 裂隙灯图片进一步放大后(C)可与活体激光共聚焦显微镜图像(D)原位对应,有助于理解显微影像。

（4）ICL（图2-9-76）。

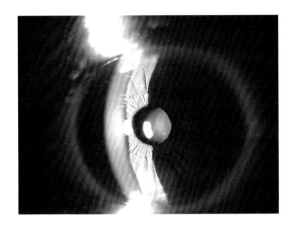

图2-9-76 ICL植入术后ICL偏位，晶状体反光后照法显示前后房交通孔的位置，16×

2. 观察虹膜萎缩或缺损 当晶状体的混浊程度无法成功进行视网膜红光反射时，光线在晶状体内散射后形成较弱的背景光，可以用于显示虹膜的缺失或萎缩。当虹膜病变较为局限时，透照过虹膜的光线较少，虹膜透照效果欠佳。此时，可以通过调整入射光线角度、长度及宽度（联合切向照明法），着重将虹膜病变后方的晶状体照亮，从而充分显示虹膜缺损或萎缩的程度、范围，详见图2-3-31。

3. 判断瞳孔区角膜内是否有异物残留 此方法的应用场景与前述的虹膜反光后照法判断角膜异物类似，适用于观察瞳孔区的角膜异物（图2-9-77、图2-9-78）。

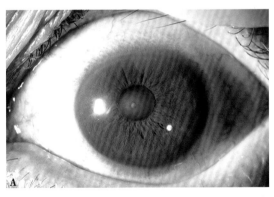
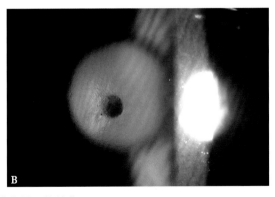

图2-9-77 角膜金属异物外伤

A. 弥散光大体照明下中央角膜可疑金属异物残留，10×；B. 晶状体反光后照法可见病变内铁锈样色素且未见明显异物，40×。

4. 观察不致密的晶状体皮质层混浊 裂隙光在晶状体内的散射光线可作为观察皮质层混浊的背景，利于显示不致密混浊（图2-9-79）。

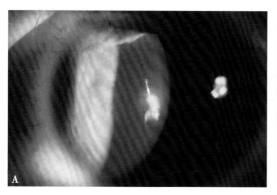
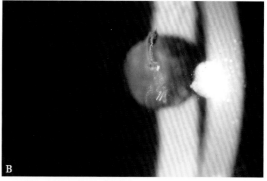

图 2-9-78　角膜层间异物（栗子刺）

A. 直接焦点照明法（宽裂隙光）可见角膜瘢痕，难以区分瘢痕内是否有异物残留，16×；B. 晶状体反光后照法可见病灶下方两根栗子刺异物，25×。

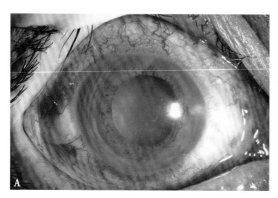
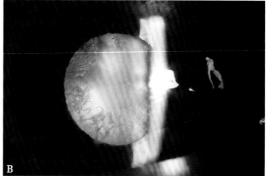

图 2-9-79　晶状体皮质羽毛状混浊

A. 弥散光大体照明，10×；B. 晶状体反光后照法下晶状体皮质羽毛状混浊清晰，25×。

（四）虹膜透照法

虹膜透照法可应用于多个眼科亚专业，包括前葡萄膜炎、青光眼、眼外伤等。各种原因导致的虹膜缺损、萎缩等，可出现虹膜的透光现象，称之为"虹膜透照缺失"。当合并晶状体混浊且严重影响后照法的反射光线亮度时，可尝试对病变局部进行晶状体反光后照法，详见图 2-3-31。

1. 前葡萄膜炎（图 2-9-80、图 2-9-81）。

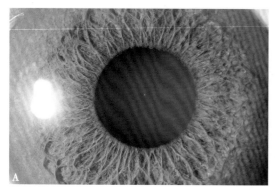
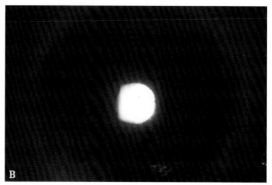

图 2-9-80　病毒性前葡萄膜炎，虹膜萎缩但虹膜透照法阴性，25×

A. 弥散光大体照明；B. 虹膜透照法阴性。

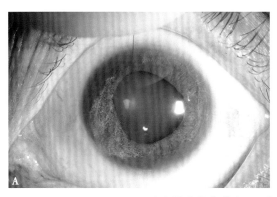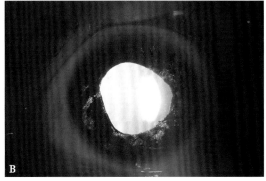

图 2-9-81　病毒性前葡萄膜炎，虹膜节段状萎缩，且虹膜透照法阳性，10×
A. 弥散光大体照明；B. 虹膜透照法阳性。

2. 青光眼（图 2-9-82～图 2-9-86）。

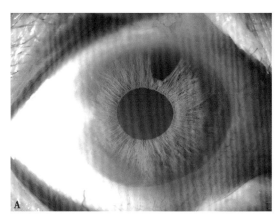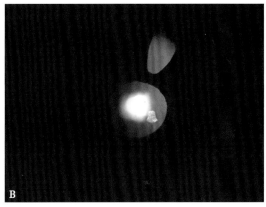

图 2-9-82　葡萄膜炎继发青光眼，小梁切除术后，16×
A. 弥散光大体照明联合切向照明法；B. 虹膜透照法显示虹膜缺损。

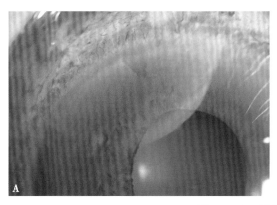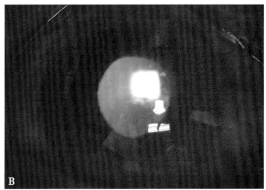

图 2-9-83　周边虹膜切除术后
A. 弥散光大体照明隐约见通畅的周切孔，25×；B. 虹膜透照法显示周切孔未通，前后房交通未形成，16×。

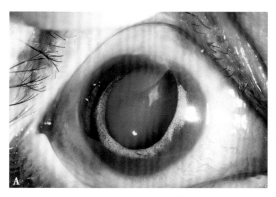 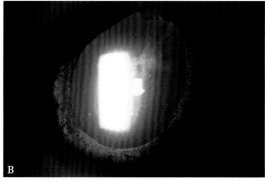

图 2-9-84　急性闭角型青光眼，急性大发作后，瞳孔缘处虹膜萎缩

A. 弥散光大体照明，10×；B. 虹膜透照法。

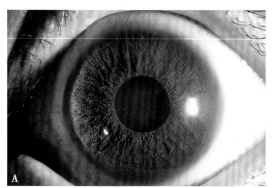 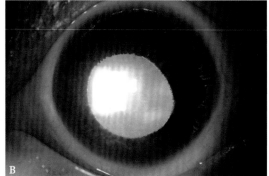

图 2-9-85　色素性青光眼，虹膜透照法显示虹膜根部色素脱失，10×

A. 弥散光大体照明；B. 虹膜透照法。

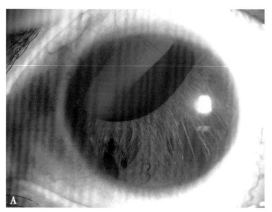 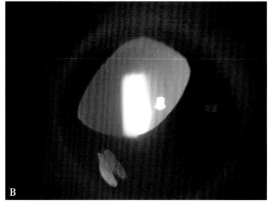

图 2-9-86　ICE 综合征，原发性进行性虹膜萎缩，16×

A. 弥散光大体照明；B. 虹膜透照法。

3．眼外伤（图 2-9-87、图 2-9-88，二维码 2-9-1 图 49）。

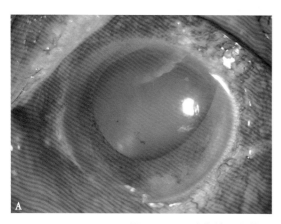
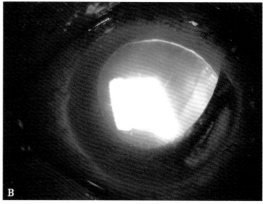

图 2-9-87　外伤性晶状体不全脱位，虹膜局限性萎缩，16×
A．弥散光大体照明；B．虹膜透照法。

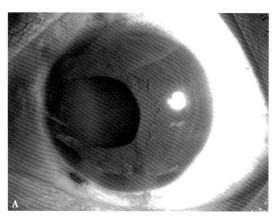
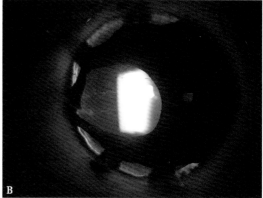

图 2-9-88　外伤性虹膜根部离断悬吊术后，16×
A．弥散光大体照明；B．虹膜透照法见虹膜离断及悬吊处。

4．其他（图 2-9-89、图 2-9-90）。

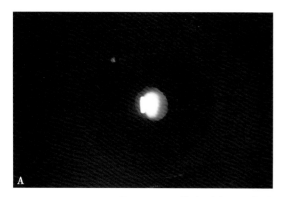
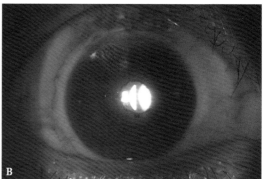

图 2-9-89　前房型人工晶状体脱位取出术后，虹膜透照法，10×
A．仅可见前后房交通孔；B．亦可见人工晶状体磨擦虹膜产生的萎缩灶，但需要较强的曝光才可清晰显示。

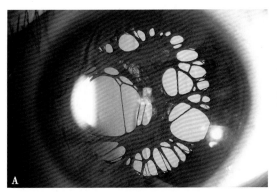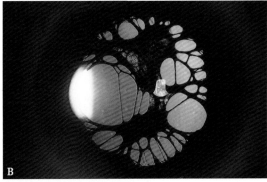

图 2-9-90 永存瞳孔膜，有无背景光的拍摄效果比较，16×
A. 开启背景光，可同时显示虹膜根部的位置；B. 关闭背景光。

（五）直接后照法与间接后照法

直接后照法与间接后照法是后照法的一种分类方法，常见于虹膜反光后照法（图 2-9-91～图 2-9-96，二维码 2-9-1 图 50、图 51）与视网膜反光后照法（图 2-9-98～图 2-9-105，二维码 2-9-1 图 52～图 55）。直接后照法时反射光带位于病变上，而间接后照法时反射光带位于病变旁（图 2-9-92）。实际应用时，直接与间接后照法通常是同时出现（图 2-9-92、图 2-9-96）。

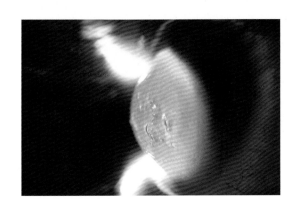

图 2-9-91 圆锥角膜急性水肿期，间接虹膜反光后照法联合侧照法，虹膜的反射光线照射到角膜水肿区的边缘，通过间接照明法显示病变区的水泡，16×

1. 虹膜反光后照法中的直接与间接后照法（图 2-9-91～图 2-9-97，二维码 2-9-1 图 50、图 51） 利用虹膜光带直接作为背景进行观察的方法，为直接后照法；利用虹膜光带边缘，甚或虹膜光带与角膜光带之间区域作为背景的观察方法（图 2-9-92、图 2-9-93），为间接后照法。为了增加可清晰观察的病灶范围，间接的虹膜反光后照法通常无需太宽的裂隙光（二维码 2-9-1 图 50）。观察或拍摄时，需要依据病变或组织的反光特征，选择适当的背景光带位置（图 2-9-97）。对于同一条光带上的病变，间接后照部位的立体感强于直接后照部位。尤其在直接与间接照明法的交界处，病变的阴影增加，立体感被加强。

间接后照法的优点：其背景光较暗，通常可使病变呈现的更为清晰（加强病变与背景的对比）。直接后照法的优点：背景光带较宽，利于拍摄有一定宽度的病变。

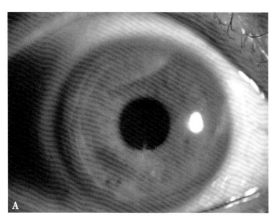
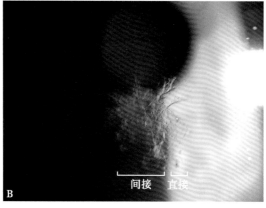

间接　直接

图 2-9-92　格子状角膜营养不良
A. 弥散光大体照明,16×;B. 直接后照法与间接后照法同时出现,但间接后照法区域病灶更为清晰,40×。

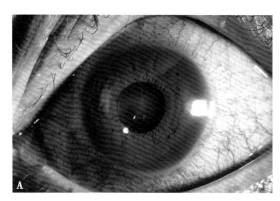
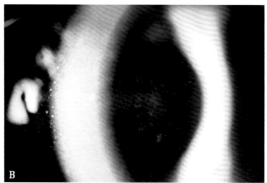

图 2-9-93　角膜上皮基底膜营养不良
A. 弥散光大体照明,10×;B. 间接后照法(角膜光带和虹膜光带之间的区域)显示病变特征,40×。

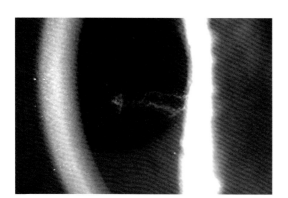

图 2-9-94　基质层玻璃异物残留,间接后照法(角膜光带和虹膜光带之间的区域)显示玻璃异物,40×

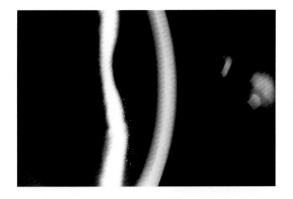

图 2-9-95　准分子激光上皮下角膜磨镶术后角膜上皮愈合不良，上皮层内微囊泡，为了使间接后照法部位更加清晰，直接后照法光带处常过曝光，25×

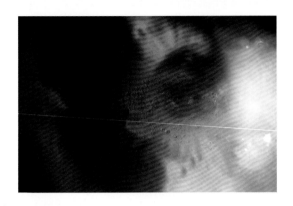

图 2-9-96　角膜变性，直接与间接虹膜反光后照法同时出现，40×

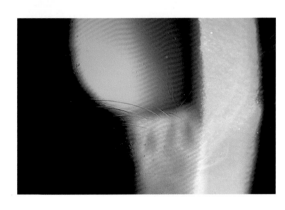

图 2-9-97　角膜上皮基底膜营养不良，一种特殊的间接照明法，将晶状体与虹膜反光光带的交界处（瞳孔缘）作为背景，清晰显示指纹样病变，40×

2. 视网膜反光后照法中的直接与间接后照（图 2-9-98～图 2-9-105，二维码 2-9-1 图 52～图 55）　视网膜反光后照法时通常采用直接后照法，但当需要突出病变的立体感或显示更为细小的病变时，可调整反射光线角度，使其反射至瞳孔区边缘，此时瞳孔区中央的病变会出现间接后照法的效果，包括上皮微囊（图 2-9-98、图 2-9-99）、基底膜指纹样病灶（图 2-9-100）、角膜营养不良（图 2-9-101、图 2-9-102）、角膜新生血管（图 2-9-103）、ICL 术后前葡萄膜炎（图 2-9-104，二维码 2-9-1 图 52）、晶状体半脱位（图 2-9-105）、后囊下混浊（二维码 2-9-1 图 2-9-53）、先天性核性白内障（二维码 2-9-1 图 54）、白点综合征（二维码 2-9-1 图 55）。间接后照法下病变反光相对强，而瞳孔区背景相对暗，对于观察细小或不致密的病变具有明显优势（二维码 2-9-1 图 54、图 55）。

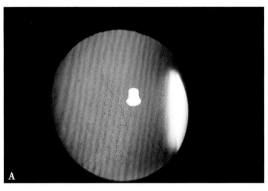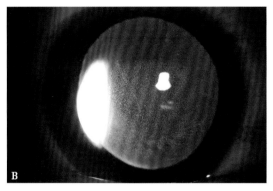

图 2-9-98 Meesmann 角膜营养不良,视网膜反光后照法,25×
A. 直接后照法; B. 间接后照法下上皮病变中微囊明显。

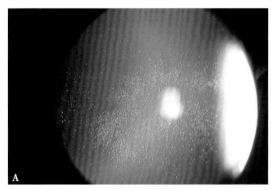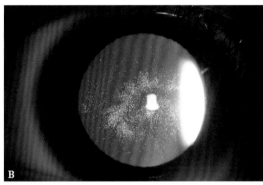

图 2-9-99 Meesmann 角膜营养不良,视网膜反光后照法
A. 直接后照法向间接后照法过渡,25×; B. 间接后照法下上皮微囊立体感更强,16×。

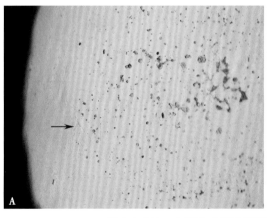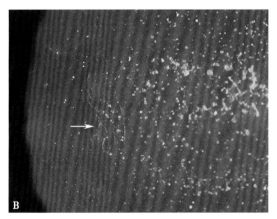

图 2-9-100 角膜上皮基底膜营养不良,视网膜反光后照法,40×
A. 直接后照法下指纹样异常基底膜为黑色; B. 间接后照法下指纹样异常基底膜为金色,相对明显。

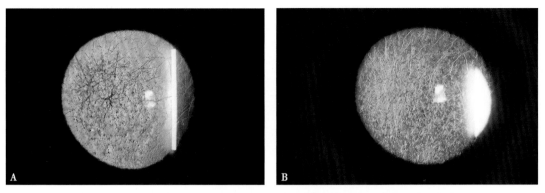

图2-9-101　格子状角膜营养不良，直接与间接的视网膜反光后照法下病变反光特征不同，16×
A. 直接后照法下格子状病灶为黑色；B. 间接后照法下格子状病灶为金黄色。

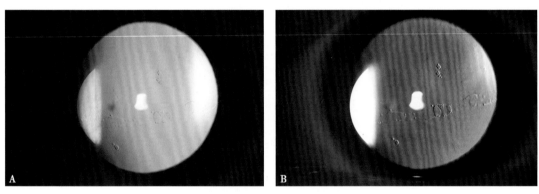

图2-9-102　PPCD，16×
A. 直接后照法；B. 间接后照法下囊泡样病变边缘反光强，病变更为明显。

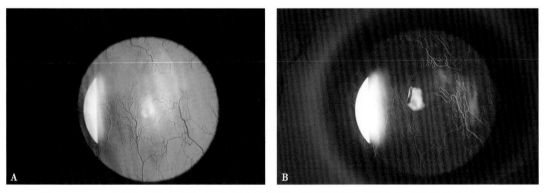

图2-9-103　睑缘炎相关角膜病变，角膜新生血管，直接与间接后照法下成像效果比较，16×
A. 直接后照法；B. 间接后照法。

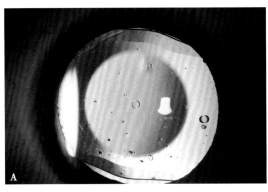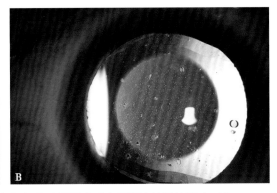

图 2-9-104　ICL 术后前葡萄膜炎，改变反射光线角度对视网膜反光后照法效果的影响，16×
A. 直接后照法；B. 间接后照法下镜片表面细小的虹膜色素更为清晰。

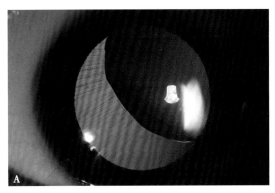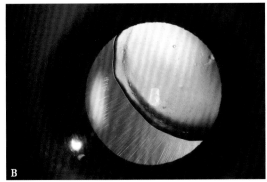

图 2-9-105　马方综合征，晶状体半脱位，视网膜反光后照法，16×
A. 直接后照法；B. 间接后照法下悬韧带及晶状体赤道部更清晰。

第十节　视 频 拍 摄

视频主要用于记录体征的动态变化，如泪膜破裂、溪流试验（角膜穿孔、滤过泡瘘等）、房水运动、瞬目特征、眼部寄生虫、虹膜震颤、硬性角膜接触镜的活动度等。此外，视频也可用于截取难以抓拍到的、短暂出现的异常体征。

一、原理

视频，可以理解为快速的连续拍摄。拍摄者可从视频中截取不同时间点的图像，制作拼图后便于出具影像结果。部分设备所拍摄的视频像素相对低于图片拍摄，可使用快速的连续拍摄（图 2-10-1）。能够拍摄视频的设备，通常需要具备实时图像传输的能力。

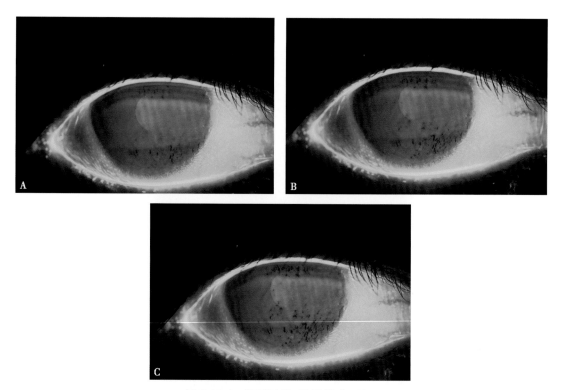

图 2-10-1 泪膜破裂,连拍模式,10×
A. 1秒; B. 2秒; C. 3秒。

二、拍摄技巧解析

由于视频形式难以单独作为影像报告,一方面可以在视频中截图后出具图像报告,另一方面可通过连拍拼图的方式记录体征的动态变化,并出具图像报告(图 2-10-2、图 2-10-3)。

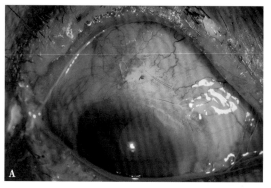
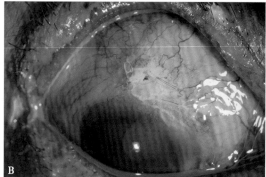

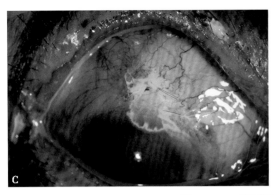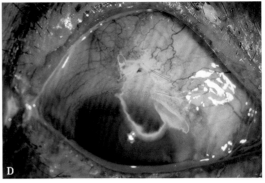

图 2-10-2　滤过泡瘘，连拍模式，10×
A. 0 秒；B. 1 秒；C. 2 秒；D. 3 秒。

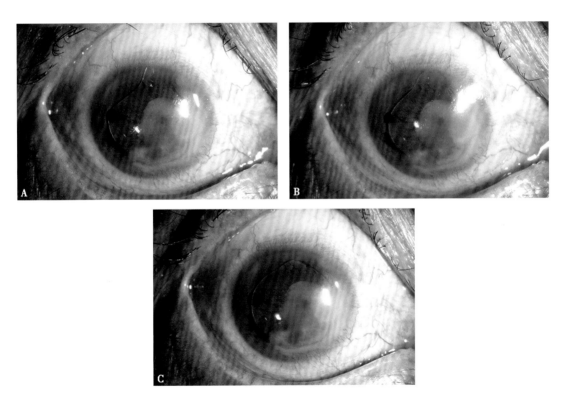

图 2-10-3　前房硅油异位，硅油由上方房角流下，连拍模式，10×
A. 1 秒；B. 2 秒；C. 3 秒。

三、临床拍摄应用及病例解析

视频拍摄主要用于记录各种液体的流动，包括泪膜流动、眼内液流出（溪流试验）、前房房水运动、分泌物流出（见于泪囊炎、睑板腺功能障碍）等（二维码 2-10-1～二维码 2-10-12）。拍摄溪流试验时，可联合应用无蓝光滤光片提升拍摄效果（二维码 2-10-4～二维码 2-10-6）。

二维码 2-10-1　视频　裂隙光下观察脂质层分布

二维码 2-10-2　视频　不完全瞬目后的泪膜

二维码 2-10-3　视频　裂隙灯下睑板腺的手法按摩

二维码 2-10-4　视频　滤过泡瘘 - 钴蓝光滤光片

二维码 2-10-5　视频　滤过泡瘘 - 钴蓝光滤光片联合无蓝光滤光片

二维码 2-10-6　视频　角膜穿孔 - 溪流试验阳性

二维码 2-10-7　视频　角膜上皮基底膜营养不良，固定的泪膜破裂条纹（局部反染）

二维码 2-10-8　视频　前房内细胞运动

二维码 2-10-9　视频　泪囊炎

二维码 2-10-10　视频　阴虱性睑缘炎

二维码 2-10-11　视频　晶状体不全脱位，表现为虹膜震颤

二维码 2-10-12　视频　前部玻璃体内果冻样漂浮物（眼部整形填充物意外注射入玻璃体内）

第三章 数码裂隙灯拍摄条件选择

选择一种适合的照明方法，或多种照明方法联合应用，是裂隙灯清晰观察的基本条件。如果只是为了清晰观察病变，操作者往往只需在照明方法上进行选择，即调节裂隙光的强度、形状、入射角度、颜色与波长等基本参数。在清晰观察的基础上，如果需要进一步实现清晰拍摄，操作者则需要选择照明方法之外影响拍摄效果的各类拍摄条件。

本章介绍的拍摄条件主要包括两方面内容：一方面，摄影相关的基本参数，主要包括三点，景深（第一节），焦点（第二节），曝光（第三节）；另一方面为其他辅助条件，即眼表活体染色（第四节）。

第一节 景深调整

景深是拍摄中容易忽略的参数，其调整主要通过改变光圈与放大倍数。理想的放大倍数与光圈大小，可搭配调整出理想的景深，是清晰拍摄与提升图像质量的基础。

二维码 3-1-1　扫一扫，查看景深调整更多精彩图片

一、定义

景深是指某一焦平面处可清晰成像的前后距离范围。以眼表及眼前段拍摄为例，几乎所有的眼表及眼前节组织（从前端的睫毛到后端的虹膜），均可在景深较深时被同时清晰拍摄。当需要突出显示某一焦平面或某一段焦点的组织或病变时，需要降低景深（以加大光圈为主要方法），使焦平面前、后的影像尽可能虚化。不同光圈值下景深虚化效果，详见图 3-1-1。

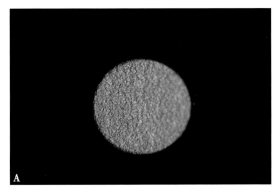
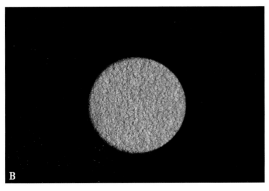

图 3-1-1　光圈值为 1 与 5 时的景深效果，40×
A. 光圈值为 1，光斑右侧虚化；B. 光圈值为 5，光斑清晰。

二、影响因素

广义的摄影技术中，光圈、镜头焦距、拍摄距离是影响景深的三大主要因素。更换不同焦距的镜头、改变拍摄距离，可实现景深调整。裂隙灯摄影时，镜头多为定焦镜头且焦点位置固定，通常仅可通过放大倍数与光圈配合调整来控制景深，具体调整策略可参考第一章第二节光圈相关内容。不同设备在相同拍摄参数下，景深及色彩会均稍有不同（图3-1-2）。图像色彩通常不会影响疾病诊断，但有时可体现出特定体征（图3-1-3）。

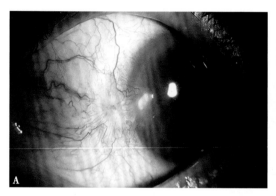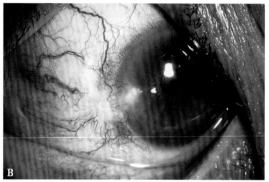

图 3-1-2　不同设备拍摄同一病变时的景深、色彩差异，10×
A．重庆上邦 LS-7DE；B．Haag-streit BX900。

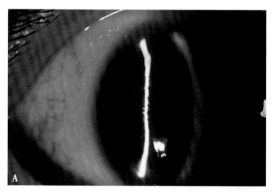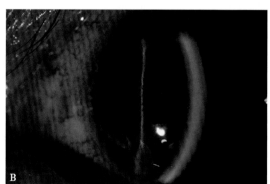

图 3-1-3　前房积血的裂隙光带颜色，16×
A．健侧眼，虹膜光带为黄色；B．前房积血时，光带为红色。

（一）光圈

数码裂隙灯的光圈数值范围常为 1～5，仅部分设备可调整光圈值。其数值越小，光圈越大，景深越小（浅），越利于局部对焦，背景虚化效果越明显；反之，其数值越大，光圈越小，景深越大（深），图片整体越清晰。

（二）放大倍数

放大倍数越大，景深越浅，利于突出某一焦平面；放大倍数越小，景深越深，被拍主体及其背景可同时被清晰拍摄（图3-1-4）。

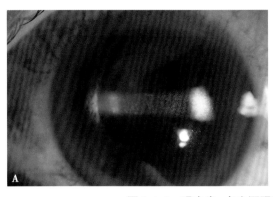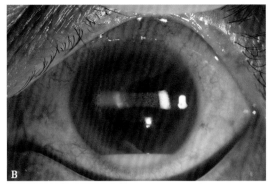

图 3-1-4 眼内炎,点光源照明法,放大倍数对景深的影响

A.较高的放大倍数下前房光带无法完全清晰,近前囊侧不清晰,16×;B.降低放大倍数后前房光带完全清晰,10×。

三、拍摄技巧解析

(一)何时需要减小景深

1.加强病变立体感 对于隆起的组织或病变,除了联合切向照明法(增加入射光线角度)突出病变立体感之外,还可通过减小景深,聚焦隆起部位的顶部,从而突出隆起病变,提高其立体感(图 3-1-5、图 3-1-6)。

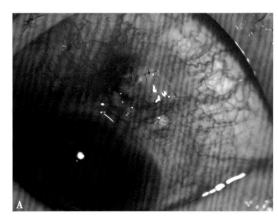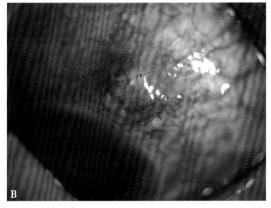

图 3-1-5 外伤后巩膜融解形成的葡萄肿,16×

A.光圈值为 3;B.光圈值为 2 时,景深变浅,球结膜背景虚化,突出葡萄肿的立体感。

2.突出局部病变 对于不同层次同时出现的病变,为了突出显示某一层的病变特征,需要严格控制景深的大小(图 3-1-7,二维码 3-1-1 图 1、图 2)。尤其对于深度接近的病变,例如人工晶状体的前后表面,此时可多管齐下,既增加放大倍数又加大光圈,利于准确对焦到精确的焦平面。

(二)何时需要加大景深

1.焦平面与病变平面不平行 此种情况多见于眼位不正的患者。焦平面与病变所在平面不平行,病变层面会出现对焦不清晰的位置,此时需要加大景深。例如,进行视网膜反光后照法时，向鼻侧适当转动眼球后，虽然可使眼底反光点从色素上皮移动到反光更强的视盘区，提高视网膜反射光线的强度，但由于眼位不正，图像会出现局部模糊。此时，需要降低放大倍数、缩小光圈等操作加大景深（图3-1-8）。

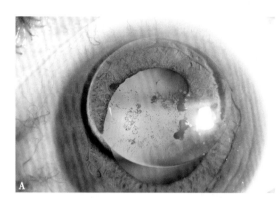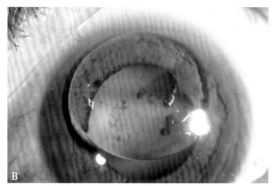

图 3-1-6　前房硅油滴，16×
A. 光圈值为3；B. 光圈值为2时，景深变浅，虹膜背景虚化，突出硅油滴的立体感。

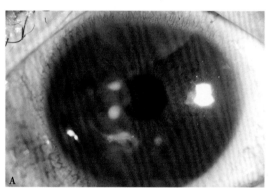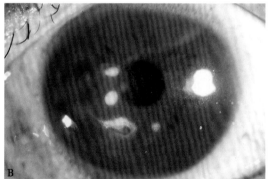

图 3-1-7　耐甲氧西林金黄色葡萄球菌导致的细菌性角膜炎，16×
A. 较浅的地图状浸润不明显；B. 减小景深使虹膜背景虚化，显示较浅的地图状浸润区。

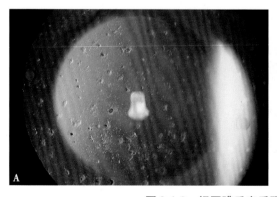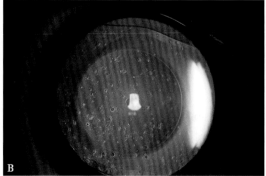

图 3-1-8　视网膜反光后照法，ICL 术后前葡萄膜炎
A. 为顺利实现视网膜反光而调整眼位，调整后焦平面与 ICL 前表面不平行，右侧图像模糊，25×；B. 降低放大倍数可提高景深，右眼图像清晰度提高，16×。

2. 同时显示多层组织　应用光学切面法进行粗略的生物测量时，例如拍摄并计算中央前房深度（van herick 法）或 ICL 植入术后拱高时，需要加大景深使角膜和虹膜光带、ICL 与自身晶状体前表面均清晰对焦，便于确定计算的起始点和终止点。

第二节　焦 点 调 整

焦点的调整，是图像清晰、拍摄重点突出的前提。当出现目镜下能看清但始终拍不清楚的情况时，需要考虑焦点调整的问题，这一点对于无法实时成像的裂隙灯来说尤为重要。

一、定义

广义的焦点，是指物体通过镜头的凸镜折射后，在镜头的反方向会聚成一个类似点的地方。对于裂隙灯而言，其焦点一般分为三部分，即光线的焦点、相机的焦点以及目镜的焦点。第一，裂隙光从光源发出，经过反光镜反射后会在操作者前会聚，光线会聚的点即为裂隙光焦点。裂隙光焦点处的光线最为集中、最亮，且裂隙光形状最为清楚。对于含有闪光单元的数码裂隙灯，其光线同时包括了主光源及电子闪光灯两路光线，且两路光线焦点统一。第二，数码裂隙灯中相机的焦点，是相机拍摄最清晰的一个点。在裂隙灯出厂设计时，裂隙灯主光源的焦点、电子闪光灯的焦点、数码裂隙灯中相机的焦点，三者是统一的，且焦点的位置为显微镜支架与照明支架会聚的轴心。这也解释了为什么屈光补偿校正时需要将定焦棒插在轴心。第三，裂隙灯目镜的焦点是肉眼观察时的焦点，即为观察最清晰的一个点。当目镜焦点与相机焦点不同时，会出现观察清楚而拍摄不清的情况。因此，拍摄前调整目镜的屈光补偿的目的是统一目镜与相机的焦点。最终，光线、相机、目镜三者的焦点均会统一。

对焦，即为调节焦点的过程，是使被拍摄物体由不清晰至清晰被观察到的过程，但相机及目镜下的对焦过程往往并非仅聚焦于某一点上，而是聚焦于一个垂直的平面上，即焦平面。再结合景深的概念，相机清晰对焦的则是景深范围内叠加的多个焦平面。

二、影响因素

（一）操作者屈光状态

同一台设备的多位操作者间的屈光状态的不一，从而在操作者间产生了不同的目镜焦点。因为光线与相机焦点相对固定，所以导致目镜焦点与光线、相机焦点的不一致，最终导致了"看得清而拍不清"的窘境。为了保证所见即所得，需要通过目镜的屈光补偿调节，使目镜焦点与相机焦点统一，详见本书关于裂隙灯使用技巧的教学视频（二维码3-2-1）。

二维码 3-2-1　视频
数码裂隙灯使用技巧

（二）光圈与放大倍数

光圈与放大倍数主要影响拍摄的景深，景深的大小影响了对焦的难易程度，从而间接影响了焦点的准确性及焦平面的大小。光圈大，放大倍数高时，景深小，焦平面相对小，焦点相对集中，此时目镜可清晰观察，但相机可能会错过焦点，提高了对焦的难度；光圈小，放大倍数低时，景深大，焦平面相对大，焦点相对分散，此时对焦难度低（图3-2-1、图3-2-2）。

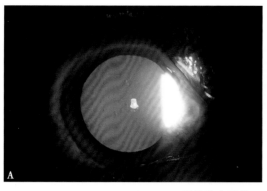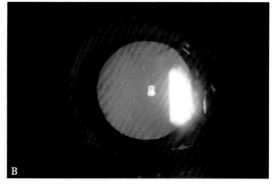

图 3-2-1 晶状体点片状混浊伴后囊下囊泡状混浊,10×
A. 焦点位于晶状体的点片状混浊;B. 微调焦点后,焦点移动至后囊的囊泡状混浊。

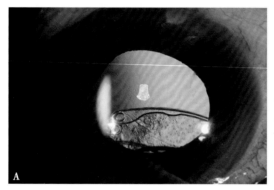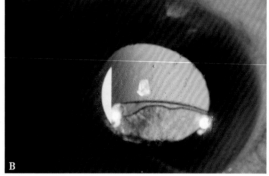

图 3-2-2 人工晶状体及张力环偏位,高倍下景深浅,更容易清晰对焦某一确切深度,25×
A. 人工晶状体深度;B. 角膜内皮深度。

三、拍摄技巧解析

(一)是否需要调整屈光补偿

一方面,对于可以实时传输图像至显示器的裂隙灯相机,即便不进行屈光补偿调整,也可通过显示器上实时传输的图像捕捉合适的拍摄时机。值得注意的是,实时传输图像的清晰度往往低于目镜所见,这与实时图像分辨率以及显示器分辨率高低均有关。不进行屈光补偿时存在一定对焦不清的风险,因此建议调整屈光补偿。

另一方面,对于无法实时传输图像至显示器的裂隙灯相机,必须在目镜与相机焦点统一的前提下,通过目镜观察确定拍摄时机。因此,这一类裂隙灯必须在拍摄前进行屈光补偿调整。

(二)如何调整屈光补偿

为了适应不同屈光状态的操作者,裂隙灯目镜常具备屈光补偿调节的功能。调节方法大致有两种:标志物拍摄法、定焦棒法。无论何种调节方法,最终均需要进行屈光补偿值调整,即旋转目镜上的屈光补偿旋钮(双眼分开调整,调节范围为 +5D 至 −5D,且建议从 +5D 向 −5D 方向快速调整)。部分机型可调节范围为 +7D 到 −7D。

1. 标志物拍摄法　此方法简便、常用，适用于可实时成像的裂隙灯生物显微镜。通常利用固视灯的外壳作为标志物，选择点光源或中等宽度和长度的裂隙灯光带作为照明光源（图 3-2-3）。当显示器上可清晰拍摄出固视灯外壳的表面纹理时，锁定裂隙灯底座的位置（避免焦点移动）。此时，再通过旋转目镜上的屈光补偿旋钮，使目镜下同样可看清固视灯外壳的表面纹理即可。

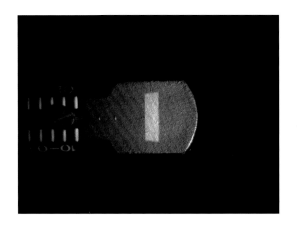

图 3-2-3　标志物拍摄法，采用固视灯外壳作为辅助定焦工具，10×

2. 定焦棒法　此法需要将配套的定焦棒下端（设备安装时常附带一根定焦棒）插入裂隙灯的轴心内，轴心中央应为目镜和相机的共同焦点（图 3-2-4）。定焦棒上端为一黑色磨砂面扁平金属，调节屈光补偿旋钮至看清裂隙灯光斑下的定焦棒表面纹理即可（图 3-2-5）。此法相对规范，适用于所有类型的数码裂隙灯。

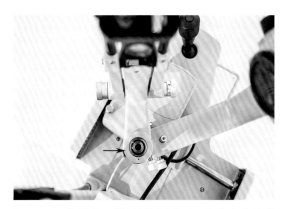

图 3-2-4　灯塔与目镜同轴轴心（用于安装定焦棒或游离背景光光源）

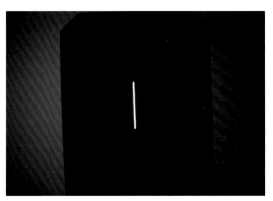

图 3-2-5　定焦棒与裂隙灯窄光带，6×

（三）如何应用目镜十字

目镜十字是确定焦点中心、图像构图的主要参照物。裂隙灯双侧的目镜中，常会有一侧印有十字形的黑色线条（部分裂隙灯的十字为镜头边缘处 12:00、3:00、6:00 和 9:00 位的对称黑色线条）。十字的中心即为目镜视野的中央，也应是被拍摄图像的中心，这与拍摄前构图有关。十字形线条被观察清晰，是下一步拍摄清晰的重要前提。光源的焦点应与目镜的焦点一致,当不一致时,裂隙灯光斑的中央与十字中心不重合,会出现不同程度的错位(图3-2-6)。此问题可能与灯塔的位置异常有关。

目镜十字为视野中心,是拍摄构图时的定位标志。目镜十字的中心常与光斑中心一致,轻度的不一致不影响常规拍摄。对于特殊的拍摄条件,例如高倍放大下的视网膜反光后照法,使用月牙形光斑时需要将其与瞳孔边缘相切。如果目镜十字与光斑中心错位,提高放大倍数时瞳孔区无法拍全(图3-2-7)。

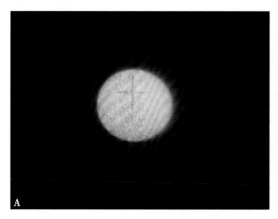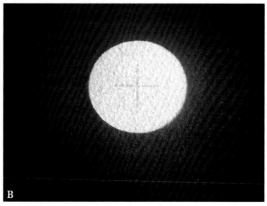

图3-2-6　目镜十字与光斑的位置关系,16×
A.目镜十字偏离光斑中心;B.不偏离。

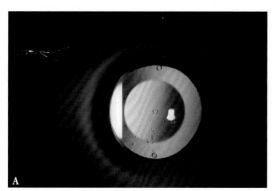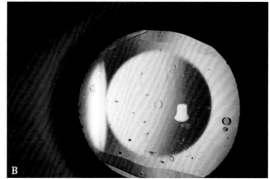

图3-2-7　目镜十字与光斑中心错位对成像质量的影响
A.低倍下错位对拍摄影响不大,10×;B.提高放大倍数后瞳孔区无法拍全,16×。

(四)侧照法对拍摄焦点的影响

中央及周边角膜的焦点不一,尤其在光学切面法时,上、中、下部的角膜切面图难以统一焦点。虽然加大景深有利于统一焦点,但光学切面法下由于极窄裂隙光的亮度受限,加大景深(减小光圈)时亮度进一步受限,最终常通过过高的感光度来弥补亮度的劣势。而过高的感光度下,会导致图片噪点过多、失真。此时,为了统一不同位置角膜切面的焦点且不过多影响亮度,可联合侧照法(图3-2-8、图3-2-9)。点光源照明法及角巩膜缘散射法也可联合应用侧照法(图3-2-10、图3-2-11)。拍摄前房闪辉及浮游细胞时,正位拍摄下前房不同深度位置的组织焦点不统一,改为侧照法可显著统一不同深度的焦点(图3-2-10)。

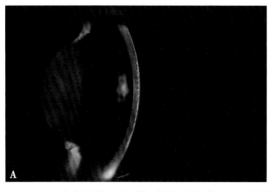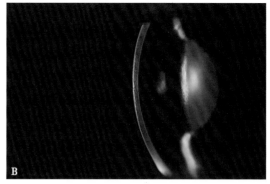

图 3-2-8 准分子激光角膜切削术后角膜上皮下雾状混浊，应用侧照法并适当加大景深，清晰对焦不同位置的角膜上皮下雾状混浊，25×

A. 正位的光学切面法；B. 光学切面法联合侧照法。

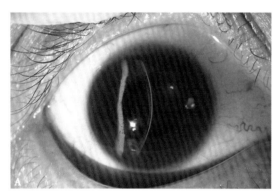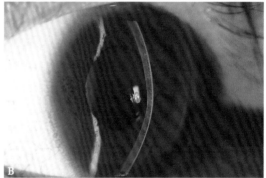

图 3-2-9 圆锥角膜，中下方角膜后表面前凸，10×

A. 正位的光学切面法，周边角膜不清晰；B. 光学切面法联合侧照法，中央及周边角膜均清晰，且前凸明显，16×。

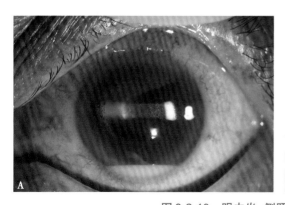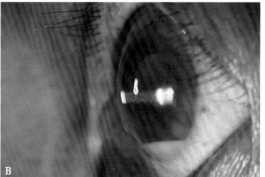

图 3-2-10 眼内炎，侧照法与焦点的统一，10×

A. 正位的点光源照明法；B. 点光源照明法联合侧照法利于不同深度的前房光束焦点的统一。

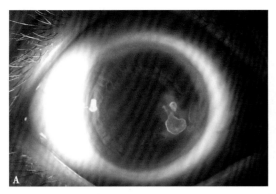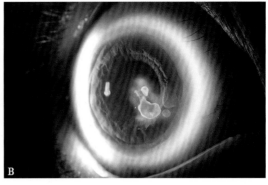

图 3-2-11　角膜变性，10×

A. 正位的角巩膜缘散射法，远离裂隙光带的病灶较暗且不易清晰对焦；B. 联合侧照法后不同病变焦平面相对统一，也可适当增加裂隙宽度从而提高病变区亮度。

第三节　曝光调整

调整曝光是控制拍摄用光的主要方法。图片的曝光调整，一方面与裂隙灯的光线强度相关，另一方面也与相机的光圈、感光度、快门速度、拍摄环境等参数有关，是多种参数共同作用的结果。裂隙灯主光源的最大和最小亮度，是裂隙灯性能的重要参数，决定了其能拍摄的病变种类及图像质量。除了调整主光源亮度，背景光源调整、环境光源控制、减光滤光片应用、过曝光应用、快门速度控制也

二维码 3-3-1　扫一扫，查看曝光调整更多精彩图片

是曝光调整中的重要拍摄技巧，是拍摄高质量图片的必备技能。与其将曝光调整认作是一种拍摄技巧，不如将其理解为一种拍摄时控制光源的意识，需要长期拍摄训练而成。

一、定义

曝光，指相机的感光元件接受外界光线，再形成图像的过程。根据曝光的程度，可分为曝光正确、曝光过度（过曝光）、曝光不足（欠曝光）（图 3-3-1）。

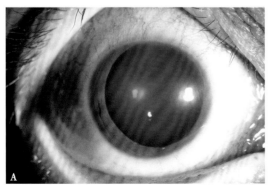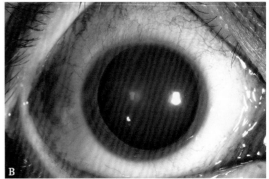

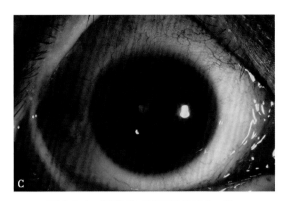

图3-3-1　巩膜炎，不同曝光状态，10×
A. 曝光过度；B. 曝光正确；C. 曝光不足。

二、影响因素

（一）光源的最大亮度

影响曝光的主要参数为光源亮度。裂隙灯光源最大亮度对曝光的影响，根本上取决于光源种类，而光源最大亮度又决定了数码裂隙灯的拍摄能力。电子闪光灯能在单次拍摄时产生瞬时强光，亮度强于 LED 或卤素灯泡，在应用间接照明法时具有一定优势（角巩膜缘散射法、后照法）。间接照明法多不应用光线直接照射部位较亮的光带，而是利用反射光线或散射光线等较弱的光线。如果光源的最大亮度较弱，则常需要加大感光度或减慢快门速度等软件参数调整来弥补昏暗的光线，这可能导致图像噪点过高或抖动产生图像模糊，最终降低图像质量。综上，裂隙灯光源的最大亮度越大，图像质量越高，更容易实现拍摄难度较大的照明方法。

（二）光源的最小亮度

裂隙灯光源的最小亮度，主要用于规避镜面反射时强烈的反射光斑，避免镜面反射下过曝光。当放大倍数一定时，且无法进一步通过调整闪光单元闪光模式、减小光圈、提高快门速度、降低感光度等方式降低亮度时，经常需要用减光滤光片或偏振光滤光片。

（三）入射角度

当入射角度接近 0°且入射光线与反光镜映光点相交时，会出现过曝光的镜面反射现象，目镜中会出现耀眼的光斑。入射光线与反光镜映光点适当分离后即可避免过曝光（图3-3-2），侧照法时也会出现类似问题（图3-3-3）。

（四）光圈、感光度、快门速度

除了光源亮度，图像曝光的强弱还取决于对相机参数的配合控制。影响曝光的三个相机参数包括：光圈、感光度、快门速度。拍摄时优先通过裂隙灯硬件调整曝光，如裂隙长度、裂隙宽度、滤光片等，此类调整不影响图像质量。当硬件调整无法满足曝光需求时，优先调整快门速度和感光度。快门速度的常用范围为 1/200～1/30 秒，感光度的常用范围为 100～1 600，拍摄时需要根据实际需要进行快门速度与感光度的搭配，具体调节界面，详见图3-3-4。如果快门速度和感光度调整依然不能满足曝光要求，再调整光圈。调整一档光圈值对曝光的影响较大，调整后需要微调快门和 / 或感光度。通过调整相机参数弥补曝光需求常会影响图像质量，不可作为曝光调整的首选。

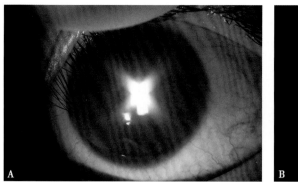
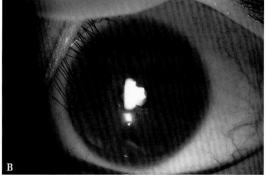

图 3-3-2　弥漫性虹膜萎缩，虹膜透照法阴性，10×

A. 小瞳孔下入射角度为 0° 且入射光线与反光镜映光点相交时出现强反光；B. 增加入射角度至 5° 可避免强反光。

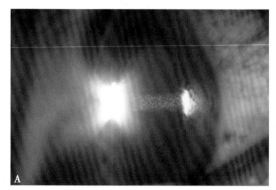
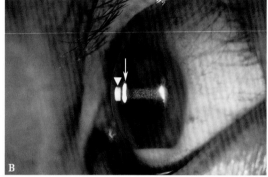

图 3-3-3　左眼眼内炎，前房闪辉与前房细胞

A. 侧照法时也可出现入射光线与反光镜映光点相交时的强反光，16×；B. 入射角度向鼻侧偏离，入射光线角膜光斑（▲）与反光镜映光点（→）分离即可躲避强反光。

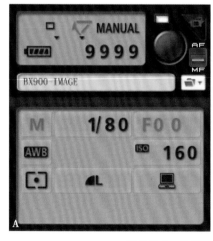
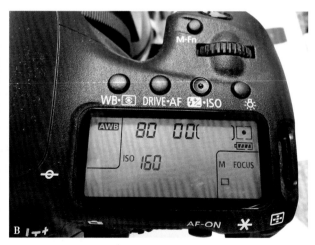

图 3-3-4　快门速度与感光度的两种调节方法（BX900）

A. 软件调节推荐；B. 硬件调节。

（五）拍摄环境

拍摄环境是指裂隙灯主光源之外的其他光线，这类光线会影响图片曝光。控制拍摄环境的主要目的是避免其对曝光的干扰，并利用它来提高图片质量。拍摄环境主要包括背景光源与环境光源两部分。具体内容详见下文的拍摄技巧解析。

三、拍摄技巧解析

（一）何时需要调整背景光源

背景光源在不同应用场景中的作用不同，主要目的是弥补裂隙光光线过于集中、或补充远光源侧较暗的问题。背景光源有两种分类方法。第一，按照照射方式分类，可分为固定背景光和游离背景光。第二，按照光线种类分类，可分为可见光、钴蓝光及红外线背景光。不同的应用场景中，背景光的用途和使用技巧不同。

1. 弥散光大体照明　由于应用了弥散片（磨砂玻璃片），所有光源均呈弥散态。此时，背景光照明对拍摄的影响主要取决于背景光的照射方式。固定背景光下，由于背景光源固定于灯塔，背景光仅少量增加整体亮度；游离背景光下，背景光源可与灯塔水平对称，可弥补远离裂隙灯光带侧的欠曝光，但实际是否开启背景光取决于实际观察或拍摄目的（图3-3-5）。

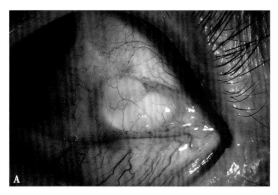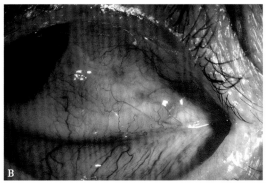

图 3-3-5　球结膜囊肿（球结膜淋巴管扩张症），开启背景光会消除肿物鼻侧的阴影，不利于突出其立体感，10×
A. 关闭背景光；B. 开启背景光。

2. 光学切面法、点光源照明法、直接焦点照明法（宽裂隙光）　对于这三种方法，当窄裂隙光亮度足够，且病变与周边组织的对比度足够时，可开启较弱的背景光来显示光带的位置，例如常用的 5% 亮度档（图3-3-6）。最终是否开启背景光及背景光具体亮度，要依据实际病变及拍摄目的再确定（图3-3-7～图3-3-11）。

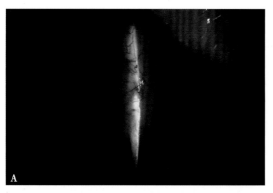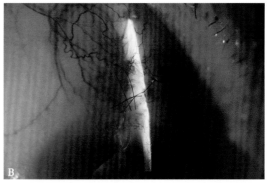

图 3-3-6 滤过泡瘘，光学切面法，开启较弱的背景光（5% 亮度档）有利于判断瘘口与滤过泡的位置关系，16×
A. 关闭背景光；B. 开启背景光。

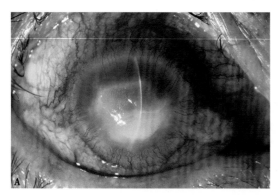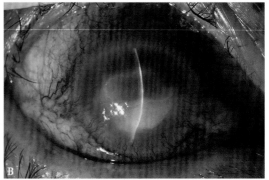

图 3-3-7 免疫性角膜基质炎，光学切面法显示角膜病变时，背景光不宜过亮，10×
A. 背景光过亮（10% 档），角膜后表面的光学切面模糊；B. 背景光亮度适中（5% 亮度档）。

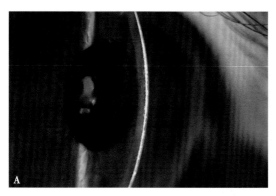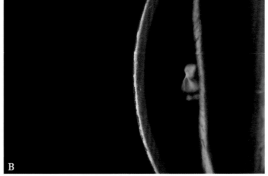

图 3-3-8 Thiel-behnke 角膜营养不良，光学切面法显示范围较大的角膜病变时，为了清晰显示病灶深度范围，不宜开启背景光，且不宜过亮，25×
A. 开启背景光，周边病灶映衬在光学切面上，降低对比度；B. 关闭背景光。

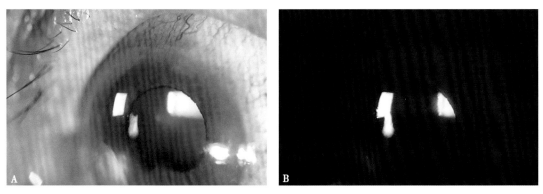

图 3-3-9 点光源照明法,当前房闪辉及前房细胞不明显时,开启背景光不利于观察,16×

A. 开启背景光(5% 亮度档);B. 关闭背景光可保持丁达尔光带较高的对比度。

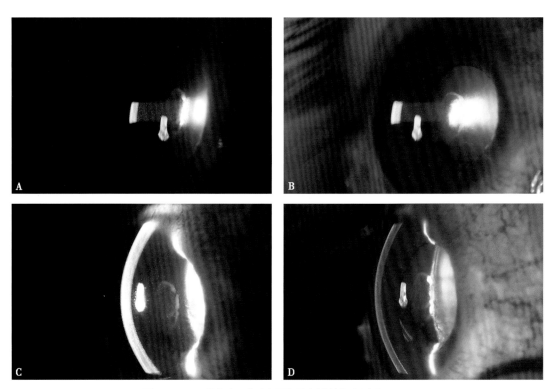

图 3-3-10 眼内炎,点光源照明法及其拓展应用,10×

A. 关闭背景光;B. 前房闪辉及前房细胞明显,可适当开启背景光(5% 亮度档);C. 关闭背景光,增加光带长度,前房闪辉及前房细胞明显;D. 开启背景光(5% 亮度档)后前房闪辉及前房细胞反而不明显。

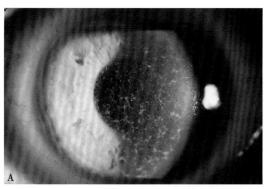
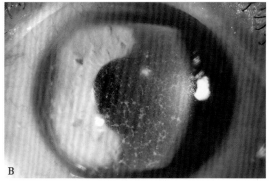

图 3-3-11　眼内淋巴瘤,直接焦点照明法(宽裂隙光)显示 KP,10×
　A. 关闭背景光;B. 开启背景光后降低裂隙光处的图像对比度,且增加背景光源映光点,不利于成像。

　　3. 镜面反射法、角巩膜缘散射法、后照法、近端照明法　虽然这四种方法通常不需要开启背景光,但是否开启取决于实际观察或拍摄需要(图 3-3-12～图 3-3-15)。例如,后照法中的虹膜透照法,当虹膜缺损或萎缩明显、或范围较大时,透照效果明显,此时可开启较弱的背景光来显示虹膜的边界(见图 2-9-90)。

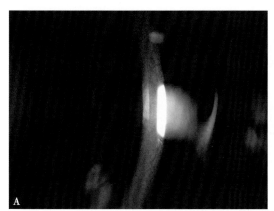
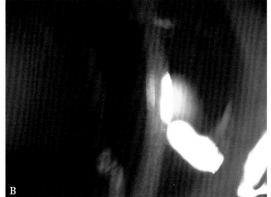

图 3-3-12　镜面反射法观察角膜内皮层,25×
A. 关闭背景光;B. 开启背景光会降低图像对比度。

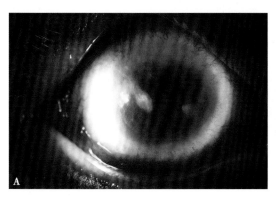
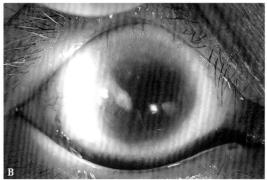

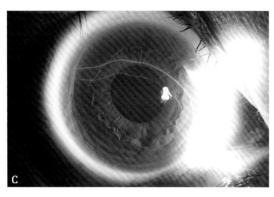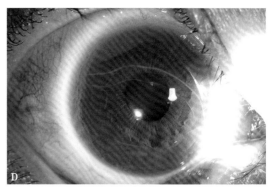

图 3-3-13　角巩膜缘散射法时,开启背景光会出现较弱的虹膜反光,降低病变的对比度,同时可能增加背景光源的映光点,10×

A.睑缘炎相关角结膜病变,关闭背景光;B.A图开启背景光;C.Haab纹,关闭背景光;D.C图开启背景光。

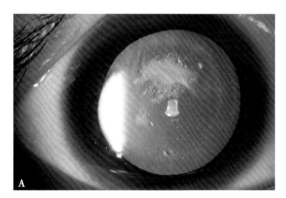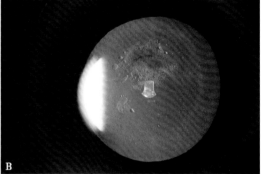

图 3-3-14　先天性白内障,视网膜反光后照法通常不需要开启背景光,16×

A.开启背景光后,晶状体前囊混浊遮挡晶状体核混浊;B.关闭背景光。

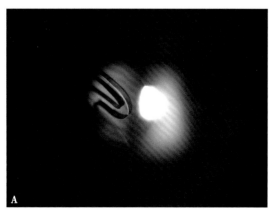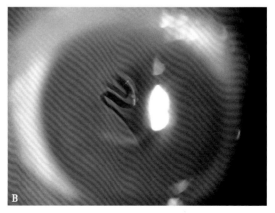

图 3-3-15　外伤后人工晶状体偏位,开启背景光有利于显示眼部外观,16×

A.关闭背景光;B.开启背景光。

4. 钴蓝背景光 钴蓝光的弥散光大体照明或直接焦点照明法（宽裂隙光）时，光线常常仅可集中在角膜或部分球结膜。联合钴蓝背景光后，可扩大荧光素钠染色的观察范围至完整球结膜、睑缘，详见第三章第四节。

【注意点】

对于可拆卸的游离背景光，操作者可手持游离背景光，并根据实际需要自由改变照射角度（二维码3-3-1图1）。

（二）如何控制环境光源

环境光源会干扰曝光与成像，成为图像中形状各异的光斑、光带，主要包括三方面内容：①干扰光线，如拍摄环境中的灯管、电脑显示器、眼内硅油或气体产生的干扰性反射光带等；②倒影，如手指、棉签、睫毛、睑缘等在角膜表面的倒影；③映光点，即裂隙灯光源、反光镜在眼部的投影；④阴影和光斑，角膜形状改变后虹膜光带中的阴影和光斑。虽然理想的拍摄环境为暗室，暗室内可减少图像中不必要的干扰光线，但实际工作中倒影和映光点难以避免。

1. 干扰光线 在放置裂隙灯时，需要考虑到其拍摄环境中的各种干扰因素，包括操作者的白衣（图3-3-16）、室内照明灯（图3-3-17）、窗户（图3-3-18）、显示器（图3-3-19）、玻璃窗外的自然光线（图3-3-20）等，均会在角膜表面形成投影。尤其在应用侧照法时，要注意关闭裂隙灯周围的显示器（图3-3-21）。除了环境中的干扰光线，不必要的用光同样会形成干扰光线而影响拍摄（图3-3-22）。

如果需要开启室内照明灯，通常需要灯位于患者的正上方。此时，照明灯光线垂直落射到操作者、设备和患者身上时，可最大限度避免照明灯在角膜上的投影（灯位于患者前上方）以及操作者在角膜上的投影（灯位于患者后上方）。值得注意的是，对于应用闪光单元的裂隙灯生物显微镜，因为拍摄时的闪光远强于环境光源在角膜上的干扰光斑，所以通常不太受环境光源的影响。但当感光度设置较高（感光度值大于1 000），或改变目镜角度时，环境光源的干扰光斑同样会出现在图像中。入射角度接近0°时（侧照法），患者正上方的室内照明灯管会通过反光镜投影于角膜上，此时需要严格保持拍摄环境为暗室（图3-3-23）。眼内硅油或气体由于存在镜面反射界面，会产生映光点或裂隙光带的干扰性反射光带（图3-3-24）。

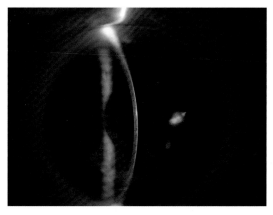

图3-3-16 操作者的白衣和轮廓投影于角膜上，相机感光度较高时此现象常见，16×

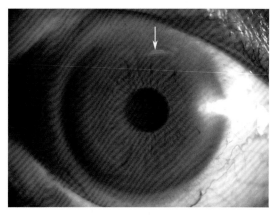

图3-3-17 最常见的环境光斑，操作者后上方的室内照明灯灯管，16×

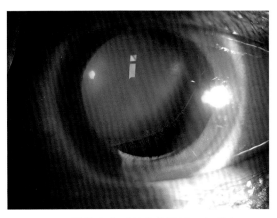

图 3-3-18 操作者身后的窗户投影至角膜上，16×

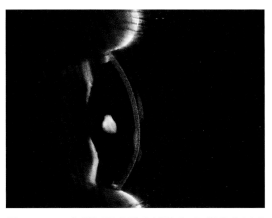

图 3-3-19 光学切面法联合侧照法时，操作者侧后方的显示器屏幕光源投影到角膜上，形成一条较浅的光带，16×

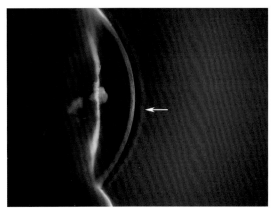

图 3-3-20 光学切面法联合侧照法时，环境光线过亮，操作者身后的窗外光线投射到角膜上，形成一条干扰光带，16×

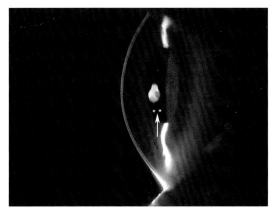

图 3-3-21 光学切面法联合侧照法时，两侧电脑上主机上的指示灯，16×

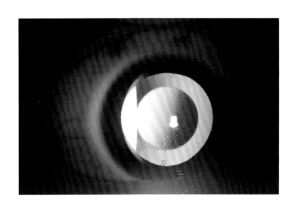

图 3-3-22 反光后照法时，入射角度过小虽有利于光线反射，但裂隙灯反光镜上边缘的散射光会形成光晕从而降低图像质量，10×

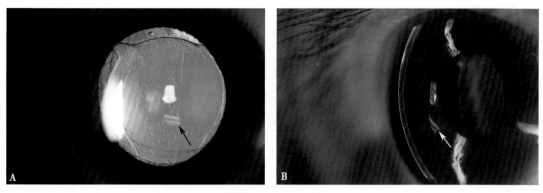

图 3-3-23 相机感光度高于 1 000 时，需要尽可能实现暗室环境，图示的干扰光线为室内灯管
A. 视网膜反光后照法；B. 光学切面法联合侧照法。

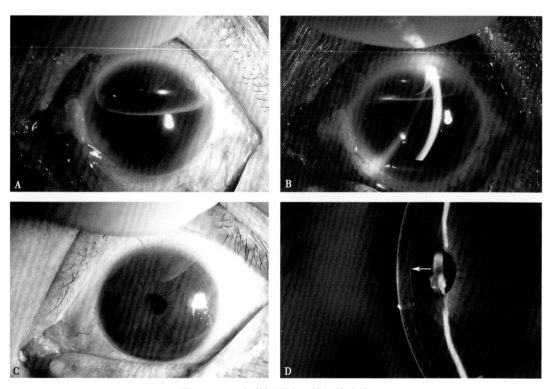

图 3-3-24 光学切面法下的干扰光线
A. 眼内注气术后，弥散光大体照明法，10×；B. 光学切面法，气泡反射裂隙光带形成干扰光线，10×；C. 角膜带状变性，弥散光大体照明法，10×；D. 光学切面法，带状变性折射裂隙光带，并于前房内形成干扰光线，25×。

2. **倒影** 根据镜面反射原理，手指、棉签、睫毛、睑缘等位于光源与角膜之间的组织或物体，均有可能在角膜表面形成倒影（图 3-3-25、图 3-3-26）。虽然这类倒影通常不会影响拍摄，但偶尔会干扰成像，甚会干扰对病变范围的判断，部分倒影可通过拍摄技巧加以规避（图 3-3-27、图 3-3-28）。

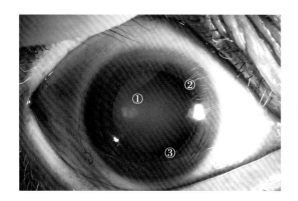

图 3-3-25 弥散光大体照明时,常见的组织倒影包括:①分开眼睑的手指;②睫毛;③下睑缘,10×

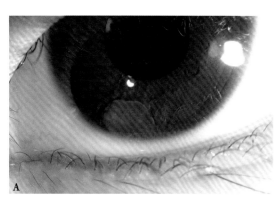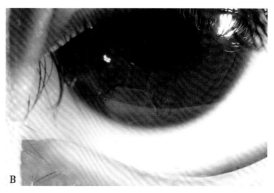

图 3-3-26 虹膜囊肿,分开眼睑有时会出现下睑在角膜上的倒影,这与背景光的投射方向有关,16×
A. 不分开眼睑;B. 分开眼睑。

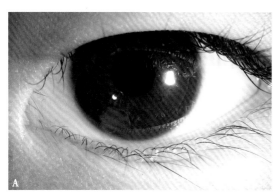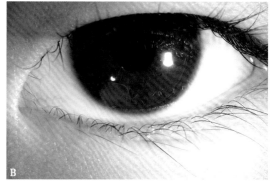

图 3-3-27 虹膜囊肿,适当向上注视,可减少角膜上的眼睑倒影,10×
A. 向前注视;B. 稍向上注视。

3. 映光点 映光点为裂隙灯光源在眼部的投影,属于镜面反射现象(图 3-3-29)。虽然拍摄时难以消除,但可以通过入射角度的调整将其移至非病变区(图 3-3-30～图 3-3-39)。荧光素钠染色后应用钴蓝光滤光片照明时(非激发滤光片),增加无蓝光滤光片可消除反光镜映光点(图 3-3-40)。

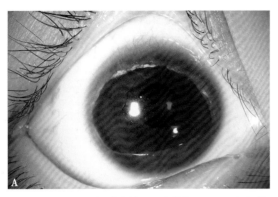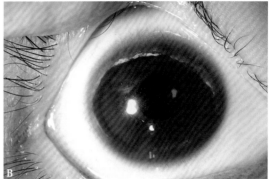

图 3-3-28 周边角膜变性,下睑缘投影干扰病变范围判断,分开下睑后继续下压睑缘,尽可能避免下睑缘投影,10×

A. 分开下睑;B. 分开下睑后继续下压睑缘。

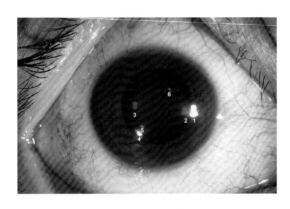

图 3-3-29 各种光源在眼部的投影(映光点)(开启游离背景光的弥散光大体照明),10×

1:反光镜在泪膜层的投影,即光源通过反光镜后在泪膜上的投影,其轮廓为浆镜的上半部;2:反光镜在晶状体前表面的投影;3:反光镜在眼内的浦肯野像,呈倒立像;4:游离背景光源在泪膜层的投影;5:背景光源在晶状体前表面的投影;6:反光镜在眼内的浦肯野像。

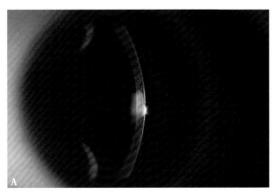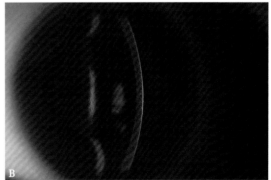

图 3-3-30 抗结核药物上皮层沉积,大角度的光学切面法下,通过微调入射光线角度从而避免裂隙灯反光镜在角膜表面的投影,16×

A. 反光镜投影与角膜裂隙光带交叉;B. 微调角度后无交叉。

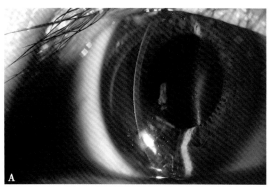 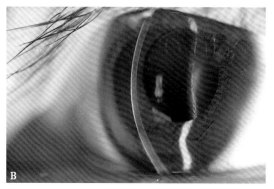

图 3-3-31 角膜上皮水肿,侧照法时注意背景光源的位置,避免其对成像造成干扰,16×
A. 背景光投影与角膜裂隙光带交叉;B. 背景光投影位于球结膜。

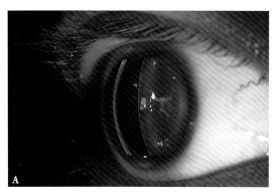 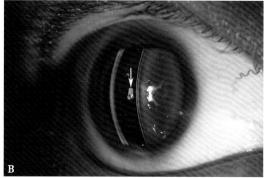

图 3-3-32 先天性白内障,绕核性白内障,10×
A. 反光镜投影位于晶状体光学切面上,干扰成像;B. 适当增加入射角度,反光镜投影位于角膜与晶状体光学切面之间,可避免遮挡病灶。

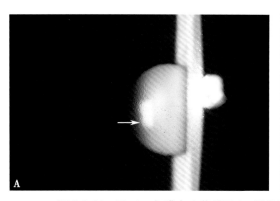 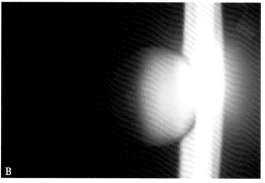

图 3-3-33 Fuchs 角膜内皮营养不良,晶状体反光后照法显示内皮层橘皮样外观,40×
A. 反光镜在晶状体后表面的映光点出现在晶状体反光带上;B. 裂隙光带向瞳孔缘移动可躲避该映光点。

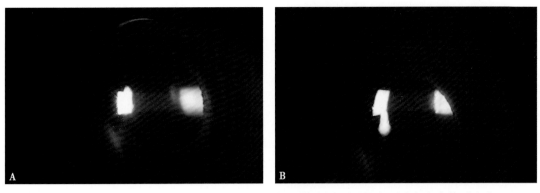

图 3-3-34　点光源照明法，光带可避开反光镜映光点，避免反光过强降低丁达尔光束的对比度，10×
A. 躲避前；B. 躲避后。

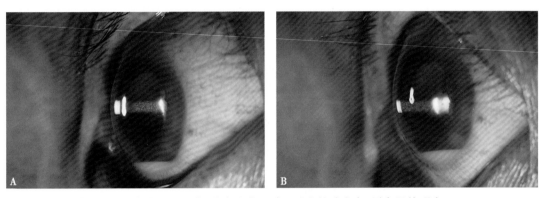

图 3-3-35　点光源照明法，前房光束可避开反光镜映光点，避免干扰观察，10×
A. 躲避前；B. 躲避后。

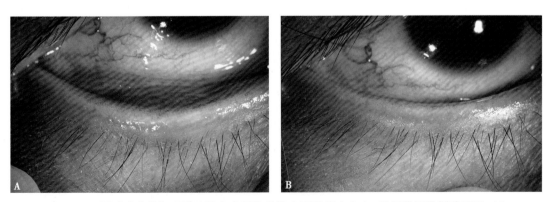

图 3-3-36　通过改变施加于眼睑的力度调整睑缘表面的反光光斑，利于显示睑板腺开口，10×
A. 调整前；B. 调整后。

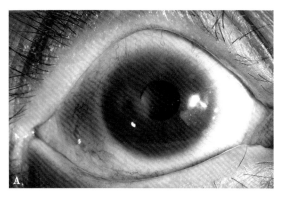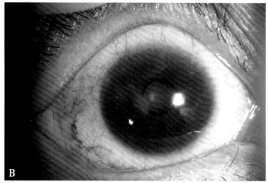

图 3-3-37　睑缘炎相关角结膜病变常位于周边部角膜,难以避开光斑时,可采用小入射角度的弥散光照明(光线通过反光镜和灯塔立柱间的缝隙,图像两侧边缘可见无法躲避的灯塔立柱对图像的遮挡),10×
A. 入射角度 45°;B. 入射角度 10°。

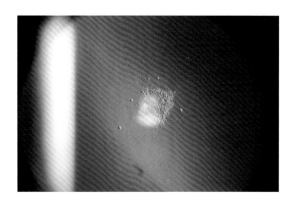

图 3-3-38　长期应用激素引起的后囊下混浊,视网膜反光后照法下反光镜映光点多位于视野中央,当病灶范围较大时难以避免映光点,40×

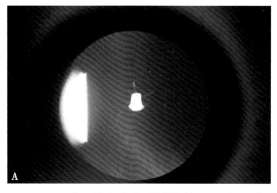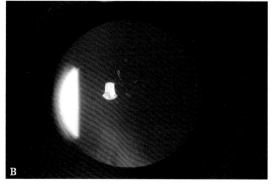

图 3-3-39　先天性白内障,晶状体核混浊,视网膜反光后照法,当病灶范围较小时可通过眼位调整避免映光点遮挡病灶,且不影响反射光线强度,16×
A. 调整前;B. 调整后,常引导患者稍向鼻侧注视,可避免映光点遮挡病灶,且视网膜反射光线强度不减。

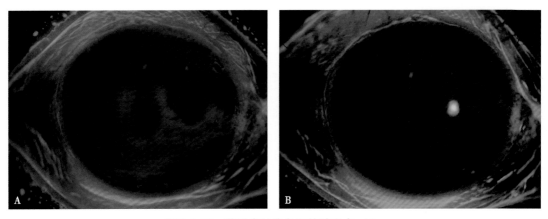

图 3-3-40　荧光素钠染色后的映光点，10×

A. 钴蓝光滤光片联合无蓝光滤光片，可消除映光点；B. 激发滤光片联合无蓝光滤光片，虽然可增加激发荧光量，但无法消除反光镜映光点。

4. 阴影和光斑　虹膜阴影和光斑可用于提示角膜形态的改变（图 3-3-41～图 3-3-44）。前房重水或硅油滴也可产生虹膜阴影和光斑（图 3-3-45）。

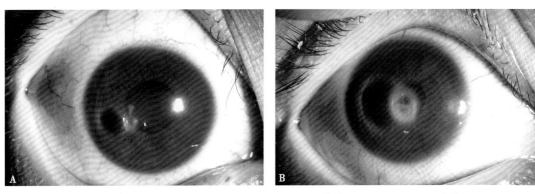

图 3-3-41　睑缘炎相关角膜病变，角膜融解近穿孔区后出现虹膜椭圆形阴影及阴影边缘的环形光斑，10×

A. 2mm×2mm 溃疡；B. 4mm×5mm 溃疡。

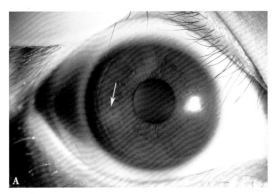
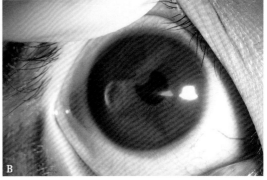

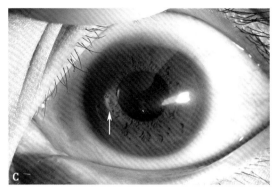
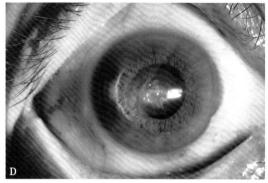

图 3-3-42 圆锥角膜，不同形状和亮度的虹膜光斑，10×

A. 淡淡的虹膜光斑；B. 圆形虹膜光斑；C. 较小的月牙形虹膜光斑；D. 较大的月牙形虹膜光斑。

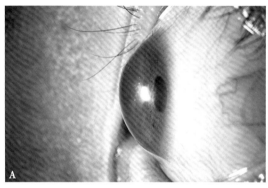
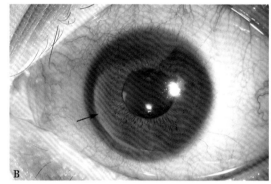

图 3-3-43 球形角膜，大片虹膜光斑，10×

A. 弥散光大体照明联合侧照法；B. 弥散光大体照明，见大片的异常虹膜光斑。

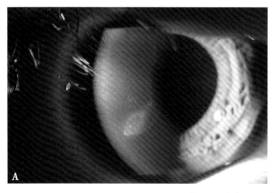
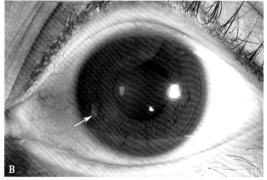

图 3-3-44 角膜上皮隆起，虹膜表面出现异常的光斑投影，10×

A. 直接焦点照明法（宽裂隙光）；B. 弥散光大体照明。

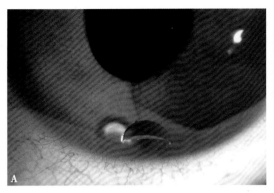
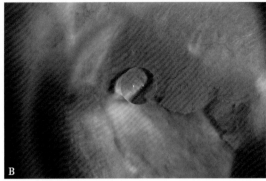

图 3-3-45　前房硅油滴、重水滴后的虹膜光斑及环形阴影,25×
A. 重水滴; B. 硅油滴。

(三) 何时需要应用减光滤光片

当应用镜面反射法拍摄泪膜脂质层、角膜内皮层、晶状体表面时,通常将裂隙灯反光镜在角膜上的投影作为镜面。镜面反射点处的光线过量,需要使用减光滤光片或偏振滤光片来大幅度降低光线强度,其中有两个原因。第一,形成镜面反射的条件时,光线被大量反射入目镜。第二,镜面反射点为反光镜位置,此处光线集中。部分具有自动曝光功能的成像单元,可不需要开启减光滤光片。

在拍摄巩膜充血(图 3-3-46)、睑缘角化(图 3-3-47)、白化症患者虹膜(图 3-3-48)等组织表面反光较强的体征时,可使用减光滤光片或偏振滤光片。应用宽裂隙光拍摄前房内组织或病变时,应用减光滤光片可降低角膜反光,利于显示前房内结构(图 3-3-49)。房角镜下拍摄前房角时,需要开启减光滤光片避免房角镜表面的剧烈反光对成像的干扰(图 3-3-50)。

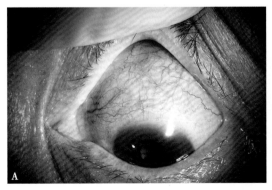
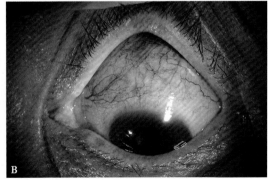

图 3-3-46　巩膜炎,应用减光滤光片显示深部暗红色的巩膜充血,6×
A. 关闭减光滤光片; B. 开启减光滤光片。

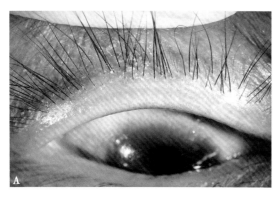 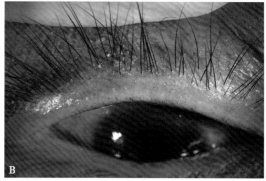

图 3-3-47　睑缘炎，睑缘角化时反光较强，开启减光滤光片利于显示睑缘充血状态，10×
A. 关闭减光滤光片；B. 开启减光滤光片。

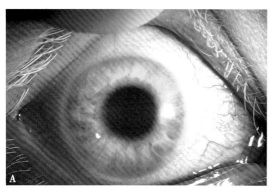 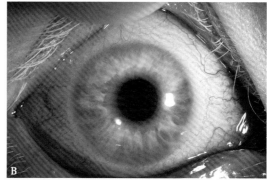

图 3-3-48　白化症患者虹膜，10×
A. 关闭减光滤光片；B. 开启减光滤光片。

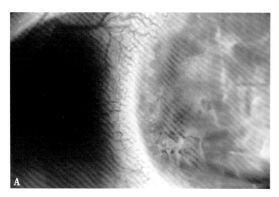 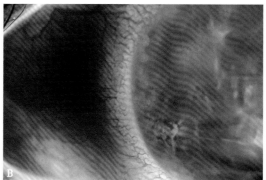

图 3-3-49　外伤后虹膜缺损，睫状突暴露，25×
A. 关闭减光滤光片；B. 开启减光滤光片。

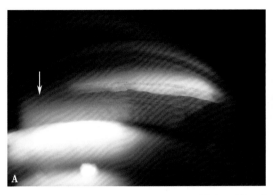 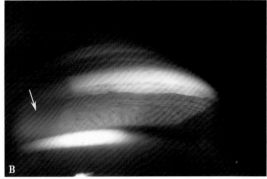

图 3-3-50　房角镜检查，16×

A. 关闭减光滤光片，干扰光线亮；B. 开启减光滤光片。

（四）何时需要适度的过曝光

过曝光（过亮）或欠曝光（过暗）均会损失图片的细节信息，这一点在直接焦点照明法中较为显著。当裂隙灯光带和反光镜光斑交叉或重合时，会出现镜面反射现象的过曝光，影响整体图像的对比度（图 3-3-51～图 3-3-53）。

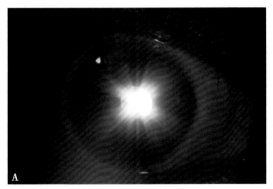 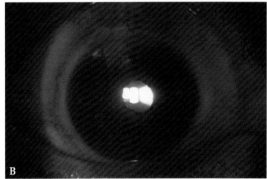

图 3-3-51　小瞳孔下的虹膜透照法，入射角度接近 0° 时易出现强镜面反射，导致瞳孔区过曝光，10×

A. 入射角度 2°；B. 入射角度 5° 时可避免强反射。

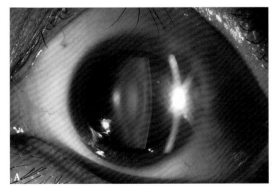 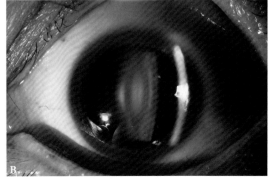

图 3-3-52　核性白内障，光学切面法，10×

A. 当角膜光学切面与反光镜映光点相交时，会出现强镜面反射现象；B. 适当增加入射角度可避免强反射。

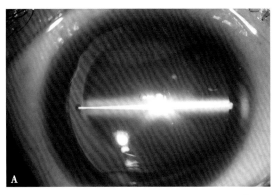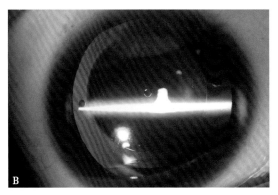

图 3-3-53 ICL 植入术后,光学切面法联合视网膜反光后照法判断 ICL 的旋转角度,图示角度为逆时针 9°,10×
A. 当角膜光学切面与反光镜映光点相交时,会出现强镜面反射现象;B. 光带适当向下移动,可避免强反射。

　　然而,对于虹膜反光后照法或角巩膜缘散射法,有时反而需要适度的过曝光(图 3-3-54)。在虹膜反光后照法中,若正常曝光的角膜光带难以穿透角膜形成亮度足够的虹膜背景光带,如角膜水肿、瘢痕、混浊等,角膜光带需要呈过曝光状态。在角巩膜缘散射法中,角膜水肿或混浊显著影响正常曝光的光线在角膜内全反射时(表现为远光侧的角巩膜缘偏暗,或环形光带缺失),角巩膜缘光带需要过曝光。

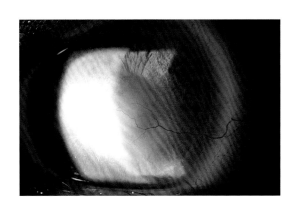

图 3-3-54 间接的虹膜反光后照法拍摄角膜新生血管,角膜光带处过曝光才能保证虹膜反光光带处的亮度充足,16×

(五)注意快门速度的下限

　　提高快门速度是降低曝光的有效方法。多数目镜与相机有各自分光的光路(光线分配多为目镜 30%,相机 70%),由于拍摄瞬时分光状态不变,因此快门速度的实际调节不存在下限,例如裂隙灯相机的电子快门速度可调至极快(低于 1/1 000 秒)。但部分裂隙灯具有一面与快门联动的 100% 分光镜,其优点是可将传入目镜的观察光线全部反射入相机镜头。由于分光镜完成一次完整的光路机械切换需要一定时间,当快门速度快于或等于 1/500 秒时,分光镜无法完成光路切换,最终出现部分图像被全反镜遮蔽的结果(图 3-3-55)。因此,对于具有 100% 分光镜的数码裂隙灯,其快门速度不能低于为 1/500 秒。

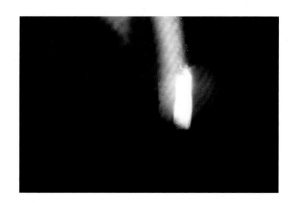

图 3-3-55　快门速度过快（图示为 1/500 秒），下半部分的镜面反射图像被 100% 分光镜遮蔽，25×

第四节　眼表活体染色的应用

　　染色，或称为活体染色，是眼表检查常用的一类技术，与裂隙灯前节应用关系密切。染色剂包括荧光素钠、孟加拉红（虎红）和丽丝胺绿。荧光素钠是应用最为广泛的一种眼表活体染色剂。活体染色的主要目的是观察眼表组织上皮细胞层的完整性、活性及屏障功能，包括结膜、角膜、睑缘。此外，染液的积存也可用于显示组织表面的地形特征；染液的动态变化可用于观察泪膜的流动、判断是否有眼内液体流出（溪流试验）等。

二维码 3-4-1　扫一扫，查看眼表活体染色的应用更多精彩图片

一、原理

（一）荧光素钠染色

　　荧光素钠中的核心成分为荧光素，荧光素在钴蓝光（490nm）照射下，激发出绿色的荧光（520nm）。虽然荧光素钠十分常用，但目前尚缺乏完全明确的染色原理。严重的上皮病变，染色后在可见光下即可观察到着染，应用钴蓝光滤光片及无蓝光滤光片有助于观察着染的具体特征。其实际的临床应用，目前根据其染色原理，可归纳为四方面：①上皮病变、②异常泪膜成分、③荧光素钠流动、④荧光素钠积存与反染。

　　1. 上皮病变

　　（1）上皮缺损、糜烂：多种因素可导致眼表组织上皮层的缺损、糜烂，导致上皮的完整性破坏。此时，荧光素钠会对上皮缺失、糜烂区域进行着染（图 3-4-1～图 3-4-5）。

　　（2）上皮细胞损伤（图 3-4-6～图 3-4-13）：当角膜上皮细胞角化、死亡、受损时，荧光素钠会进入这一类异常的上皮细胞内，从而出现以角膜点状着染为主的着染特征。一方面，荧光素钠可以观察角膜上皮细胞损伤后的着染外，如暴露性角膜炎的上皮角化（图 3-4-6）、干燥综合征角膜上皮点状着染（图 3-4-7）、睑结膜线头的机械性损伤（图 3-4-8）。另一方面，荧光素钠可用于观察球结膜（图 3-4-9、图 3-4-10）、睑缘 Marx 线（图 3-4-11）、睑缘刷上皮细胞病变（图 3-4-12）、睑板腺开口及睑缘角化（图 3-4-13）等眼表疾病体征。

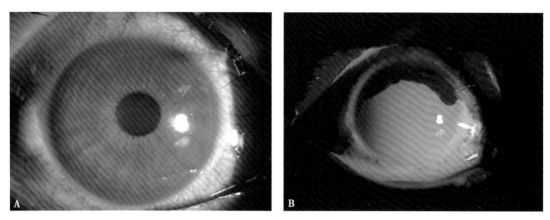

图 3-4-1　角膜火碱烧伤
A. 弥散光大体照明,16×;B. 荧光素钠染色显示角膜及下方球结膜上皮缺损,10×。

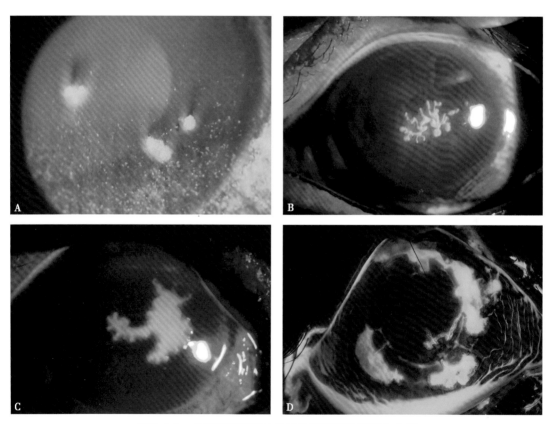

图 3-4-2　各类不同程度的单纯疱疹病毒性角膜上皮炎
A. 多灶性、点簇状上皮病变,25×;B. 较大的、典型的树枝状病变,16×;C. 树枝 - 地图状病变,16×;D. 穿透性角膜移植术后多发性树枝 - 地图状病变,10×。

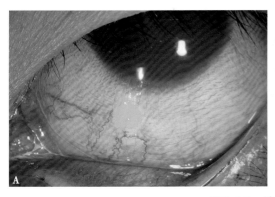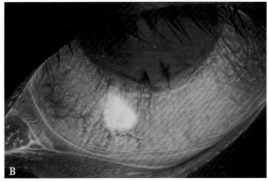

图 3-4-3　结膜溃疡,10×
A. 钴蓝光滤光片;B. 增加无蓝光滤光片。

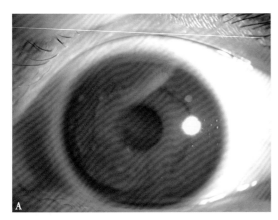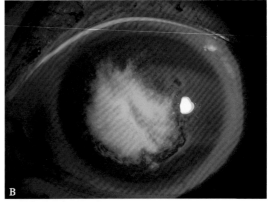

图 3-4-4　准分子激光上皮下角膜磨镶术后角膜上皮愈合不良,16×
A. 弥散光大体照明时上皮层大体完整但粗糙;B. 荧光素钠染色后显示角膜上皮糜烂。

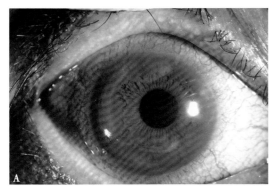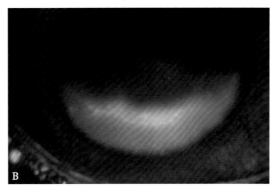

图 3-4-5　长期局部应用青光眼药物引起的药源性角膜上皮病变
A. 弥散光大体照明,10×;B. 泪河区上皮假树枝状染色病变及周边融合的上皮点状着染,16×。

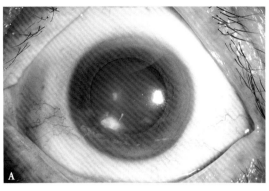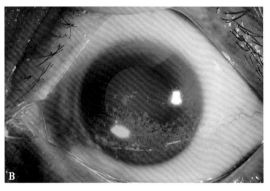

图 3-4-6　重睑术后暴露性角膜炎，角膜上皮角化，10×
A. 弥散光大体照明；B. 荧光素钠染色。

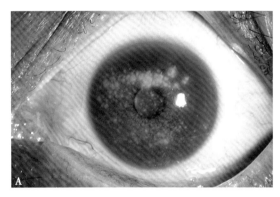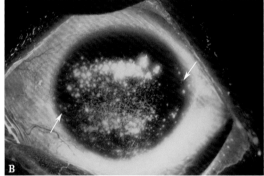

图 3-4-7　干燥综合征相关性干眼，染色后在可见光下即可观察到着染，10×
A. 未使用钴蓝光滤光片；B. 使用钴蓝光滤光片联合无蓝光滤光片后利于清晰显示细小的点状着染。

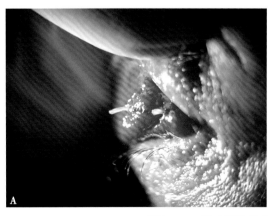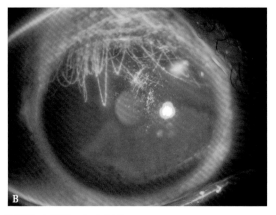

图 3-4-8　眼睑裂伤缝合术后线头暴露，上皮划伤
A. 弥散光大体照明联合侧照法，10×；B. 荧光素钠染色，16×。

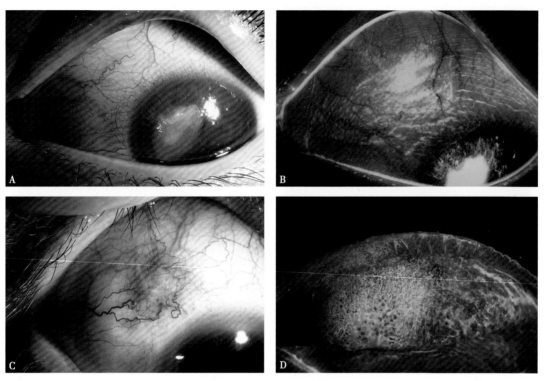

图 3-4-9 结膜线头暴露导致的眼表损伤，10×

A. 弥散光大体照明，重睑术后；B. A 图患者应用钴蓝光滤光片增加无蓝光滤光片后，睑结膜线头导致的球结膜划伤、角膜上皮损伤均清晰；C. 弥散光大体照明，人工晶状体悬吊术后球结膜线头暴露；D. C 图患者应用钴蓝光滤光片增加无蓝光滤光片后，球结膜线头导致的睑结膜及睑缘刷划伤均清晰。

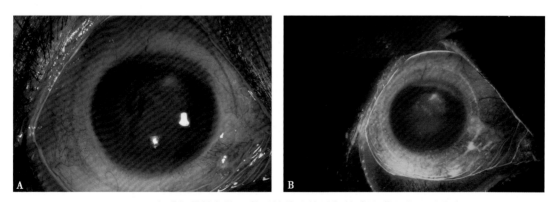

图 3-4-10 角膜绷带镜长期配戴后镜片边缘引起的球结膜上皮环形着染

A. 钴蓝光滤光片，10×；B. 钴蓝光滤光片联合无蓝光滤光片，6×。

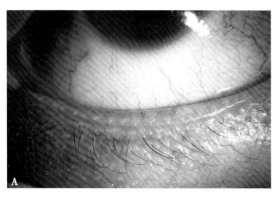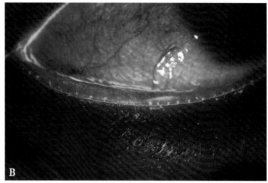

图 3-4-11　Marx 线前移，16×
A. 弥散光大体照明；B. 荧光素钠染色后 Marx 线前移清晰。

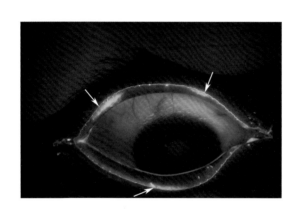

图 3-4-12　低倍下可同时拍摄上睑及下睑的睑缘刷角膜上皮病变，但需要联合无蓝光滤光片，6×

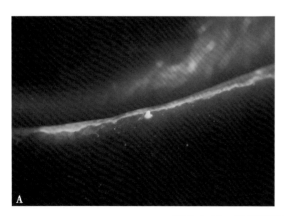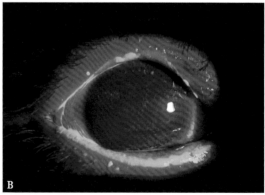

图 3-4-13　睑板腺开口及睑缘角化的染色
A. 脂栓伴开口角化，荧光素钠染色阳性，25×；B. Stevens-Johnson 综合征，荧光素钠染色可显示睑缘严重角化的上皮细胞，10×。

（3）异常上皮：此类着染常见于角膜上皮结膜化（常见于角膜缘干细胞缺乏）（图 3-4-14）、角膜缘胶样隆起组织（春季角结膜炎的角膜缘型）（图 3-4-15）、丝状角膜炎（图 3-4-16）、角膜上皮内瘤变（图 3-4-17）、睑缘过度角化（图 3-4-18）等。

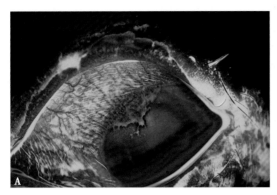
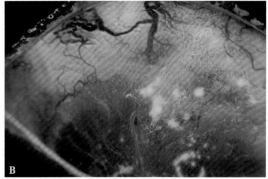

图 3-4-14 角膜缘干细胞缺乏，角膜上皮结膜化，10×
A. 长期配戴角膜接触镜；B. 多次青光眼手术后。

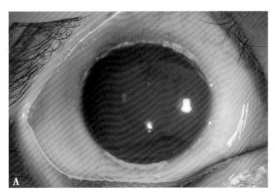
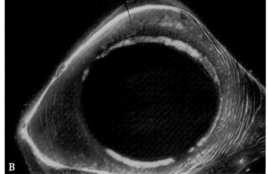

图 3-4-15 春季角结膜炎（角膜缘型），角膜缘胶样隆起组织的上皮荧光素钠染色阳性，10×
A. 钴蓝光滤光片；B. 增加无蓝光滤光片。

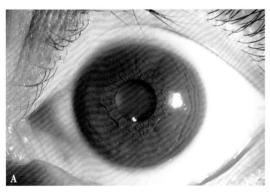
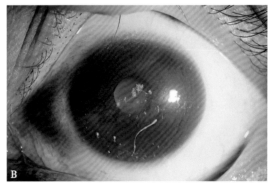

图 3-4-16 丝状角膜炎，丝状物可被荧光素钠着染，10×
A. 弥散光大体照明；B. 荧光素钠染色。

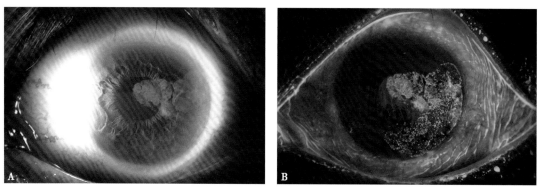

图 3-4-17　角膜上皮内瘤变, 10×
A. 角巩膜缘散射法; B. 荧光素钠染色下异常增生的组织可被荧光素钠不均匀着染。

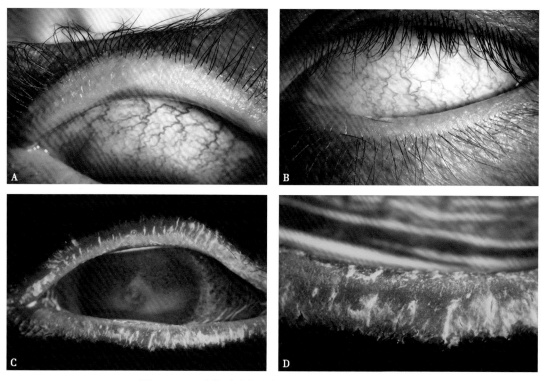

图 3-4-18　睑缘过度角化(Steven-Johnson 综合征)
A. 弥散光大体照明, 上睑缘, 10×; B. 弥散光大体照明, 下睑缘, 10×; C. 荧光素钠染色显示睑板腺开口、睑缘的过度角化而着染, 10×; D. 局部放大后亦可见清晰的睑缘内侧附着的角化物着染, 40×。

（4）异常上皮细胞连接：正常的角膜上皮细胞间存在紧密连接，生理状态下荧光素钠不易穿透角膜的上皮屏障而渗漏到上皮下。理论上，虽然生理状态下会有微量的荧光素钠渗入上皮下，但裂隙灯下无法观察到显著的上皮下渗染。当上皮细胞间的紧密连接被破坏时，虽然尚未出现较为严重的组织或细胞缺损，上皮细胞自身不被荧光素钠染色，上皮的完整性也尚未被破坏，但上皮层的屏障功能受损（图 3-4-19）。此时，荧光素钠会从上皮细胞的间隙渗漏到上皮下。缺少上皮细胞覆盖的区域，荧光素钠也会渗入对应的深层组织（图 3-4-20～图 3-4-22）。

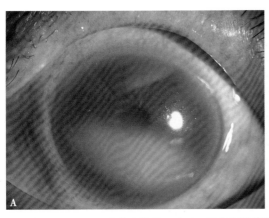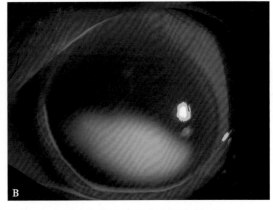

图 3-4-19　眼瘢痕性类天疱疮，荧光素钠渗染阳性，上皮细胞连接异常但上皮层完整，16×

A. 弥散光大体照明；B. 钻蓝光滤光片。

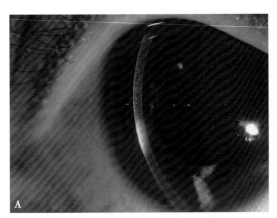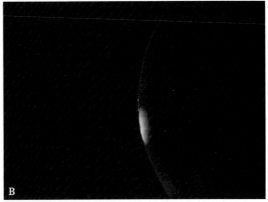

图 3-4-20　复发性角膜上皮糜烂，上皮完整但黏附异常，显示荧光素钠渗染入角膜基质层内，25×

A. 光学切面法联合侧照法；B. 光学切面法和侧照法后，开启钻蓝光滤光片。

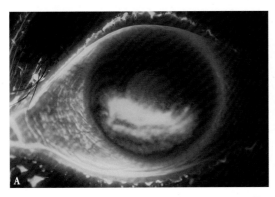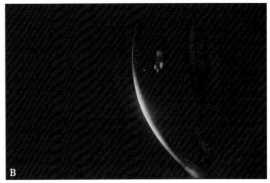

图 3-4-21　青光眼药物相关药源性角膜上皮病变，上皮着染、渗染

A. 荧光素钠染色后弥散光大体照明，10×；B. 荧光素钠染色联合光学切面法和侧照法可见基质层荧光素钠渗染，25×。

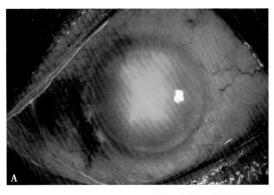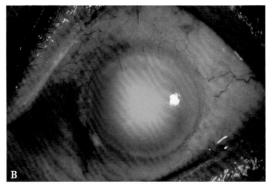

图 3-4-22　玻璃体切除术后角膜上皮糜烂，10×

A. 荧光素钠染色后可见着染的假树枝状上皮糜烂病灶、周边弥漫点状着染及渗染；B. 染色 15 分钟后，仅残留荧光素钠渗染。

2. 异常泪膜成分、眼表分泌物　泪液成分通常不被荧光素钠或孟加拉红染色。泪液以水液成分为主，荧光素钠溶解入泪液水液成分中，形成的眼表泪液积存是泪膜破裂时间观察的基础。然而，当泪膜中出现异常的蛋白、脂质或多糖等成分时，此类成分形成的颗粒会被荧光素钠着染，可能对荧光素钠染色评分造成干扰。着染的异常泪膜成分会随瞬目时泪液的铺布而流动，常与睑板腺脂质混在一起（图 3-4-23～图 3-4-26）。此外，眼表分泌物同样会被荧光素钠着染（图 3-4-27）。

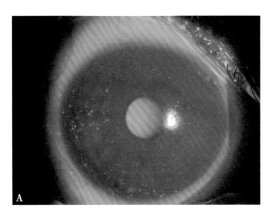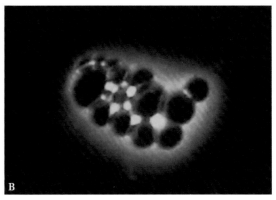

图 3-4-23　睑板腺功能障碍，泪膜中睑板腺分泌物的着染

A. 泪膜中未能涂布均匀的脂质颗粒（可能混有蛋白质成分）可被荧光素钠染色，16×；B. 睑板腺睑脂的荧光素钠染色，脂质成分周边会出现荧光素钠积存，蛋白成分可着染，40× 下局部截图。

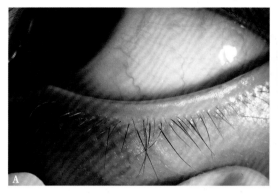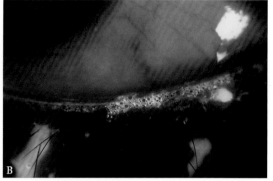

图 3-4-24　睑缘炎相关角结膜病变,睑缘泡沫样分泌物

A. 弥散光大体照明见睑缘泡沫样分泌物,10×;B. 荧光素钠染色后,开启一半的无蓝光滤光片后,泡沫样分泌物内的蛋白成分可被荧光素钠着染,25×。

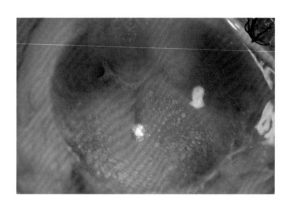

图 3-4-25　角膜上皮糜烂,去除绷带镜后即刻进行荧光素钠染色,绷带镜下积聚的泪膜蛋白成分可被荧光素钠着染,附着于角膜表面,16×

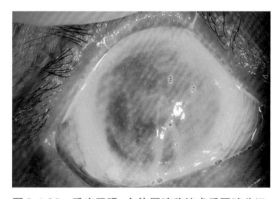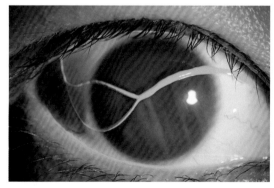

图 3-4-26　重度干眼,自体唇腺移植术后唇腺分泌的黏液内含有蛋白成分,荧光素钠染色阳性,10×　　图 3-4-27　眼表分泌物会被荧光素钠着染,10×

3. 荧光素钠的流动　荧光素钠可作为无色液体流动时的示踪剂,有两方面应用:观察泪液动态变化和判断眼内是否有液体流出。

(1)观察泪液动态变化:泪液动态变化包括泪膜流动、分布、破裂等现象。正常的泪膜与角膜均为透明介质,泪膜流动时不易被观察到。应用荧光素钠染色后,荧光素钠会溶解于泪液中并在钴蓝光下被激发出绿色荧光,可用于观察泪膜的动态变化。角膜上皮层通常不被着染,形成蓝色或黑色的背景,从而突出泪膜中的荧光素及其变化,如泪膜破裂时间或泪膜破裂模式的观察(图 3-4-28)。不完全瞬目过多时,泪膜会出现多条瞬目后的水平条纹,提示泪膜铺布不充分(图 3-4-29)。

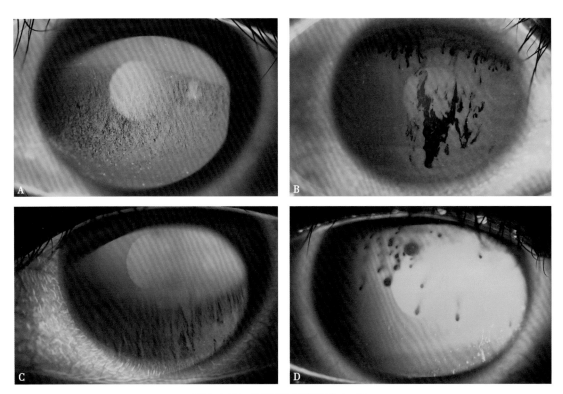

图 3-4-28　不同泪膜破裂模式,16×
A. 细沙状;B. 小片状;C. 线状;D. 圆点状。

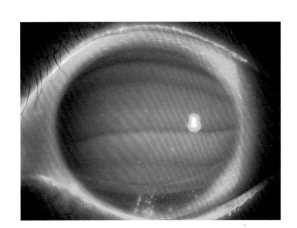

图 3-4-29　不完全瞬目过多时,泪膜出现多条水平条纹,16×

（2）判断眼内是否有液体流出：当眼球壁密闭性被破坏后，眼内液体从破裂处流出的现象称为溪流试验阳性，如角膜穿孔（图3-4-30、图3-4-31）、滤过泡瘘（图3-4-32）等。当前房内液体为硅油时，荧光素钠不可溶解于硅油内，荧光素钠染色的组织表面可作为无色硅油流出的观察背景（图3-4-33）。

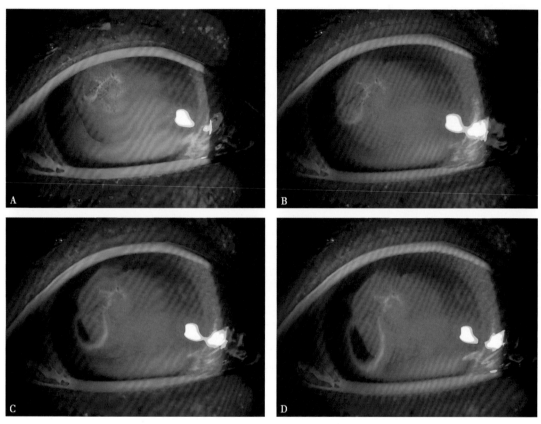

图3-4-30　角膜穿通伤缝合术后，伤口闭合不良，溪流征阳性，16×
A. 睁眼后0秒；B. 1秒C. 3秒；D. 5秒。

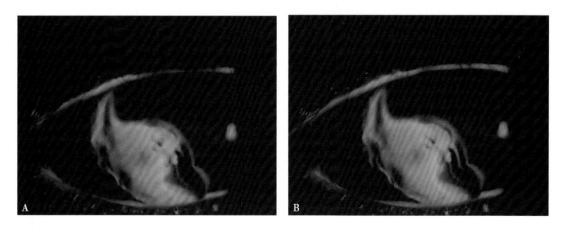

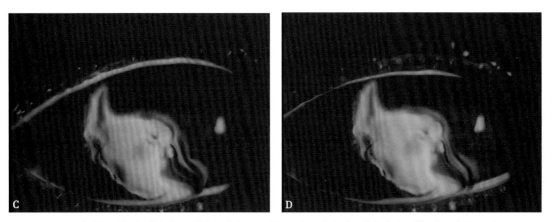

图 3-4-31 睑缘炎相关性角膜病变导致的角膜穿孔，增加无蓝光滤光片，溪流试验阳性，荧光素钠流动明显，16×
A. 睁眼后 0 秒；B. 1 秒；C. 3 秒；D. 5 秒。

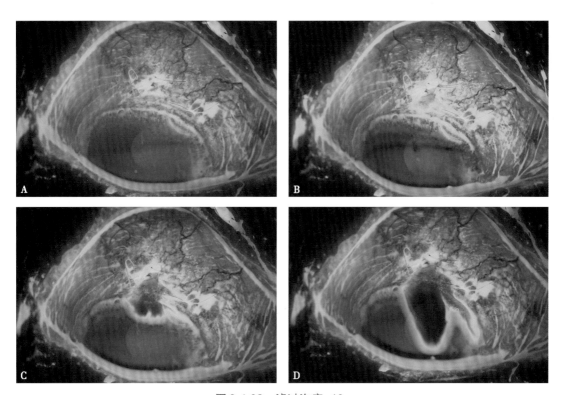

图 3-4-32 滤过泡瘘，10×
A. 分开眼睑后 0 秒；B. 3 秒；C. 6 秒；D. 9 秒。

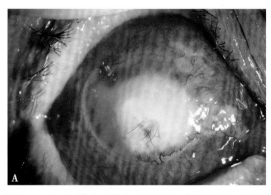
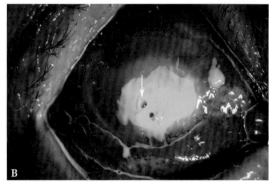

图 3-4-33　角膜穿孔前房硅油流出，荧光素钠与硅油不相容，着染的角膜溃疡灶可衬托出流出的透明硅油，10×
A. 弥散光大体照明；B. 荧光素钠染色后。

4. 荧光素钠的积存与反染　光滑或平整的角膜表面，泪膜常呈均匀分布。粗糙或不平整的角膜表面，隆起及凹陷的区域会出现泪膜的异常分布。凹陷区域荧光素钠积存，隆起区域荧光素钠无积存，称之为反染。

（1）积存：荧光素钠易积存于低洼的组织表面，有利于勾勒出组织或病变的轮廓（图 3-4-34～图 3-4-37，二维码 3-4-1 图 1），并提示其地形特征（图 3-4-38、图 3-4-39，二维码 3-4-1 图 2、图 3）。常见应用包括：观察角膜上皮水肿皱褶（图 3-4-34）、上皮松动近剥脱（图 3-4-35）、上皮水肿隆起（图 3-4-36）、上皮水泡大小及范围（图 3-4-37，二维码 3-4-1 图 1）、角膜表面或角膜植片是否平整（图 3-4-38、图 3-4-39，二维码 3-4-1 图 2、图 3）、倒睫与角结膜是否接触及接触程度（图 3-4-40、图 3-4-41）、结膜松弛程度（图 3-4-42）、睑结膜表面乳头及滤泡的鉴别（图 3-4-43）等。

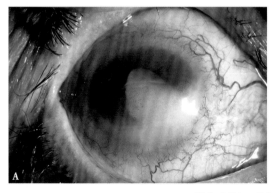
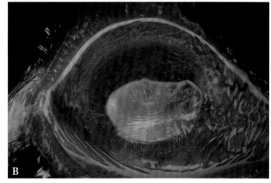

图 3-4-34　角膜上皮水肿，10×
A. 弥散光大体照明；B. 上皮皱褶间荧光素钠积存。

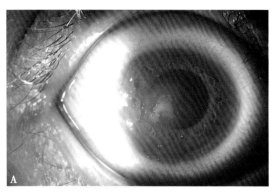
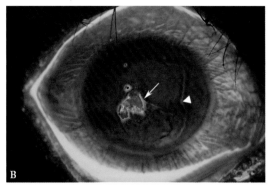

图 3-4-35　复发性角膜上皮糜烂，10×

A. 角巩膜缘散射法；B. 荧光素钠染色后可见松动近脱落的上皮层边缘（←），及受损上皮边缘处（▲）均可见荧光素钠积存。

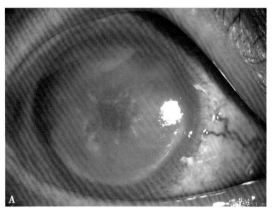
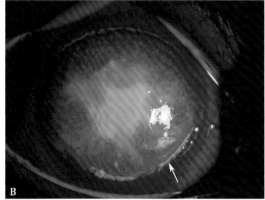

图 3-4-36　滥用表面麻醉药物导致的药源性角膜病变，角膜中央上皮糜烂，周边角膜上皮水肿、隆起，角膜缘处形成染液积存，16×

A. 弥散光大体照明；B. 钴蓝光滤光片。

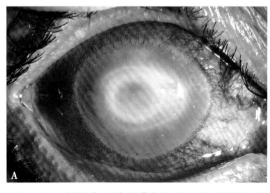
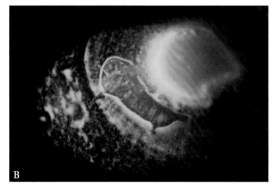

图 3-4-37　棘阿米巴性角膜炎治疗 3 周，效果欠佳，合并药源性角膜上皮病变，荧光素钠显示上皮较大的水泡轮廓，荧光素钠积存于水泡边缘

A. 弥散光大体照明，10×；B. 荧光素钠染色，16×。

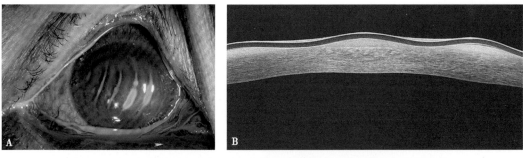

图 3-4-38 绷带镜眼表残留 1 年，角膜上皮重塑后见荧光素钠积存与渗染

A. 荧光素钠染色（去除绷带镜后），10×；B. 前节 OCT（去除绷带镜前）。

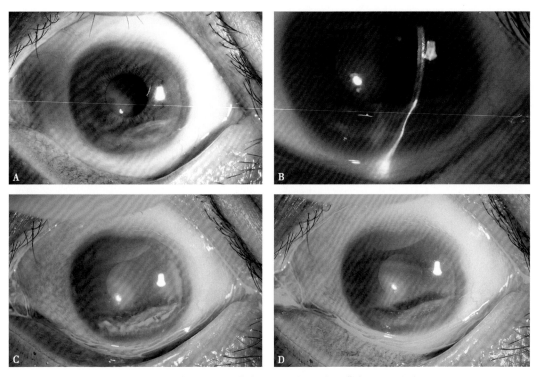

图 3-4-39 类风湿性关节炎相关的免疫性角膜炎，溃疡愈合

A. 弥散光大体照明，10×；B. 光学切面法，16×；C. 荧光素钠染色可在溃疡愈合区出现荧光素钠积存，10×；
D. 嘱患者多次瞬目后可清除积存的泪液，从而鉴别荧光素积存与点状着染，10×。

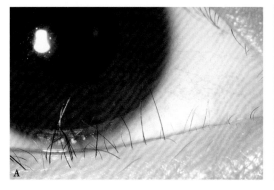
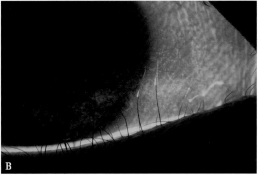

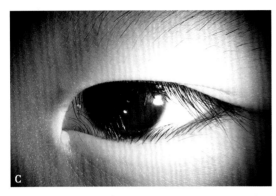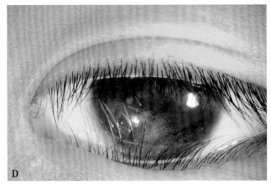

图 3-4-40　判断倒睫是否与角结膜接触及其程度

A. 弥散光大体照明,16×;B. 与角结膜接触的睫毛旁出现荧光素钠积存,16×;C. 弥散光大体照明,6×;
D. 拍摄倒睫与角膜摩擦程度时,可在染色后观察荧光素钠在睫毛与角膜接触部位的荧光素积存,10×。

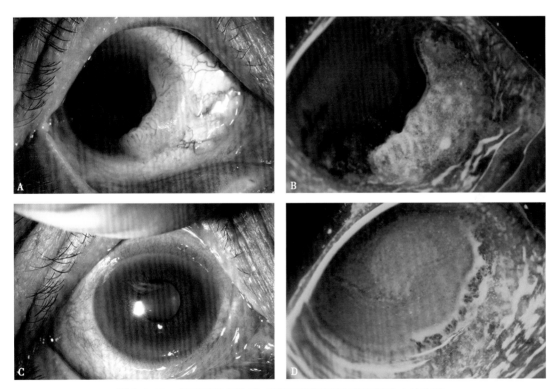

图 3-4-41　角膜鳞状细胞癌,荧光素钠积存在患者随访中的应用

A. 弥散光大体照明,丝裂霉素治疗前,10×;B. 丝裂霉素治疗前,可见肿物表面点状着染、肿物间隙及边缘
荧光素钠积存,16×;C. 弥散光大体照明,丝裂霉素治疗 5 周后,貌似肿物完全消退,10×;D. 丝裂霉素治
疗 5 周后,残余的肿物被其边缘积存的荧光素钠勾勒出来,10×。

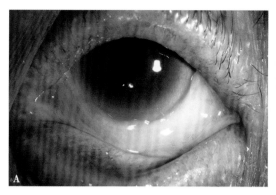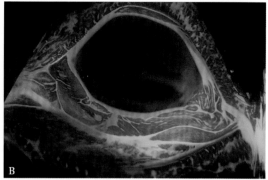

图 3-4-42 结膜松弛,10×
A. 弥散光大体照明;B. 荧光素钠积存勾勒出松弛球结膜轮廓。

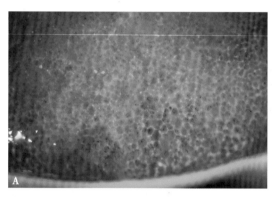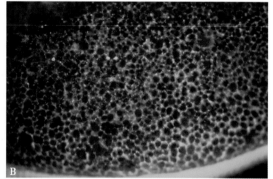

图 3-4-43 过敏性结膜炎,上睑结膜乳头,无蓝光滤光片下乳头间隙明显,乳头界限清晰,25×
A. 钴蓝光滤光片;B. 增加无蓝光滤光片,荧光素钠积存于乳头间隙。

　　荧光素钠积存最经典的应用场景为观察角膜接触镜的定位、活动度、贴合度等参数（图 3-4-44）。对于部分不明显的眼睑闭合不全,荧光素钠染色后通过观察泪河区是否可见,有助于判断眼睑闭合情况（图 3-4-45）。当眼表受到较大压力时,上皮层可能会嵌入前弹力层的间隙,荧光素钠染色后出现一种特殊的、网格状的荧光素钠积存（图 3-4-46）。

　　（2）反染:角膜形态的异常可通过角膜地形图进行判断,角膜上皮层的形态异常可通过荧光素钠染色后泪膜分布进行判断。上皮层的局部隆起,会形成泪膜中固定的干燥斑,且不随瞬目而变化,此时多称之为荧光素钠局部反染,可见于细小上皮水泡（图 3-4-47）、上皮隆起（图 3-4-48、图 3-4-49）、上皮基底膜异常（图 3-4-50）、前弹力层角膜营养不良（图 3-4-51）等。荧光素钠反染可被理解为一种特殊类型的泪膜破裂条纹,上皮隆起区的边缘会因上皮层的地形改变同时出现荧光素钠的积存。

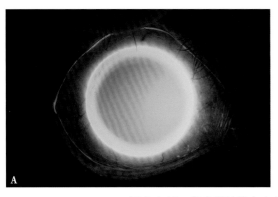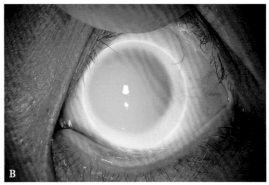

图 3-4-44　荧光素钠积存在角膜接触镜验配中的应用，6×

A. 镜片居中，贴合度良好（泪膜中荧光素钠积存均匀）；B. 镜片偏向颞下方，下方较松（泪膜中荧光素钠积存不均匀）。

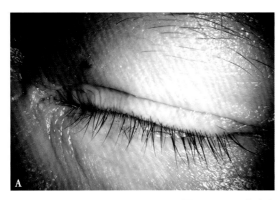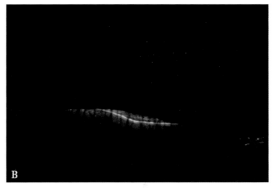

图 3-4-45　重睑术后暴露性角膜炎，6×

A. 弥散光大体照明；B. 荧光素钠在泪河的积存可清晰显示眼睑闭合不全。

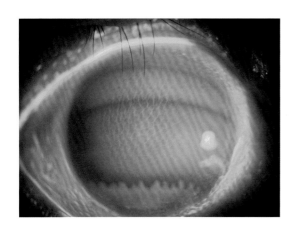

图 3-4-46　网格状角膜荧光素钠积存，与分开眼睑时挤压角膜上皮有关，可能与上皮细胞陷入前弹力层间隙有关，16×

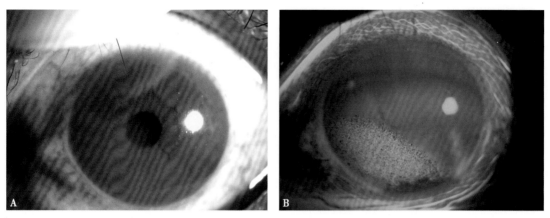

图 3-4-47 左眼角膜内皮病变，角膜局限性水肿，16×

A. 弥散光大体照明见鼻下方角膜局限性水肿；B. 鼻下方角膜上皮点状着染，其间可见水泡区因隆起而出现的局部反染现象。

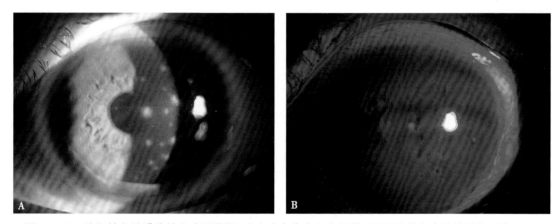

图 3-4-48 流行性角结膜炎的上皮下浸润，上皮病变愈合但欠平整，显示为荧光素钠的局部反染，16×

A. 直接焦点照明法（宽裂隙光）；B. 荧光素钠染色。

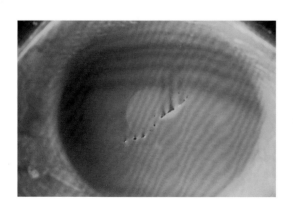

图 3-4-49 指甲划伤，上皮愈合不良，上皮隆起形成反染，16×

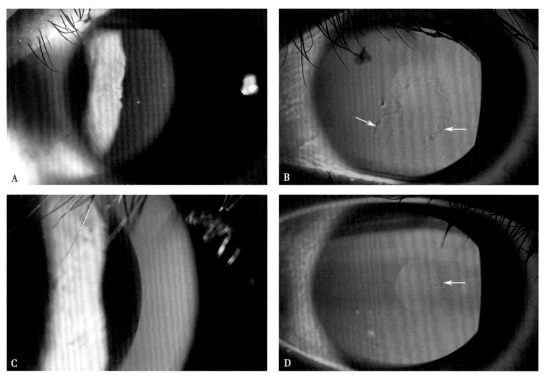

图 3-4-50　双眼角膜上皮基底膜营养不良

A.直接焦点照明法（宽裂隙光）下左眼表现为复发性角膜上皮糜烂，但病变范围不明显，16×；B.荧光素钠染色后基底膜异常区域的边缘表现为反染，病变范围清晰，16×；C.右眼主诉无明显不适，直接焦点照明法（宽裂隙光）未见明显异常，25×；D.荧光素钠染色后泪膜出现的固定环形反染区为局部基底膜异常区域，16×。

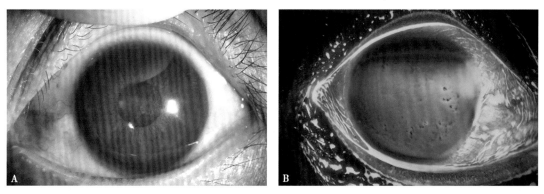

图 3-4-51　Thiel-behnke 蜂窝状角膜营养不良，10×

A.弥散光大体照明；B.荧光素钠染色后隆起的前弹力层病变表现为反染。

（二）孟加拉红和丽丝胺绿染色

1.孟加拉红　孟加拉红也被称为虎红，主要用于评价泪膜的保护功能，可提示早期的角结膜上皮病变。死亡或缺乏黏蛋白保护的上皮细胞可被孟加拉红染色（此时荧光素钠染色可不着色）。虽然孟加拉红的临床应用被认为是安全的，并可用于角膜染色，但其对患者的刺激性较大，临床较少使用，使用后需要及时冲洗眼表。孟加拉红是荧光素的衍生物，即便上皮层完整,也可对死亡或变性的上皮细胞进行染色。当健康的上皮细胞缺乏正常的黏蛋白层覆盖时,也可被孟加拉红染色。应用无赤光滤光片可提高孟加拉红染色的可辨识度。

　　2. 丽丝胺绿　丽丝胺绿主要用于结膜染色,评价结膜病变程度(图 3-4-52~图 3-4-55)。丽丝胺绿与孟加拉红的染色特征相似,结膜上死亡和变性的细胞,由于缺乏黏蛋白保护,丽丝胺绿可穿透细胞膜形成染色。此外,丽丝胺绿对睑缘刷(图 3-4-56)及角膜(图 3-4-57)也有一定着色能力,可用于角膜及睑缘刷上皮病变的染色观察及评级。前部睑缘角化时,丽

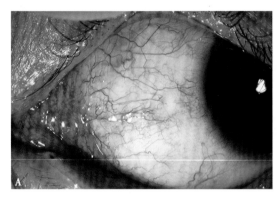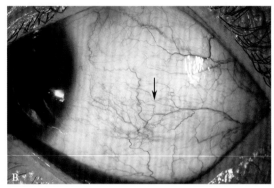

图 3-4-52　干眼,球结膜丽丝胺绿染色,10×
A. 右眼;B. 左眼。

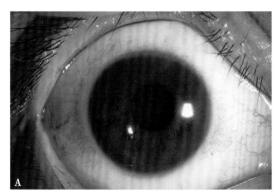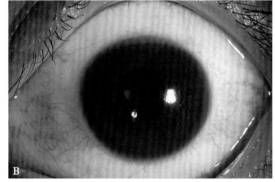

图 3-4-53　干眼,长期配戴软性角膜接触镜,近角巩膜缘的球结膜丽丝胺绿染色阳性,10×
A. 右眼;B. 左眼。

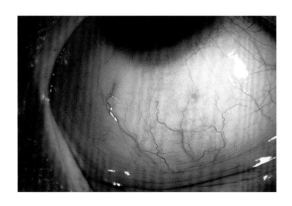

图 3-4-54　抽动症患儿,下方球结膜丽丝胺绿染色阳性,16×

丝胺绿也可着染于角化细胞（图 3-4-58）。丽丝胺绿具有抗病毒能力，如果丽丝胺绿染色后进行角膜或结膜病变的病毒培养取材，会影响培养结果。值得注意的是，丽丝胺绿和孟加拉红均为时间和浓度依赖性的活体染色，建议在染色后 1 分钟内观察，无须使用滤光片（可见光下观察即可）。

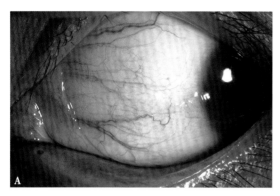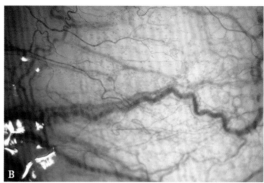

图 3-4-55　干燥综合征相关性干眼，丽丝胺绿染色特征

A. 丽丝胺绿片状染色，10×；B. 球结膜丽丝胺绿大片染色并可见融合，40×。

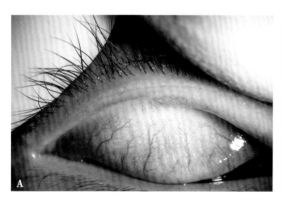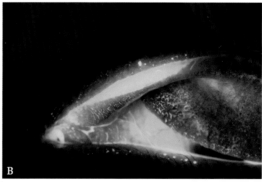

图 3-4-56　重睑术后睑缘刷上皮病变，10×

A. 睑缘刷丽丝胺绿染色阳性；B. 同样部位荧光素钠染色阳性。

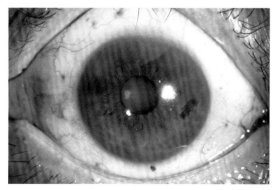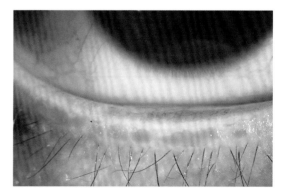

图 3-4-57　干燥综合征相关性干眼，丽丝胺绿可着染丝状角膜炎的丝状物、睑裂区的角膜及球结膜上皮，10×

图 3-4-58　睑缘角化，荧光素钠及丽丝胺绿可同时着染，16×

连续应用两种不同染色剂（先丽丝胺绿，后荧光素钠），或应用荧光素钠与丽丝胺绿的双染染色条时，二者颜色可能会在同一部位出现重叠，相互干扰（图 3-4-59、图 3-4-60）。因染色原理的差异，两种染料的染色位置及特征有时会有差异，临床应用时应注意仔细观察（图 3-4-61）。

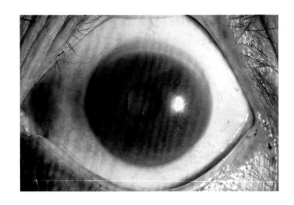

图 3-4-59　干燥综合征相关性干眼，丽丝胺绿与荧光素钠双染，角膜及球结膜着染区域局部重叠，相互干扰，10×

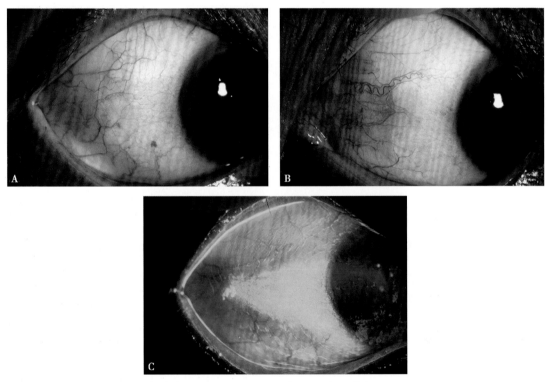

图 3-4-60　干燥综合征相关性干眼，球结膜染色，10×

A. 丽丝胺绿染色为蓝绿色；B. 丽丝胺绿与荧光素钠双染，丽丝胺绿与荧光素钠染色重叠，显示为黄绿色；C. 钴蓝光滤光片联合无蓝光滤光片后可突出荧光素钠染色范围和特征。

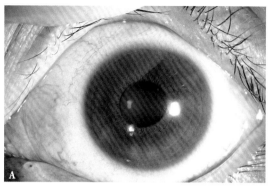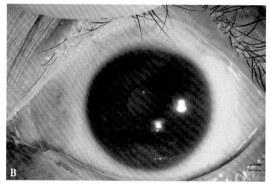

图 3-4-61　干眼，角膜丽丝胺绿与荧光素钠的着染特征不同，10×

A. 丽丝胺绿染色；B. 荧光素钠染色

二、影响因素

（一）荧光素钠量

加入结膜囊内的荧光素钠量直接影响染色效果，过浓或过稀均无法顺利观察。

1. 过浓　对于免疫性眼表疾病患者，如干燥综合征、Steven-Johnson 综合征等，患者眼表水液量少，相同染色手法（相似荧光素钠量）下，会出现荧光素钠过量，导致眼表荧光素钠浓度过高，出现荧光淬灭（图 3-4-62）。溶解荧光素钠纸条的液体滴加过少（图 3-4-63）、纸条误碰到球结膜表面（图 3-4-64）等不当操作，同样会导致荧光素钠浓度高的淬灭现象。眼睑闭合不全的患者，荧光素钠染色后会出现染液积存于下泪河，无法通过完全瞬目而顺利铺布，也会出现荧光淬灭现象（图 3-4-65）。眼表滴加一滴无菌生理盐水后，可降低荧光素钠浓度，出现正常的荧光（图 3-4-66）。

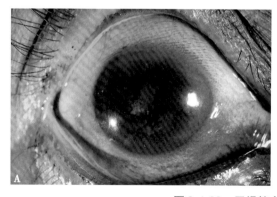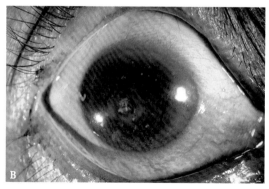

图 3-4-62　干燥综合征相关性干眼，10×

A. 常规染色后会因眼表水液缺乏，荧光素钠过量，局部出现荧光素淬灭现象；B. 患者瞬目数次后使荧光素钠充分溶解，染色更均匀、真实。

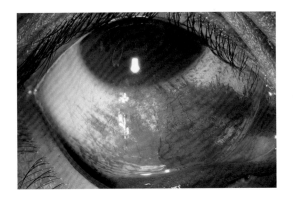

图 3-4-63　抽动症患儿，下方球结膜片状着染，溶解荧光素钠纸条的液体滴加过少，荧光素钠浓度过高，出现荧光淬灭现象，10×

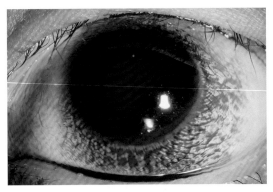

图 3-4-64　荧光素钠试纸误碰到球结膜，荧光素钠浓度过高，出现荧光淬灭，10×

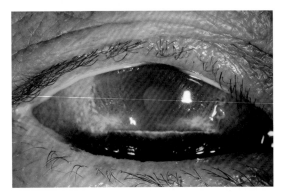

图 3-4-65　眼睑闭合不全，瞬目后荧光素钠难以铺布，积存于下泪河且出现淬灭，10×

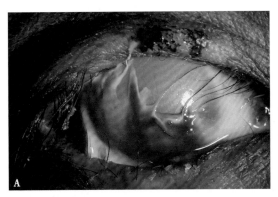
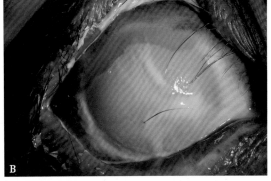

图 3-4-66　碱烧伤后眼表泪液过少，角膜荧光素钠染色时需要适当增加无菌生理盐水的量，避免荧光素钠溶解不佳导致的局部过浓，10×

A. 荧光素钠溶解不佳；B. 溶解佳。

2. 过稀　对于刺激症状重的患者，例如角膜上皮剥脱，染料会被反射性泪液快速稀释，影响观察（图 3-4-67），拍摄前需要重复多次染色操作后立即观察或拍摄。荧光素钠过多积存，会干扰着染特征观察（图 3-4-68）。

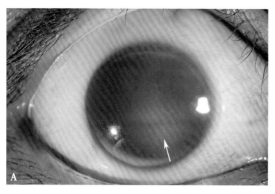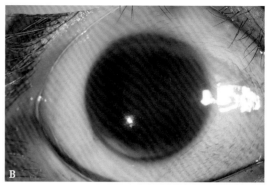

图 3-4-67　复发性角膜上皮糜烂，10×
A. 隆起上皮边缘可见荧光素钠积存与反染现象；B. 反射性泪液稀释荧光素钠，不易观察积存与反染现象。

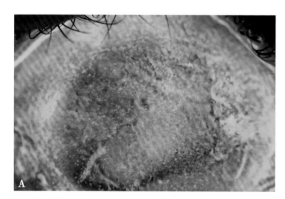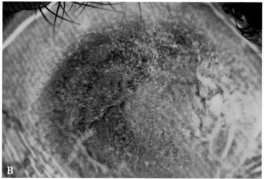

图 3-4-68　骨髓移植术后移植物抗宿主病，角膜上皮飓风样着染，16×
A. 反射性泪液会导致荧光素钠积存过多，飓风样染色不明显；B. 待积存染色稍退去，飓风样染色轮廓相对清晰。

（二）荧光素钠染色手法

虽然荧光素钠染色是眼表医生常用的方法，但很少有人充分注意到其染色手法。尤其是在观察泪膜破裂时间（break up time，BUT）时，染色手法与观察技巧直接影响结果的准确性和可重复性。

观察荧光素钠染色的 BUT 时，荧光素钠仅用作泪膜的示踪。理想状态下，荧光素钠不应显著影响泪膜成分。因此，少量的荧光素钠即可达到泪膜示踪的效果。最常用的荧光素钠染色为试纸条法（图 3-4-69），其标准化的操作方法为：2 滴无菌生理盐水浸透试纸条后（盐水滴加在白色与黄色滤纸的交界处），甩净表面液滴（图 3-4-69B），用染色条的边缘轻触下睑结膜中央后迅速离开（触碰睑缘可干扰睑缘刷或 Marx 线评分）。

有学者不推荐甩净液体，直接用液滴接触下睑结膜表面可减少损伤。笔者认为，此种染色方法适用于角膜染色评分，但不适用于观察泪膜破裂特征。在泪膜中加入过多液体会影响泪膜铺布。

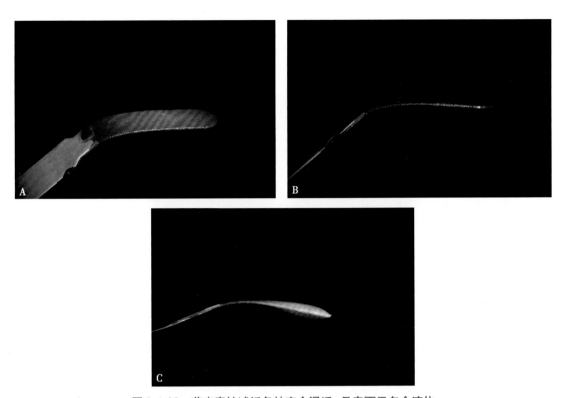

图 3-4-69 荧光素钠试纸条被完全浸透,且表面无多余液体
A. 无多余液体的试纸条;B. 侧面照;C. 浸透但表面液体过多。

常见的 2 个错误操作包括:

1. 试纸条上残留过多液体 该操作会增加泪膜水液成分。一方面,水液缺乏型干眼会因为外来水液的补充,提高了泪膜稳定性,BUT 较真实值偏大。另一方面,对于水液层正常的泪膜,外来的水液补充会增加泪膜的重力,加速泪膜的破裂,BUT 较真实值偏小。

2. 试纸条与睑缘接触面过大 该操作会出现三个问题:首先,接触面过大时染色会加深,过量的荧光素钠会影响激发荧光的颜色,不利于观察;其次,接触面过大时,可能会因试纸与组织的摩擦,引起睑缘刷上皮和睑结膜表面的损伤,表现为荧光素着染(图 3-4-70),此种手法干扰睑缘刷染色评分;最后,接触面过大时可能会对患者产生刺激性,出现反射性泪液增加,BUT 结果不真实。

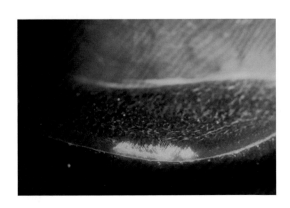

图 3-4-70 试纸条接触面过大,人为造成下睑睑缘刷着染,16×

（三）荧光素钠染色时长

当观察目的不同时，荧光素钠的染色时长不同，对应的拍摄方法、拍摄时机也不同。

1. 泪膜破裂时间　观察泪膜破裂时间需要染色后完全瞬目数次后即刻进行（图3-4-71）。钴蓝光亮度不宜过大，尽可能避免光线刺激引起的反射性泪液。荧光素钠染色时间过长，泪膜中荧光素钠褪去，泪膜破裂点和条纹不易被观察到（图3-4-72A）。反射性泪液产生后，会稀释泪膜中的荧光素钠，泪液积存不明显，不利于观察泪膜破裂位置及特征（图3-4-72B）。

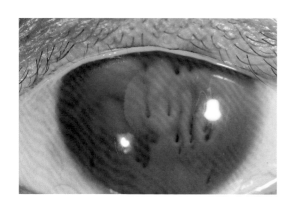

图3-4-71　观察泪膜破裂时间需要染色后完全瞬目数次后即刻进行，瞬目后即刻出现的破裂斑可能与睑酯异常有关，16×

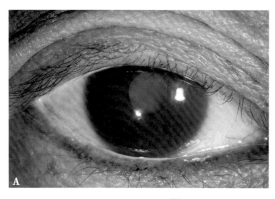
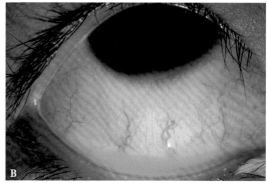

图3-4-72　不利于观察BUT的情况，10×
A. 荧光素钠褪去过多；B. 反射性泪液分泌过多，稀释荧光素钠。

2. 上皮糜烂或缺损　观察上皮糜烂或缺损，应在角膜染色后即刻观察与拍摄，染色后的渗染会显著干扰着染特征、范围的判定（图3-4-73）。对于刺激症状较重的患者，分泌的泪液会显著稀释着染的荧光素钠，不利于荧光素着染区边界的识别（图3-4-74）。

3. 点状着染　观察角膜点状着染时需要荧光素钠染色后等待30秒到1分钟，等候期间嘱患者瞬目，有利于荧光素钠与点状角膜上皮病变充分结合（图3-4-75、图3-4-76）。泪膜中积存的荧光素钠会遮挡角膜点状着染，可待积存显著减少后再观察和拍摄（通常为染色后2~5分钟）（图3-4-77~图3-4-79）。

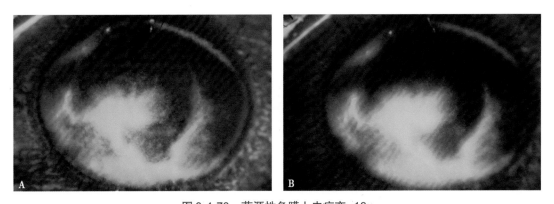

图 3-4-73　药源性角膜上皮病变，16×

A．染色后即可观察假树枝状染色旁的点状着染清晰；B．染色后 1 分钟，渗染出现干扰点状着染观察。

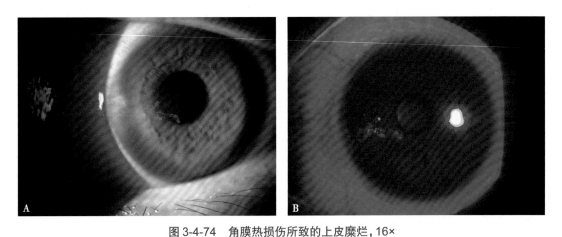

图 3-4-74　角膜热损伤所致的上皮糜烂，16×

A．弥散光大体照明下病变外观似单纯疱疹病毒性角膜炎的树枝状溃疡；B．反射性泪液稀释荧光素钠，染色后可见病变区上皮仅局部着染。

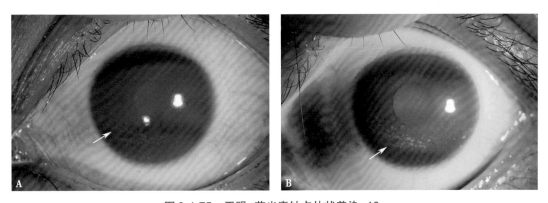

图 3-4-75　干眼，荧光素钠点片状着染，10×

A．荧光素钠染色后即刻观察，下方着染不明显；B．嘱患者多次瞬目，染色 3 分钟后，着染明显。

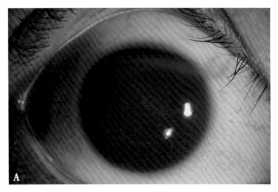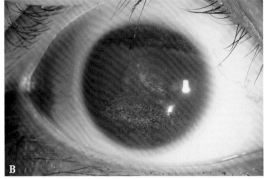

图 3-4-76　LASIK 术后干眼，10×

A. 荧光素钠染色后即刻观察，点状着染不明显；B. 嘱患者多次瞬目，染色 2 分钟后，着染明显。

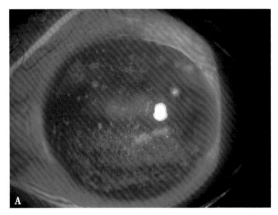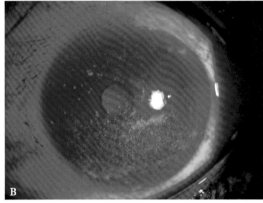

图 3-4-77　干燥综合征相关性干眼，16×

A. 泪膜中积存的荧光素钠会干扰点状染色或染色融合的判断；B. 待染色时间延长后（2～5 分钟后），荧光素钠积存减少，着染特征清晰显现。

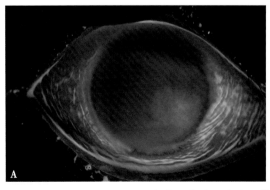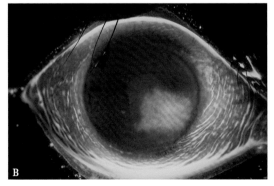

图 3-4-78　长期局部应用青光眼药物导致的药源性角膜上皮病变，10×

A. 荧光素钠染色后即刻观察，泪膜中的荧光素钠积存遮蔽上皮着染；B. 染色 3 分钟后，泪膜中的荧光素钠积存基本消退，着染明显。

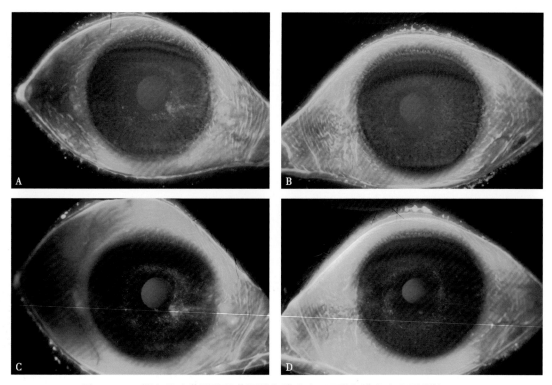

图 3-4-79　靶向化疗药导致的药源性角膜病变，双眼角膜上皮环形着染，10×

A、B. 荧光素钠染色后即刻观察，泪膜中的荧光素钠积存略遮蔽上皮着染（A 为右眼，B 为左眼）；C、D. 染色 5 分钟后，泪膜中的荧光素钠积存基本消退，环形着染明显（C 为右眼，D 为左眼）。

4. 渗染　观察荧光素渗染时（上皮完整，但细胞连接受损），染色时间需要延长，具体时间取决于细胞连接的受损程度。对于上皮缺损的患者，缺损区边缘的渗染现象通常在染色后 2~5 分钟即可出现（图 3-4-80）。此时观察与拍摄时不可过亮，否则缺损区着染可遮蔽边缘处的渗染（图 3-4-81）。对于上皮完整但细胞连接异常的患者，渗染现象通常出现在染色后的 10 分钟后或更长（图 3-4-82）。

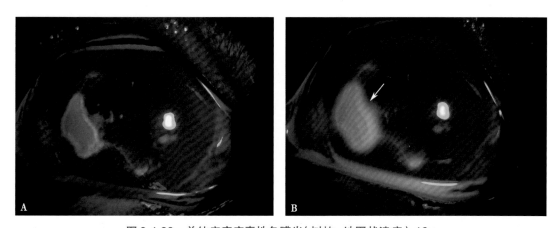

图 3-4-80　单纯疱疹病毒性角膜炎（树枝 - 地图状溃疡），16×

A. 染色 1 分钟后；B. 延长染色时间（2~5 分钟后），表层荧光素钠浓度降低，病变边缘处开始出现上皮下渗染（←）。

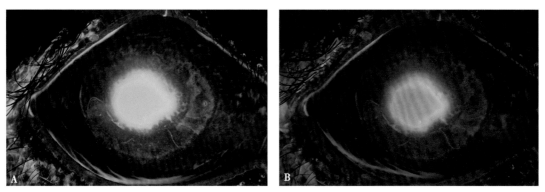

图 3-4-81　观察病变边缘荧光素钠渗染时，曝光不宜过强，10×
A. 曝光强；B. 曝光适中。

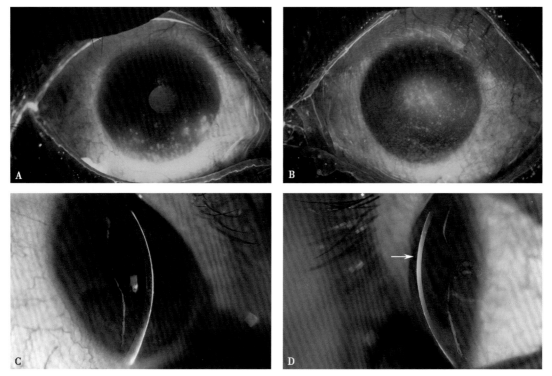

图 3-4-82　干燥综合征相关性干眼，延长染色时间至 15 分钟，左眼中央角膜可见点状着染及荧光素钠渗染入角膜基质层内
A、B. 双眼弥散光大体照明，钴蓝光滤光片联合无蓝光滤光片，左眼（B）中央角膜基质层荧光素钠渗染，10×；
C、D. 双眼光学切面法联合侧照法、钴蓝光滤光片，左眼（D）中央角膜基质层荧光素钠渗染明确（←），16×。

　　对于渗染明显的患者，延长染色时间后可观察到角膜基质层（图 3-4-83）及前房的荧光素钠渗入（图 3-4-84、图 3-4-85）。继续延长染色时间可观察到前房角附近的荧光素钠残留（图 3-4-86）。角膜残留的渗染会影响再次染色的观察及拍摄效果（图 3-4-87）。值得注意的是，上皮缺损时可同时伴有上皮屏障功能受损，点状着染和渗染可同时出现（图 3-4-82B），但需要通过嘱患者反复瞬目，鉴别积存与渗染。

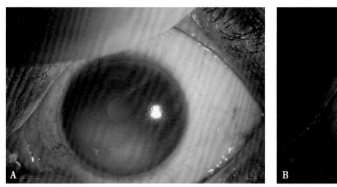
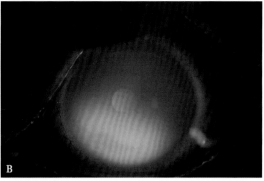

图 3-4-83　干燥综合征相关性干眼，染色 20 分钟后上皮缺损的片状着染消退，角膜基质层渗染明显，10×
A. 钴蓝光滤光片；B. 增加无蓝光滤光片。

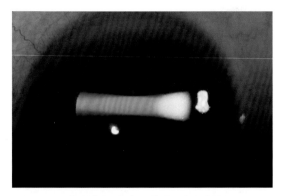

图 3-4-84　荧光素钠渗染入前房，点光源照明法，16×

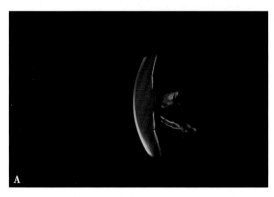
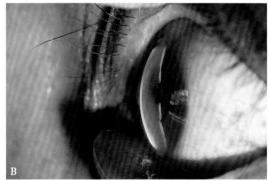

图 3-4-85　荧光素钠渗染入前房，光学切面法联合侧照法，10×
A. 无背景光；B. 补充可见光背景光。

5. 积存　拍摄角膜表面的荧光素钠积存与否时，要依据不同病变的特征决定染色时长。例如，对于 Thygeson 浅层点状角膜病变，荧光素钠积存于点状的隆起病变周围，拍摄时需要待泪膜中荧光素钠稍褪去（1～2 分钟后），此时非病变区的泪膜荧光素钠较少且与病变周围的积存区形成对比显著，利于体现病变的隆起感（图 3-4-88）。若继续延长时间，积存可进一步褪去，反而不利于观察病变周边的环形荧光素钠积存（图3-4-89）。上皮隆起病变会阻碍睑缘刷涂布泪膜，可同时出现反染与积存现象，拍摄时要嘱患者不断瞬目，使泪膜荧光素均匀分布，从而选择最佳拍摄时机（图3-4-90）。

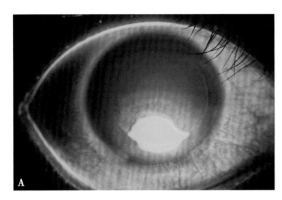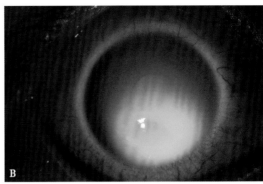

图 3-4-86　LASIK 术后细菌性角膜炎，10×

A. 荧光素钠着染；B. 染色90分钟后，见病灶周边角膜基质渗染及前房角处荧光素残留。

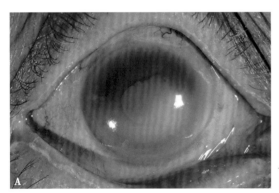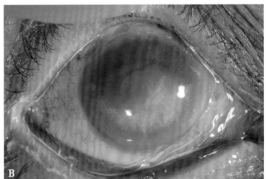

图 3-4-87　糖尿病患者抗青光眼术后，糖皮质激素应用导致的药源性角膜上皮病变，10×

A. 染色时间过长，仅残余渗染现象；B. 复染荧光素钠虽可见染色范围，但前次染色残留的渗染现象降低了整体清晰度。

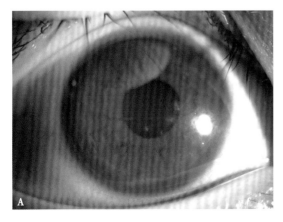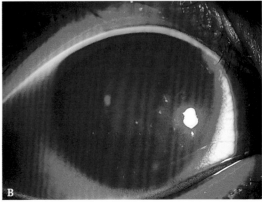

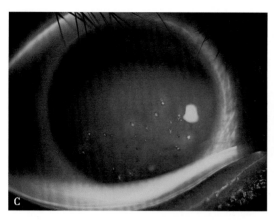
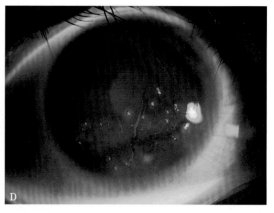

图 3-4-88　Thygeson 浅层点状角膜病变，16×

A. 弥散光大体照明；B. 钴蓝光滤光片；C. 增加无蓝光滤光片；D. 待荧光素钠稍稍褪去后（约 2 分钟），点状上皮病变周边的环形荧光素钠积存明显。

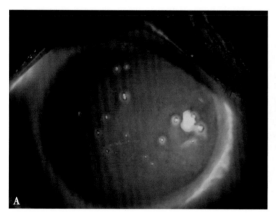
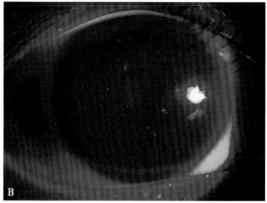

图 3-4-89　Thygeson 浅层点状角膜病变，荧光素钠几乎完全褪去时，积存完全消失，不利于提示上皮层隆起，16×
A. 染色后 2 分钟；B. 染色后 5 分钟。

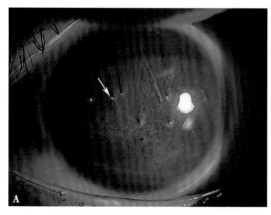
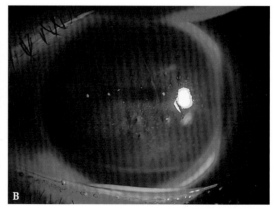

图 3-4-90　Thygeson 浅层点状角膜病变，荧光素钠反染与瞬目后的拍摄时机把握很重要，16×

A. 隆起病变因阻碍睑缘刷涂布泪膜，病变上方会出现反染区域（←），此时需要病变区适量荧光素钠积存；B. 瞬目后，病变区荧光素钠积存不足。

6. 反染 反染现象主要用于观察角膜上皮的平整度,常见于角膜上皮基底膜异常的查体。角膜上皮基底膜营养不良病变区的基底膜增厚,引起上皮层局部不规则隆起,隆起区域的边缘荧光素钠不出现积存,出现固定形态的泪膜破裂点或条纹,称之为反染现象。指纹样病灶处有时可出现多条平行的反染条纹(图3-4-91)。

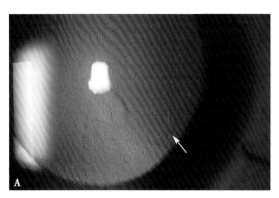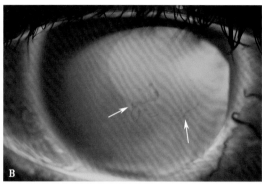

图 3-4-91 角膜上皮基底膜营养不良

A. 视网膜反光后照法可见指纹样病灶,25×;B. 指纹样病灶对应位置出现多条线状荧光素钠反染现象,16×。

为了清晰观察和拍摄反染现象,需要根据上皮隆起程度决定染色时长与时机。当泪膜层过厚(荧光素积存过多)且隆起不显著时,需要待泪膜中荧光素钠稍褪去后再拍摄(图3-4-92)。若荧光素钠褪去过多,泪膜层过薄,也不利于显示反染(图3-4-93)。荧光素钠量适中后,嘱咐患者多次瞬目,病灶区积存均匀无泪膜破裂点或条纹时则为最佳的拍摄时机(图3-4-94)。

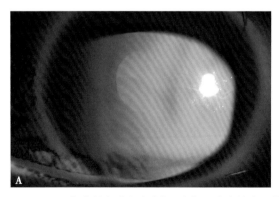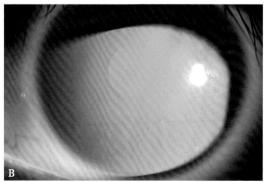

图 3-4-92 复发性角膜上皮糜烂,隆起上皮边缘出现荧光素钠反染,荧光素钠过多不利于观察反染现象,16×

A. 荧光素钠过多;B. 待泪膜中荧光素钠稍褪去后,荧光素钠量适中。

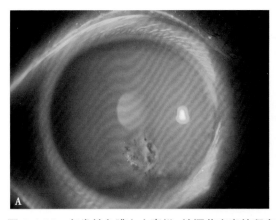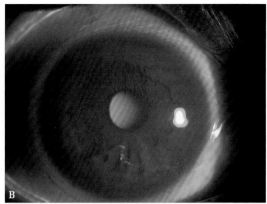

图 3-4-93 复发性角膜上皮糜烂,拍摄荧光素的积存与反染需要适当时机,荧光素钠过少不利于观察反染
现象,16×

A. 荧光素钠积存量适中;B. 荧光素钠较少。

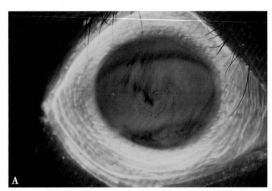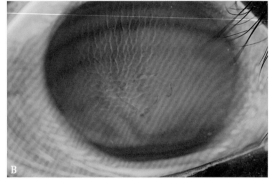

图 3-4-94 角膜上皮基底膜营养不良,观察时机的重要性
A. 出现泪膜破裂条纹时影响反染的观察,10×;B. 待泪膜重新均匀铺布后,反染位置清晰,16×。

7. 溪流试验 溪流试验的观察需要染色后即刻观察,避免眼内液体流出稀释荧光素钠,影响荧光素钠的示踪效果。若荧光素钠被稀释,增加无蓝光滤光片有助于清晰观察(图 3-4-95)。

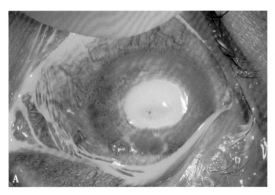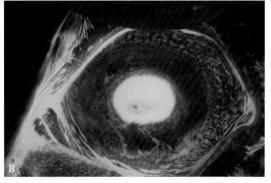

图 3-4-95 眼内液体流出后荧光素钠被稀释,10×
A. 钴蓝光滤光片下溪流试验阳性不明显;B. 增加无蓝光滤光片后,溪流试验阳性明显。

（四）丽丝胺绿量及染色时长

丽丝胺绿是浓度依赖性染色剂，染色时需要在结膜囊内加入充足的染色剂后，嘱患者充分瞬目且染液均匀分布后，立即拍摄，但需要注意结膜中少量染液积存对丽丝胺绿染色的干扰（图3-4-96）。若出现丽丝胺绿在球结膜的细小皱褶中的积存现象，积存的丽丝胺绿可能会遮蔽细小的球结膜染色，此时需要等待1分钟左右后，待积存的丽丝胺绿先行消退后及时拍摄（图3-4-97）。

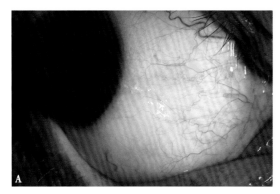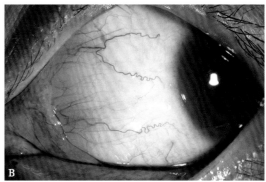

图3-4-96 丽丝胺绿量对球结膜染色观察的影响，10×
A.染液量少，球结膜着染不明显；B.染液量多，染液积存干扰着染的判断。

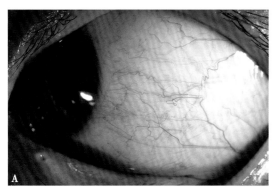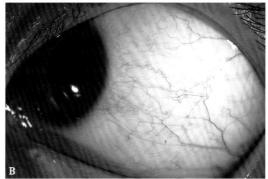

图3-4-97 丽丝胺绿染色量随时间变化，10×
A.染色后球结膜细小皱褶中丽丝胺绿积存影响着染范围观察；B.待积存消退后，着染范围清晰。

与荧光素钠相比，丽丝胺绿着染和积存相对消失较快，如果进行双眼染色，建议一只眼观察或拍摄完毕后，再进行另一只眼的染色操作。观察睑缘刷的丽丝胺绿染色时，若结膜囊加入染液量过少，睑缘刷则不易着色（图3-4-98）。反射性泪液会稀释各类染色剂，降低其浓度，不利于观察与拍摄（图3-4-99）。

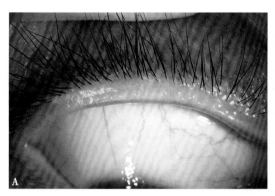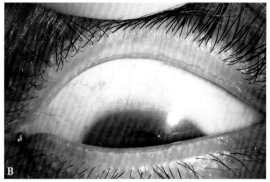

图 3-4-98　丽丝胺绿染色量对睑缘刷上皮染色观察的影响，10×

A. 染液量少，睑缘刷位置仅可见淡淡的丽丝胺绿着染；B. 染液量适中，睑缘刷着染范围清晰。

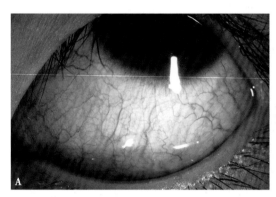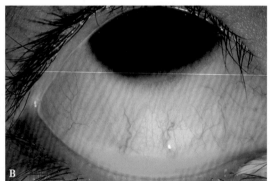

图 3-4-99　反射性泪液分泌显著稀释染色剂，不利于着色，10×

A. 丽丝胺绿；B. 荧光素钠。

三、拍摄技巧解析

（一）如何选择钴蓝弥散光和钴蓝背景光

荧光素钠染色后最常用的是在宽裂隙的钴蓝光下进行拍摄，目的是保证光线不被弥散片减弱。然而在实际拍摄中，即便是裂隙长度为 14mm、宽度值为 20 的最大裂隙光斑，也无法完整拍摄所有眼表结构（图 3-4-100）。此时，需要将钴蓝光改为弥散状态（图 3-4-101）。因为弥散片降低了光线的亮度，所以需要通过提高感光度、减慢快门、增大光圈等手段来弥补图片亮度的下降。除了改变钴蓝裂隙光为弥散状态，也可在钴蓝裂隙光的基础上增加钴蓝背景光，从而扩大被照射范围，提升图片质量。

（二）无蓝光滤光片或黄色滤光片在荧光素钠染色的应用

无蓝光滤光片或黄色滤光片，是同一种滤光片的不同商品名称（不同厂家该滤光片的波长选择略有不同），最早应用于荧光素眼底血管造影。视光专业的医生也将其改良，并应用于硬性角膜接触镜、角膜塑形镜等的验配（图 3-4-102）。虽然眼表、角膜科的医生发现其也能用于眼表荧光素钠染色，但目前尚未广泛普及。无蓝光滤光片的名称形象地指出了其应用效果，即通过滤光片完全屏蔽掉蓝色的钴蓝光并保留激发出的黄绿色荧光。笔者后文多会采用"无蓝光滤光片"来指代这一部件。部分机型的黄色滤光片，会保留部分钴蓝光，但其临床意义有待进一步摸索。

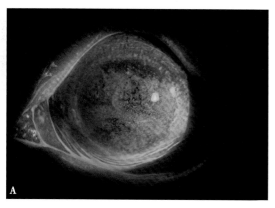
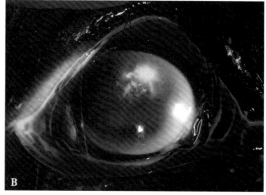

图 3-4-100 14mm 与 8mm 长度裂隙灯无法完整照射所有眼表结构（宽度值均为 20），10×

A. Topcon SL-D701 机型；B. Haag-streit BX900 机型。

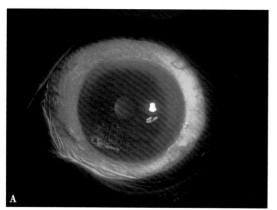
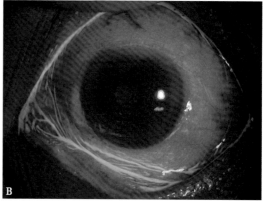

图 3-4-101 钴蓝裂隙光与钴蓝弥散光，10×

A. 钴蓝裂隙光可完整拍摄角膜（14mm 长度）；B. 钴蓝弥散光成像范围广、效果更佳。

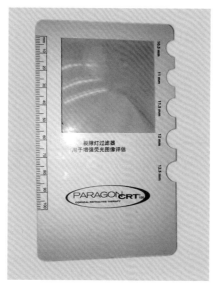

图 3-4-102 角膜塑形镜验配时的辅助卡片，内含黄色滤光片

　　无蓝光滤光片具有较高的应用前景,消除了反射回来的钴蓝光,突出了激发的荧光(图 3-4-103)。无蓝光滤光片可同时与激发滤光片联合使用,突出荧光素钠染色的效果,两者与激发荧光的波长关系见图 3-4-104。在观察和拍摄细小的角膜着染、球结膜及睑缘刷染色、上皮层渗染、荧光素钠积存与反染,观察准确的泪膜破裂时间,明确溪流试验结果时,无蓝光滤光片具有明显的优势。此外,无蓝光滤光片还可消除角膜上的钴蓝光映光点,避免光斑对着染区的遮挡,提高图像质量,但无法消除激发滤光片下的钴蓝光映光点(图 3-4-105)。

　　1. 着染　联合应用无蓝光滤光片有助于观察细小的角膜点状着染(图 3-4-106、图 3-4-107,二维码 3-4-1 图 4、图 5)、上皮缺损区内部(图 3-4-108、图 3-4-109)或周边的着染细节(二维码 3-4-1 图 6、图 7)、球结膜染色(图 3-4-110、图 3-4-111)、睑缘刷染色(图 3-4-112,二维码 3-4-1 图 8)、Marx 线与睑板腺开口位置关系(图 3-4-113)等。

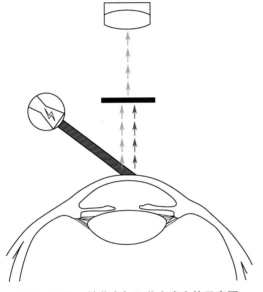

图 3-4-103　钴蓝光与无蓝光滤光片示意图

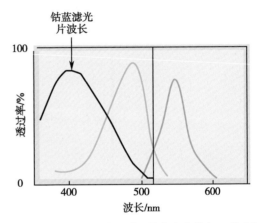

图 3-4-104　钴蓝光滤光片,激发滤光片与无蓝光滤光片的波长变化示意图,蓝线表示激发滤光片波长,绿线表示荧光波长,中央黑色竖线为无蓝光滤光片的波长拦截点

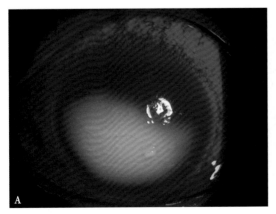

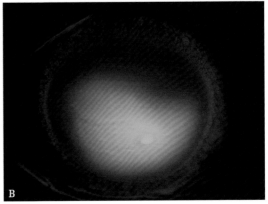

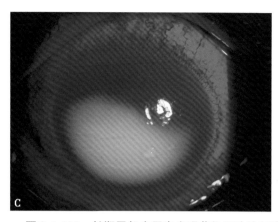 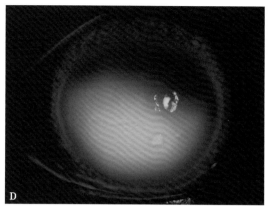

图 3-4-105　长期局部应用青光眼药物导致的角膜上皮糜烂，染色时间延长后出现的渗染现象，16×
A. 钴蓝光滤光片；B. 钴蓝光滤光片联合无蓝光滤光片，可消除映光点；C. 激发滤光片；D. 激发滤光片增加部分钴蓝光波段，无法完全被无蓝光滤光片过滤，映光点依然存在且较暗。

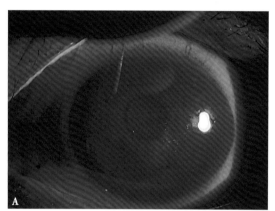 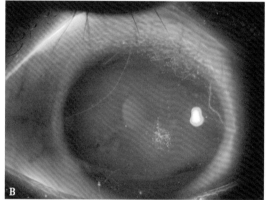

图 3-4-106　重睑术后结膜线头导致的角膜上皮损伤
A. 钴蓝光滤光片；B. 增加无蓝光滤光片后角膜上皮划伤显示更清晰，16×。

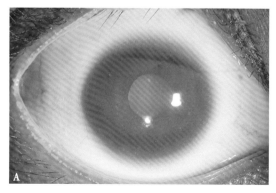 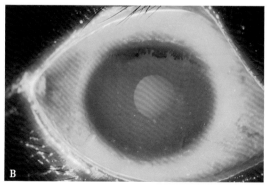

图 3-4-107　干眼，细小的角膜上皮点状着染，10×
A. 钴蓝光滤光片；B. 增加无蓝光滤光片后点状着染清晰。

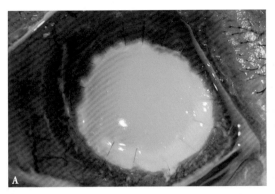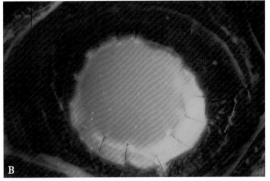

图 3-4-108 穿透性角膜移植术后感染性结晶样角膜炎，10×
A. 钴蓝光滤光片；B. 增加无蓝光滤光片后细小的表层结晶明显。

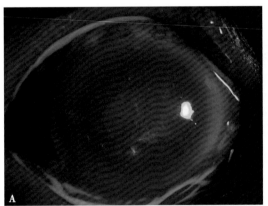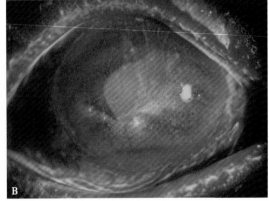

图 3-4-109 糖尿病患者抗青光眼术后，糖皮质激素应用导致的药源性角膜上皮病变，16×
A. 钴蓝光滤光片；B. 增加无蓝光滤光片利于显示完整的漩涡状上皮点状着染。

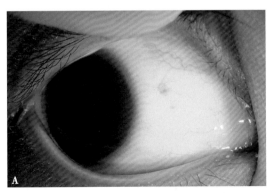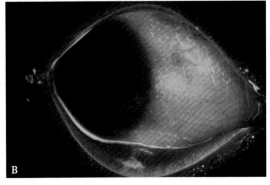

图 3-4-110 干眼，球结膜点状着染，10×
A. 钴蓝光滤光片；B. 增加无蓝光滤光片后角膜点状着染更为清晰。

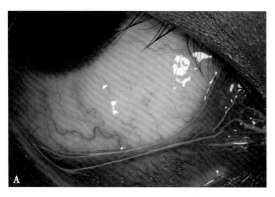
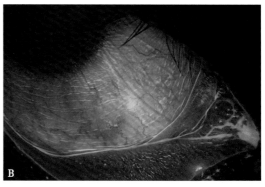

图 3-4-111 球结膜溃疡,10×
A. 钴蓝光滤光片;B. 增加无蓝光滤光片。

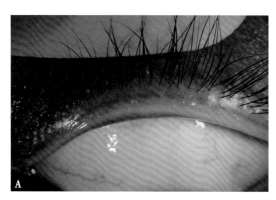
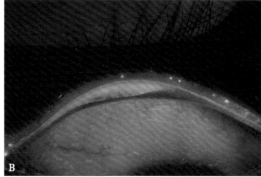

图 3-4-112 睑缘刷上皮病变,16×
A. 钴蓝光滤光片下着染不明显;B. 增加无蓝光滤光片后睑缘刷染色清晰。

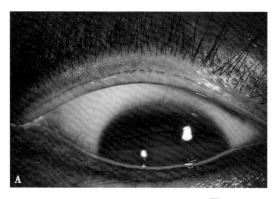
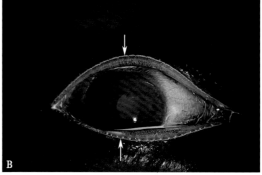

图 3-4-113 Marx 线前移
A. 钴蓝光滤光片,10×;B. 增加无蓝光滤光片后,睑板腺开口与 Marx 线位置关系清晰(←),6×。

　　与单独使用钴蓝光滤光片相比，联用无蓝光滤光片后，上皮着染形态清晰（图 3-4-114），细节丰富（图 3-4-115），鼻侧与颞侧染色效果均一（二维码 3-4-1 图 9），可观察角膜白斑处的上皮病变（图 3-4-116）。

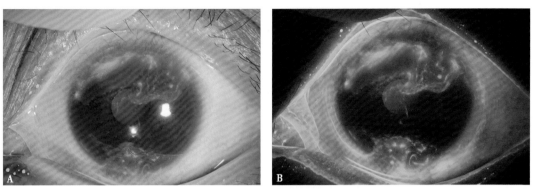

图 3-4-114　角膜缘干细胞缺乏，软性角膜接触镜配戴史 15 年，10×
A. 钴蓝光滤光片；B. 增加无蓝光滤光片后飓风样染色形态清晰。

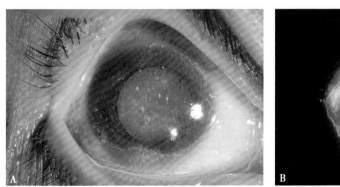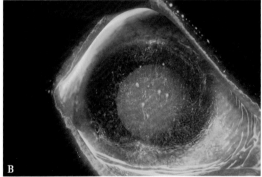

图 3-4-115　角膜缘干细胞缺乏，甲氨蝶呤玻璃体腔注射后 8 周，10×
A. 钴蓝光滤光片；B. 增加无蓝光滤光片后飓风样染色细节丰富。

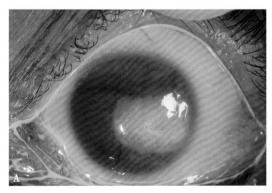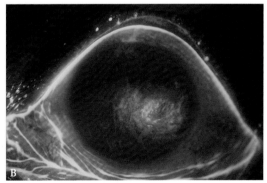

图 3-4-116　角膜溃疡治疗后上皮糜烂，10×
A. 角膜溃疡的白色背景下上皮着染不明显；B. 增加无蓝光滤光片后明显。

　　然而，当荧光素钠浓度过高出现淬灭现象时，不适合应用无蓝光滤光片（图 3-4-117、图 3-4-118）。无蓝光滤光片同时会突出荧光素钠积存，当积存比点状着染明显时，无蓝光滤光片下点状着染可被积存遮蔽，此时需要等待 2 分钟后，待积存褪去才能清晰拍摄（图 3-4-119）。

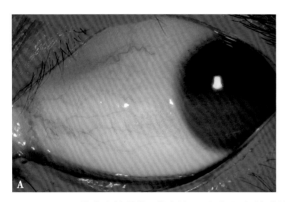
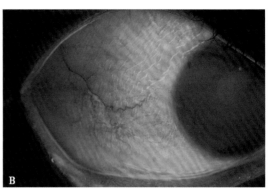

图 3-4-117　荧光素钠着染，荧光淬灭，呈橙红色的球结膜点状着染，不建议联合应用无蓝光滤光片观察，10×
A. 钴蓝光滤光片；B. 增加无蓝光滤光片后不利于观察荧光淬灭的球结膜点状着染。

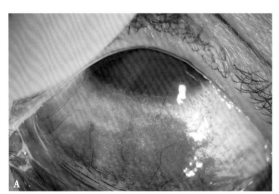
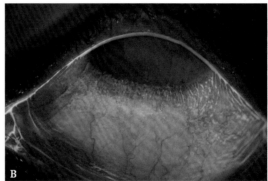

图 3-4-118　荧光素钠浓度过高出现的淬灭现象，10×
A. 钴蓝光滤光片，淬灭的荧光素钠呈橘红色；B. 增加无蓝光滤光片后着染不明显。

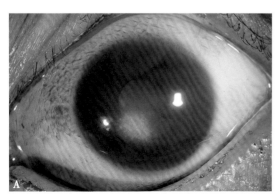
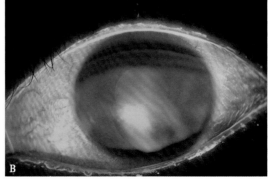

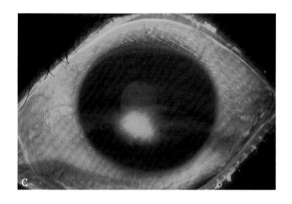

图 3-4-119 应用无蓝光滤光片拍摄时，需要待泪膜中荧光素钠积存减少后再进行拍摄，无蓝光滤光片会突出荧光素钠积存，10×
A. 染色后即刻；B. 染色后即刻（加用无蓝光滤光片）；C. 染色后 2 分钟，积存减少后着染清晰。

2. 渗染 与荧光素钠着染相比，渗染相对较淡且需要显著延长染色后等待时间。单独使用钴蓝光滤光片查体时，因球结膜及巩膜的钴蓝光反射会遮蔽较淡的渗染（图 3-4-120），裂隙灯查体时渗染体征易被漏检。联用无蓝光滤光片后，在避免漏检的同时可清晰观察渗染的程度及范围（图 3-4-121）。

3. 积存 上、下泪河区域的荧光素钠积存集中且较多，荧光素钠积存相对容易观察，但角膜与球结膜表面的荧光素钠积存量较少，且钴蓝光照射下球结膜及巩膜的反光强于荧光素钠积存，因此角膜与球结膜表面的积存现象不易被观察到，查体时易被忽略。患者刺激症状重时，反射性泪液分泌会进一步稀释荧光素钠，更不利于积存现象的观察（图 3-4-122）。

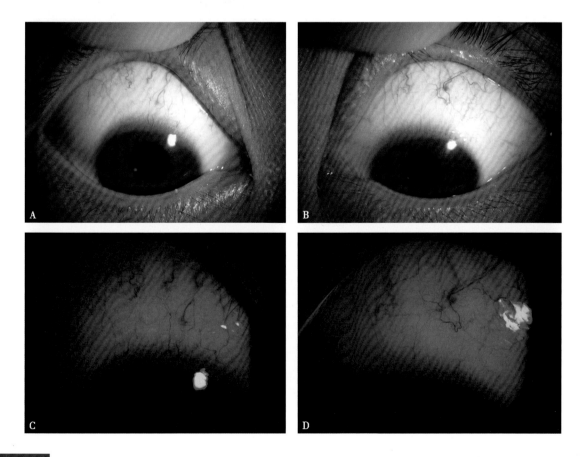

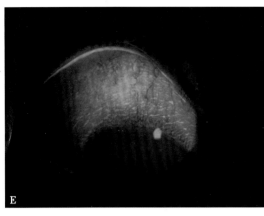
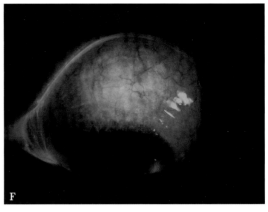

图 3-4-120 双眼上方角膜缘角结膜炎(A、C、E 为右眼,B、D、F 为左眼)

A、B. 弥散光大体照明显示上方球结膜充血,10×;C、D. 对应区域的球结膜染色,钴蓝光滤光片下荧光素钠染色不明显,16×;E、F. 增加无蓝光滤光片后上皮渗染明显,但需要延长染色时间后观察(2~5 分钟),10×。

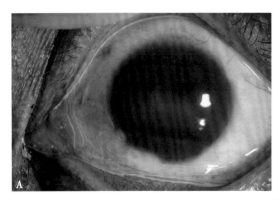
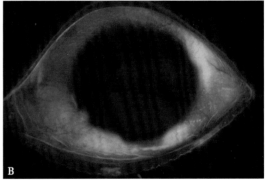

图 3-4-121 球结膜荧光素钠渗染,10×

A. 钴蓝光滤光片下荧光素钠渗染可见;B. 增加无蓝光滤光片后上皮渗染的可见范围更大。

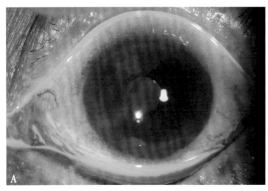
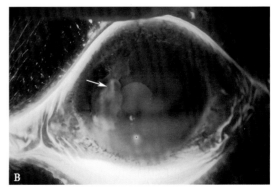

图 3-4-122 真菌性角膜炎治疗后上皮愈合不良,刺激症状重,荧光素钠积存

A. 患者刺激症状重,反射性泪液稀释积存的荧光素钠,积存不明显;B. 增加无蓝光滤光片并提高感光度至 1 000,病灶区积存明显(←)。

联合应用无蓝光滤光片后，第一，可提高荧光素钠积存（图 3-4-123、图 3-4-124）的可辨识度；第二，可消除角膜、球结膜及巩膜反射的钴蓝光及钴蓝光映光点（图 3-4-125、图 3-4-126），从而改善角结膜荧光素钠积存的观察效果。当钴蓝光同时作为背景光源对大体组织特征进行照明时，不建议开启无蓝光滤光片（图 3-4-127），此时需要保留钴蓝光背景。

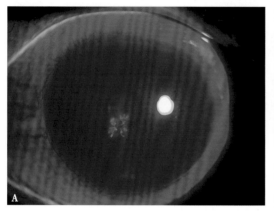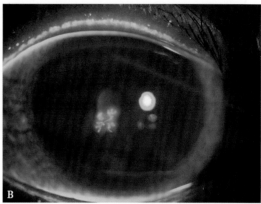

图 3-4-123　单纯疱疹病毒性角膜炎（树枝状溃疡），患者发病 3 天，16×
A. 钴蓝光滤光片；B. 增加无蓝光滤光片后病变及病变边缘的荧光素钠积存清晰。

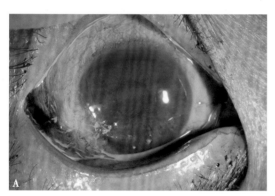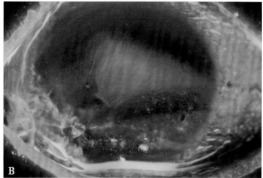

图 3-4-124　角膜裂伤缝合术后，缝合过紧致角膜皱褶，荧光素钠染色后可见放射状分布的不均匀积存条纹
A. 钴蓝光滤光片，10×；B. 增加无蓝光滤光片后不均匀的积存条纹明显，16×。

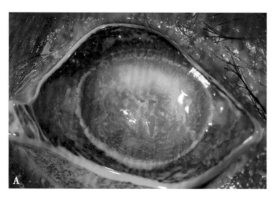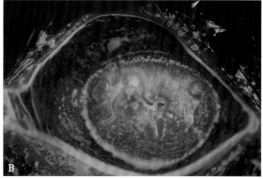

图 3-4-125　反复发作的单纯疱疹病毒性角膜炎，大泡性角膜病变，10×
A. 钴蓝光滤光片，积存欠典型；B. 增加无蓝光滤光片后，积存荧光素钠勾勒出角膜上皮水泡轮廓，并消除了钴蓝光映光点。

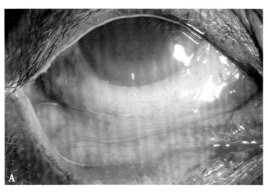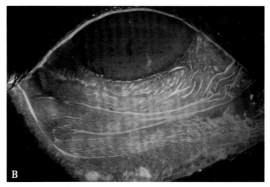

图 3-4-126 结膜松弛,10×

A. 钴蓝光滤光片;B. 增加无蓝光滤光片后,球结膜及巩膜反射的钴蓝光被滤过,映光点被消除,球结膜松弛间的泪液积存条纹明显。

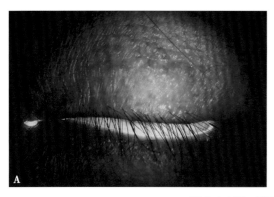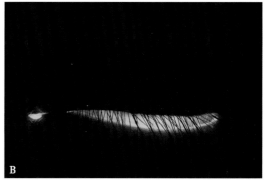

图 3-4-127 眼睑闭合不全,10×

A. 钴蓝光滤光片,钴蓝光作为背景,可观察到眼睑位置;B. 增加无蓝光滤光片后,反而不易观察到眼睑位置。

4. 反染 荧光素钠反染主要观察部位为角膜表面的泪膜,联合应用无蓝光滤光片后,增强荧光素钠积存与反染间的对比(图 3-4-128、图 3-4-129),有助于识别较不明显的反染部位(图 3-4-130),消除反光镜映光点(图 3-4-131),从而辅助角膜上皮疾病的早期鉴别诊断。

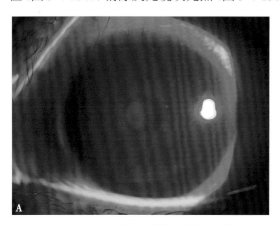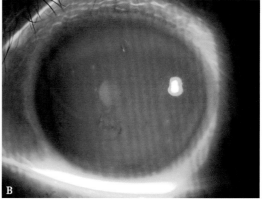

图 3-4-128 复发性角膜上皮糜烂,钴蓝光滤光片与无蓝光滤光片的比较,16×

A. 钴蓝光滤光片下反染不明显(激发滤光片);B. 增加无蓝光滤光片反染明显,积存与反染间对比度提高,但反光镜映光点未消除(Topcon SL-D701)。

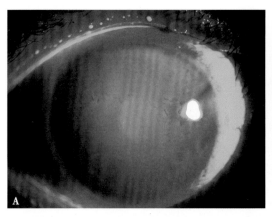
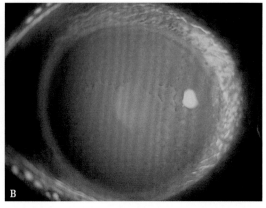

图 3-4-129　角膜上皮基底膜营养不良，荧光素钠染色后出现固定的泪膜破裂位置（反染），16×
A. 钴蓝光滤光片下可见反染，但欠清（激发滤光片）；B. 增加无蓝光滤光片后反染明显，但反光镜映光点未消除（Topcon SL-D701）。

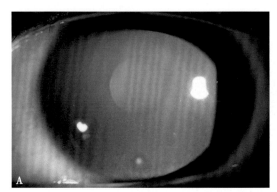
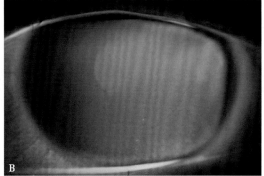

图 3-4-130　角膜上皮基底膜营养不良，荧光素钠染色后出现固定的泪膜破裂位置（反染），16×
A. 钴蓝光滤光片下看不清，易漏诊；B. 增加无蓝光滤光片后反染明显，上皮隆起病变范围清晰，且反光镜映光点消除（Haag-streit BX900）。

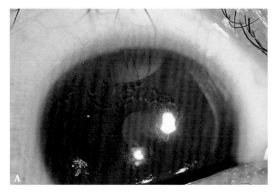
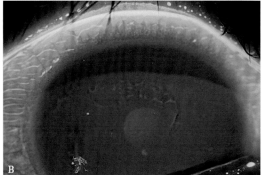

图 3-4-131　复发性角膜上皮糜烂，荧光素钠染色后可见病变区范围较大，病变区边缘上皮欠平整，可见反染现象，16×
A. 钴蓝光滤光片下反光镜映光点难以避开病灶；B. 增加无蓝光滤光片可消除所有映光点（Haag-streit BX900），利于成像。

5. 泪膜破裂特征　泪膜破裂特征与荧光素钠反染的染色原理相同，增加无蓝光滤光片后，可提高泪膜破裂模式（二维码 3-4-1 图 10）、细小的泪膜破裂点（图 3-4-132）、泪膜分布不均匀（二维码 3-4-1 图 11）等体征的观察与拍摄。

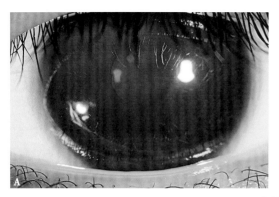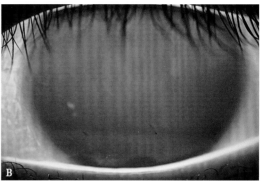

图 3-4-132　点状泪膜破裂，16×
A. 钴蓝光滤光片；B. 增加无蓝光滤光片后点状破裂更为明显。

6. 溪流试验　无蓝光滤光片下可突出荧光素钠的积存量及位置，有助于明确荧光素钠的流动，判断溪流试验是否为阳性（图 3-4-133）。

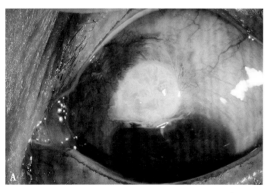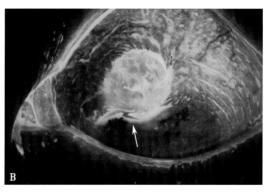

图 3-4-133　滤过泡瘘，溪流试验阳性，10×
A. 钴蓝光滤光片；B. 增加无蓝光滤光片后溪流试验明显。

（三）何时应用钴蓝光直接照射（无荧光素钠染色）

钴蓝光滤光片并非一定用于荧光素钠染色后的拍摄。对于色素性病变，钴蓝光下可提高色素性病变的对比度，色素的范围亦可相对清晰显示。此法常用于各种照明方法下各类角膜上皮铁质沉积线的观察（图 3-4-134～图 3-4-140），也可用于观察色素性 KP（图 3-4-141）。

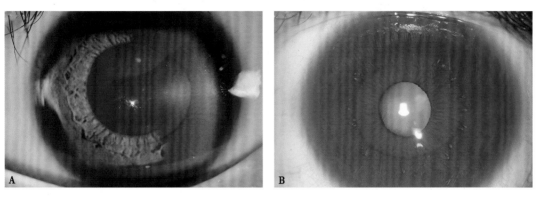

图 3-4-134　圆锥角膜，钴蓝光照射下可见相对明显的 Fleischer 环，应用钴蓝光的目的为提高色素性病变与周围组织的对比度，16×

A. 宽裂隙光（宽度值 15）联合切向照明法，入射光一侧 Fleischer 环清晰；B. 弥散光大体照明（钴蓝光滤光片），入射角度接近 0° 可避免映光点遮挡 Fleischer 环。

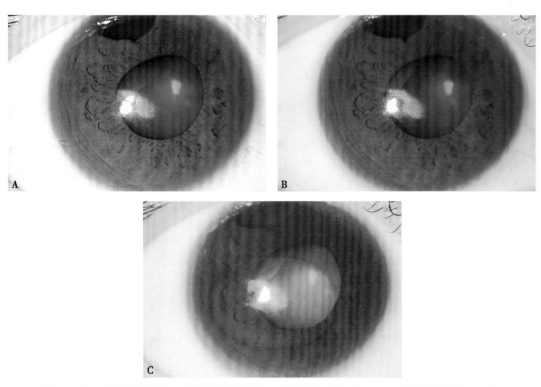

图 3-4-135　青光眼滤过手术后继发圆锥角膜，不同滤光片下 Fleischer 环清晰程度不一，16×

A. 无滤光片；B. 无赤光滤光片；C. 钴蓝光滤光片下 Fleischer 环最清晰。

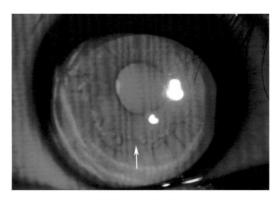

图 3-4-136　角膜塑形镜配戴后铁质沉积线,16×

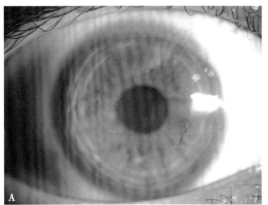

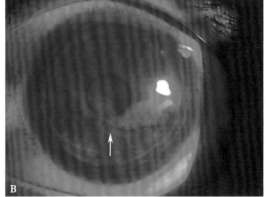

图 3-4-137　陈旧性角膜外伤后上皮层铁质沉积线,16×
A.弥散光大体照明;B.钴蓝光滤光片。

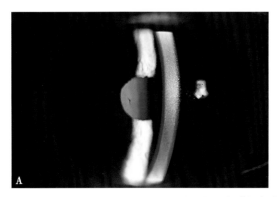

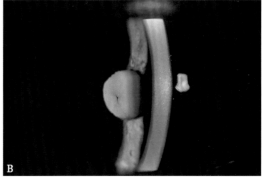

图 3-4-138　准分子激光角膜切削术后上皮层 Y 字形铁质沉积线,16×
A.晶状体反光后照法;B.钴蓝光滤光片可提高色素性病变与晶状体背景间的对比度。

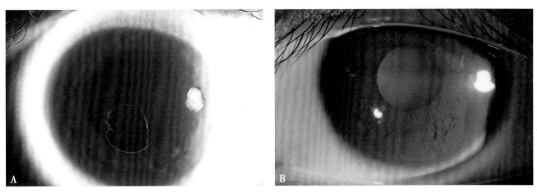

图 3-4-139　环形铁质沉积线,角巩膜缘散射法的成像效果优于钴蓝光模式,16×
A. 角巩膜缘散射法;B. 钴蓝光滤光片。

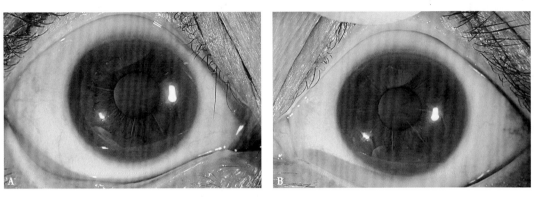

图 3-4-140　双眼放射状角膜切开术后角膜米字形铁质沉积线,10×
A. 右眼;B. 左眼。

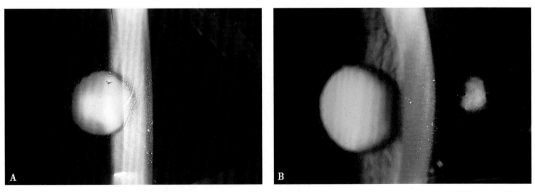

图 3-4-141　色素性 KP,25×
A. 晶状体反光后照法;B. 钴蓝光滤光片下可提高对比度,色素性 KP 清晰。